Keel-neus-oorheelkunde en hoofd-halschirurgie

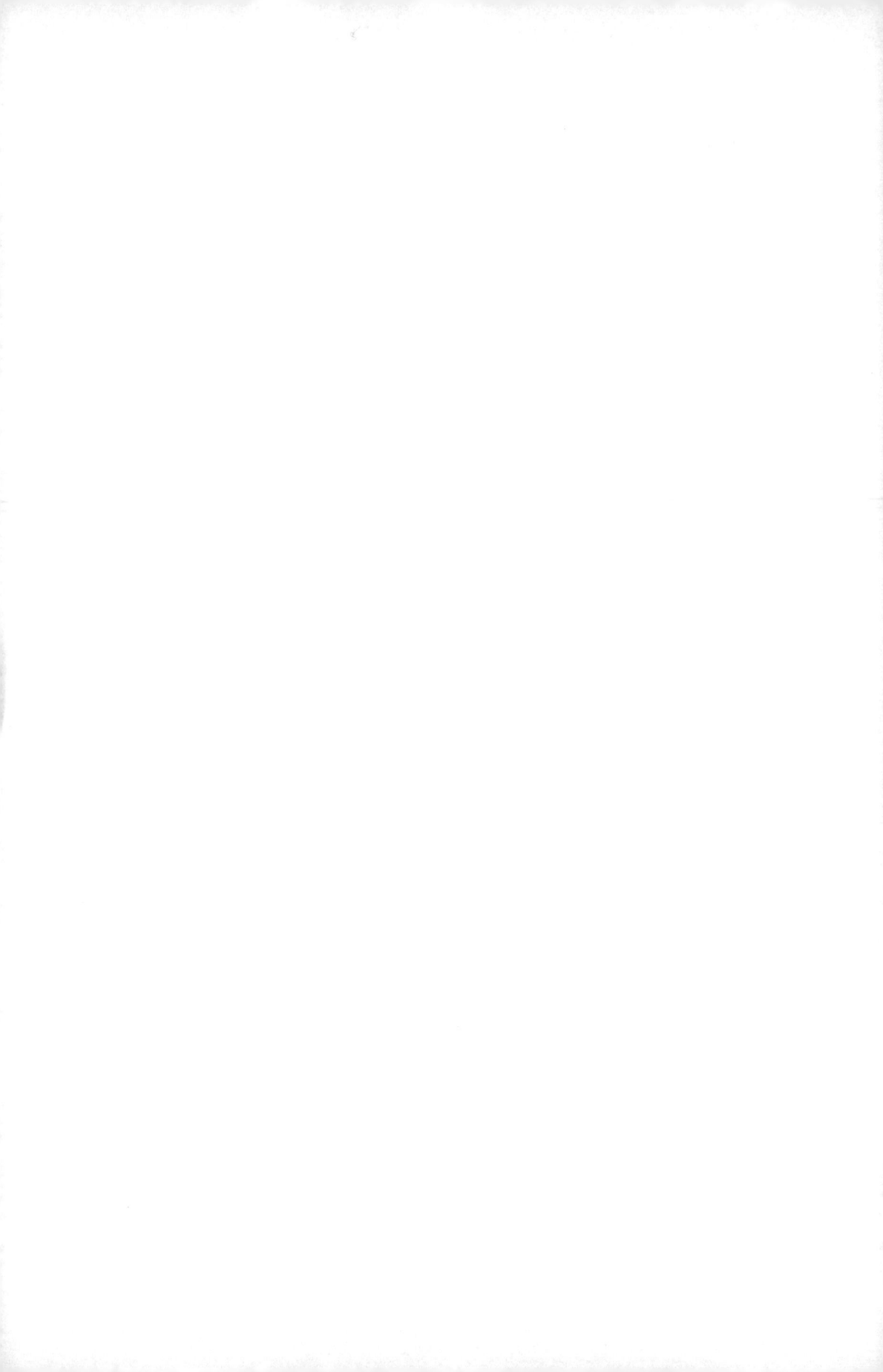

Keel-neus-oorheelkunde en hoofd-halschirurgie

casuïstiek uit de dagelijkse praktijk

Onder redactie van

Prof. dr. K. Graamans
Prof. dr. P. Van de Heyning
Dr. N. de Vries

Bohn Stafleu van Loghum

Houten 2008

© 2008 Bohn Stafleu van Loghum, Houten
Alle rechten voorbehouden. Niets uit deze uitgave mag worden verveelvoudigd, opgeslagen in een geautomatiseerd gegevensbestand, of openbaar gemaakt, in enige vorm of op enige wijze, hetzij elektronisch, mechanisch, door fotokopieën, opnamen, of enig andere manier, zonder voorafgaande schriftelijke toestemming van de uitgever. Voor zover het maken van kopieën uit deze uitgave is toegestaan op grond van artikel 16b Auteurswet 1912 j° het Besluit van 20 juni 1974, Stb. 351, zoals gewijzigd bij Besluit van 23 augustus 1985, Stb. 471 en artikel 17 Auteurswet 1912, dient men de daarvoor wettelijk verschuldigde vergoedingen te voldoen aan de Stichting Reprorecht (Postbus 3051, 2130 KB Hoofddorp). Voor het overnemen van (een) gedeelte(n) uit deze uitgave in bloemlezingen, readers en andere compilatiewerken (artikel 16 Auteurswet 1912) dient men zich tot de uitgever te wenden.

Samensteller en uitgever zijn zich volledig bewust van hun taak een zo betrouwbaar mogelijke uitgave te verzorgen. Niettemin kunnen zij geen aansprakelijkheid aanvaarden voor eventueel in deze uitgave voorkomende onjuistheden.

ISBN 978 90 313 4740 7
NUR 876

Layout, prepress: PrePressMediaPartners, Wolvega
Omslagontwerp: Ontwerpbureau NEO, Arnhem
Tekeningen: Hans Brik, Callantsoog

Bohn Stafleu van Loghum
Het Spoor 2
Postbus 246
3990 GA Houten

www.bsl.nl

Redacteuren en auteurs

Redactie

DR. N. DE VRIES
Afdeling Keel-, Neus-, Oorheelkunde en hoofd-halschirurgie, Sint Lucas Andreas Ziekenhuis Amsterdam

PROF. DR. K. GRAAMANS
Afdeling Keel-, Neus-, Oorheelkunde en hoofd-halschirurgie, Universitair Medisch Centrum St Radboud Nijmegen

PROF. DR. P. VAN DE HEYNING
Dienst Neus-, Keel- en Oorziekten en Hoofd-hals heelkunde, Universitair Ziekenhuis Antwerpen, Universiteit Antwerpen

Auteurs

PROF. DR. R.J. BAATENBURG DE JONG
Afdeling Keel-, Neus-, Oorheelkunde en hoofd-halschirurgie, Erasmus Medisch Centrum Rotterdam

PROF. DR. A.J.M. BALM
Afdeling Hoofd-halsoncologie en -chirurgie, Antoni van Leeuwenhoekziekenhuis Amsterdam

PROF. DR. M. DE BODT
Dienst Neus-, Keel- en Oorziekten en Hoofd-hals heelkunde, Universitair Ziekenhuis Antwerpen, Universiteit Antwerpen

PROF. DR. A. BOUDEWYNS
Dienst Neus-, Keel- en Oorziekten en Hoofd-hals heelkunde, Universitair Ziekenhuis Antwerpen, Universiteit Antwerpen

DR. L.J.J.M. BOUMANS
Afdeling Keel-, Neus-, Oorheelkunde en hoofd-halschirurgie, Erasmus Medisch Centrum Rotterdam

DR. C.J. BRENKMAN
Afdeling Keel-, Neus-, Oorheelkunde en hoofd-halschirurgie, Diaconessenhuis Leiden

DR. J. CLAES
Dienst Neus-, Keel- en Oorziekten en Hoofd-hals heelkunde, Universitair Ziekenhuis Antwerpen, Universiteit Antwerpen

PROF. DR. C.W.R.J. CREMERS
Afdeling Keel-, Neus-, Oorheelkunde en hoofd-halschirurgie, Universitair Medisch Centrum St Radboud Nijmegen

PROF. DR. P.H.O. DEJONCKERE
Afdeling Keel-, Neus-, Oorheelkunde en hoofd-halschirurgie, Universitair Medisch Centrum Utrecht

PROF. DR. P. DELAERE
Dienst Neus-, Keel- en Oorziekten en Hoofd-hals heelkunde, Universitair Ziekenhuis Leuven

PROF. DR. C. DESLOOVERE
Dienst Neus-, Keel- en Oorziekten en Hoofd-hals heelkunde, Universitair Ziekenhuis Leuven

PROF. DR. I. DHOOGE
Dienst Neus-, Keel- en Oorziekten en Hoofd-hals heelkunde, Universitair Ziekenhuis Gent

PROF. DR. W.J. FOKKENS
Afdeling Keel-, Neus-, Oorheelkunde en hoofd-halschirurgie, Academisch Medisch Centrum Amsterdam

PROF. DR. IR. J.H.M. FRIJNS
Afdeling Keel-, Neus-, Oorheelkunde en hoofd-
halschirurgie, Leids Universitair Medisch
Centrum

PROF. DR. F. GORDTS
Dienst Neus-, Keel- en Oorziekten en Hoofd-
hals heelkunde, Universitair Ziekenhuis Brussel

PROF. DR. K. GRAAMANS
Afdeling Keel-, Neus-, Oorheelkunde en hoofd-
halschirurgie, Universitair Medisch Centrum
St Radboud Nijmegen

PROF. DR. P. VAN DE HEYNING
Dienst Neus-, Keel- en Oorziekten en Hoofd-
hals heelkunde, Universitair Ziekenhuis
Antwerpen, Universiteit Antwerpen

PROF. DR. G.J. HORDIJK
Afdeling Keel-, Neus-, Oorheelkunde en hoofd-
halschirurgie, Universitair Medisch Centrum
Utrecht

DR. K.J.A.O. INGELS
Afdeling Keel-, Neus-, Oorheelkunde en hoofd-
halschirurgie, Universitair Medisch Centrum
St Radboud Nijmegen

PROF. DR. B. KREMER
Afdeling Keel-, Neus-, Oorheelkunde en hoofd-
halschirurgie, Academisch Ziekenhuis
Maastricht

PROF. DR. C.R. LEEMANS
Afdeling Keel-, Neus-, Oorheelkunde en hoofd-
halschirurgie, VU medisch centrum
Amsterdam

PROF. DR. H.F. MAHIEU
Afdeling Keel-, Neus-, Oorheelkunde en hoofd-
halschirurgie, Meander Medisch Centrum
Amersfoort

PROF. DR. H.A.M. MARRES
Afdeling Keel-, Neus-, Oorheelkunde en hoofd-
halschirurgie, Universitair Medisch Centrum
St Radboud Nijmegen

DR. J.J.S. MULDER
Afdeling Keel-, Neus-, Oorheelkunde en hoofd-
halschirurgie, Universitair Medisch Centrum
St Radboud Nijmegen

DR. R.J. STOKROOS
Afdeling Keel-, Neus-, Oorheelkunde en hoofd-
halschirurgie, Academisch Ziekenhuis
Maastricht

DR. J. VANDERWEGEN
Dienst Neus-, Keel- en Oorziekten en Hoofd-
hals heelkunde, Universitair Ziekenhuis
Antwerpen, Universiteit Antwerpen

DR. N. DE VRIES
Afdeling Keel-, Neus-, Oorheelkunde en hoofd-
halschirurgie, Sint Lucas Andreas Ziekenhuis
Amsterdam

PROF. DR. I. VAN DER WAAL
Afdeling Mondziekten en kaakchirurgie,
VU medisch centrum/ACTA Amsterdam

PROF. DR. F. WUYTS
Dienst Neus-, Keel- en Oorziekten en Hoofd-
hals heelkunde, Universitair Ziekenhuis
Antwerpen; Antwerps Universitair Research
centrum voor Evenwicht en Aerospace
(AUREA), Universiteit Antwerpen

Woord vooraf

Probleemgestuurd onderwijs heeft een vaste plaats gekregen in het curriculum van het onderwijs in de geneeskunde. Voorheen vormde het verwerven van parate kennis het belangrijkste leerdoel. Gebleken is dat met deze bagage vaak slechts moeizaam aansluiting kon worden verkregen met de geneeskunde in de praktijk. De aanwezigheid van een zekere hoeveelheid kennis over een vakgebied blijft zeker noodzakelijk en natuurlijk geldt dit ook voor de keel-neus-oorheelkunde. Het leerboek *Keel-neus-oorheelkunde en hoofd-halschirurgie* kan hierin voorzien. Echter, dit casusboek is hierop een aanvulling en beoogt op een moderne wijze de doelmatigheid van het onderwijs in de keel-neus-oorheelkunde te verbeteren door een brug te slaan tussen parate kennis en praktische klinische vaardigheden.

Voor dit boek werden uit het vakgebied van de keel-neus-oorheelkunde 47 casus geselecteerd, elk met een aandoening die min of meer representatief werd geacht voor een belangrijke patiëntencategorie in dit specialisme. De opzet is telkens zodanig dat getracht wordt het klinisch denken en redeneren stapsgewijs te ordenen. Hierbij is gestreefd naar een structuur waarbij de klinische vraagstelling logisch wordt opgebouwd en waarbij telkens elke stap wordt gevolgd door een blok concrete informatie. Deze informatie is in het algemeen beknopt en dit boek beoogt dus geenszins een substituut te zijn voor het leerboek, hoewel enige overlapping onvermijdelijk is.

Keel-neus-oorheelkunde is een zeer veelzijdig specialisme met raakvlakken aan vele disciplines. In de huisartsgeneeskunde komt zeker een kwart van de patiëntenpopulatie met problemen van keel-neus-oorheelkundige aard. Het toepassingsgebied van de inhoud van dit boek is derhalve aanzienlijk.

Wij zijn verheugd dat vele vooraanstaande Nederlandstalige keel-neus-oorartsen zich bereid hebben getoond door het schrijven van een of meer casus hun klinische expertise met de lezer te delen. De redactie is dank verschuldigd aan prof. dr. E.H. Huizing en prof. dr. G.B. Snow voor hun adviezen.

De redacteuren:
K. Graamans, Nijmegen
P. Van de Heyning, Antwerpen
N. de Vries, Amsterdam

Inhoud

Redactie en auteurs *V*

Woord vooraf *VII*

Inleiding *XI*

1 Ik heb zo'n oorjeuk! *1*
  I. Dhooge

2 Een vrouw met oorpijn *5*
  C. Desloovere

3 Een ziek meisje met een loopoor *9*
  A. Boudewyns

4 Een man met slechthorendheid en een herhaaldelijk loopoor *13*
  J.J.S. Mulder

5 Mijn zoontje luistert niet goed meer *17*
  I. Dhooge

6 Een tweede hoortoestel helpt mij onvoldoende. Is er een andere oplossing? *21*
  C.W.R.J. Cremers

7 Ik hoor rechts plotseling niets meer *25*
  R.J. Stokroos

8 Het begon met telefoneren *31*
  K. Graamans

9 Duizelig en slecht horen na een griepje *37*
  F. Gordts

10 Gefaald bij de neonatale gehoorscreening *43*
   J.H.M. Frijns

11 Mijn oor is steeds harder en harder gaan brommen en fluiten *49*
   P. Van de Heyning

12 Is elke duizeligheid 'Menière'? *55*
   L.J.J.M. Boumans

13 De patiënt die vreest van zijn stelling te vallen *61*
   F. Wuyts

14 Bij het opstaan een scheef gezicht *67*
   H.A.M. Marres

15 Met het hoofd op de stoeprand *71*
   H.A.M. Marres

16 Die vervelende verstopte neus *75*
   W.J. Fokkens

17 Ik ruik niets meer sinds Kerstmis *79*
   W.J. Fokkens

18 Een kok met recidiverende meningitis *85*
   N. de Vries

19 Snuiten en hoesten *89*
   C.J. Brenkman

20 Steeds meer hoofdpijn *93*
   W.J. Fokkens

21 Geleidelijk toenemende eenzijdig verminderde neuspassage *97*
   N. de Vries

22 Een korstje op de neus dat niet wil genezen *101*
   K. Ingels

23 Een wit vlekje in de mond *105*
   I. van der Waal

24 Een zweer op de tong *107*
   C.R. Leemans

25 Tijdens eten een zwelling in de hals *111*
   J. Claes

26 Een knobbeltje ontdekt bij het scheren *115*
   K. Graamans

27 Een pijnlijke zwelling onder het oor *119*
   K. Graamans

28 Altijd met de mond open *123*
   G.J. Hordijk

29 Hangerig en vaak keelpijn *127*
   G.J. Hordijk

30 Keelpijn en een mond die niet meer goed opengaat *131*
   B. Kremer

31 Een snel toenemende zwelling van de tong *135*
   N. de Vries

32 Lesgeven gaat niet meer *139*
   P.H. Dejonckere

33 Een hese amateurzanger van het levenslied *143*
   H.F. Mahieu

34 Plotseling geen stem meer *149*
   M. De Bodt

35 Griep en heesheid *153*
   P.H. Dejonckere

36 Een ziek en benauwd kind *157*
   P. Delaere

37 Benauwd na de geboorte *161*
   H.F. Mahieu

38 Een 'bolletje' laag in de hals *165*
   P. Delaere

39 Een recidiverende zwelling onder de kin *171*
   R.J. Baatenburg de Jong

40 Een pijnloze zwelling hoog in de hals *175*
   A.J.M. Balm

41 Een zeer gevaarlijke ziekte *181*
   R.J. Baatenburg de Jong

42 Een Vietnamese man met gehoorverlies en druk op het oor *187*
   B. Kremer

43 Een 58-jarige man met slikklachten en vermagering *193*
   B. Kremer

44 Neusverstopping en bloed uit de neus *199*
   A.J.M. Balm

45 Een 69-jarige man met slikklachten *203*
   H.F. Mahieu

46 Snurken, hees en een brok in de keel *207*
   J. Vanderwegen

47 Hij moet op de bank slapen *211*
   N. de Vries

Register *00*

Classificatie op categorie *00*

Classificatie op aandoening *00*

Inleiding

Inleiding

Op internet staan inmiddels een paar miljard artikelen, waarvan een groot gedeelte medische informatie bevat. Recent is bewezen dat het populaire zoekprogramma Google in staat is met de informatie die op internet beschikbaar is diagnoses te stellen (BMJ 2006;333:1143-5). Waarom dan anno 2007 nog een casusboek keel-neus-oorheelkunde en hoofd-halschirurgie? Waarom zouden we ons nog bezighouden met het oefenen van klinisch redeneren, waarbij we uit door patiënten gepresenteerde klachten en verschijnselen met behulp van anamnese en onderzoek proberen te komen tot de meest waarschijnlijke diagnose, en hier een behandelplan voor opstellen? Zouden we niet beter onze tijd kunnen besteden aan het leren hoe we de meest efficiënte zoektermen ingeven, en vervolgens een zoekprogramma met een veel groter geheugen dan het onze het werk laten doen?

Waarom een casusboek?

Het gebruik van een zoekprogramma blijkt zeer doeltreffend te zijn bij het oplossen van bijzondere en zeldzame aandoeningen met unieke symptomen. Maar in de dagelijkse praktijk hebben we meestal te maken met patiënten met complexe aandoeningen met niet-specifieke symptomen, of met 'gewone' ziekten die zich vaak met ongewone symptomen presenteren. In die gevallen zal de zoekmachine vele pagina's met resultaten geven, waar de arts zelf verder in moet selecteren om tot de meest waarschijnlijke diagnose te komen. De arts kan de meest waarschijnlijke diagnose herkennen op basis van ervaring, of tot de meest waarschijnlijke diagnose komen aan de hand van het meer bewust doorlopen van een beslismodel, waarin aanvullende gegevens uit onder andere anamnese en onderzoek gebruikt worden. Het efficiënt leren doorlopen van een beslismodel is het doel van het voor u liggende casusboek, waarin veelvoorkomende klachten en aandoeningen uit de keel-neus-oorheelkunde en hoofd-halschirurgie worden behandeld. Bij iedere casus wordt gevraagd om uw eerste gedachten te formuleren en te ordenen, en met aanvullende informatie uit anamnese en lichamelijk en/of aanvullend onderzoek te komen tot de meest waarschijnlijke diagnose. Daarna wordt aandacht besteed aan de behandeling, aan mogelijke complicerende factoren en/of follow-up. Waar de accenten liggen, is per casus verschillend.

Voor wie is het casusboek bedoeld?

Studenten vinden het in het begin van de klinische fase van hun opleiding vaak moeilijk om de theoretische kennis, die zij vergaard hebben over de basisvakken, te gebruiken bij het oplossen van medische problemen. In de onderwijscurricula van de meeste geneeskundefaculteiten in Nederland is het probleemgeoriënteerde onderwijs geïntroduceerd om deze vertaling van theorie naar praktijk te vergemakkelijken. Dit casusboek kan studenten behulpzaam zijn bij het oefenen van het klinische denken.

Dit casusboek is ook geschreven voor meer ervaren kno-artsen die het leuk vinden te proberen alles 'theoretisch sluitend' te maken, en daarmee scherp te blijven in de zorg voor hun patiënt. Zij kunnen het casusboek gebruiken om hun kennis te toetsen en te onderhouden, om ervan te leren en mee te leren.

Ten slotte kan dit boek docenten behulpzaam zijn bij het voorbereiden en geven van onderwijs. De behandelde casuïstiek leent zich bij uitstek voor probleemgeoriënteerd onderwijs, en kan als leidraad dienen bij het anderen leren probleem oplossen en klinisch redeneren.

Kortom, het casusboek keel-neus-oorheelkunde en hoofd-halschirurgie is niet bedoeld voor het leren oplossen van heel zeldzame casus, want dat kunnen zoekmachines veel beter. Het casusboek beoogt u mee te nemen naar de 'gewone' problemen uit de alledaagse praktijk, en u te laten zien hoe medische beslissingen genomen worden.

Veel lees- en leerplezier!

1 Ik heb zo'n oorjeuk!

I. Dhooge

Een man meldt zich vanwege hardnekkige jeuk in beide oren. Er is periodiek sprake van een slecht ruikend loopoor. De laatste tijd hoort hij ook minder.

➡ *Waar kan jeuk in de oren op wijzen?*

Jeuk kan een symptoom zijn van een otitis externa. Onder otitis externa verstaan we die aandoeningen van het uitwendige oor waarbij een diffuse inflammatie van de huid van de uitwendige gehoorgang aanwezig is. Het klinische beeld kan zeer verschillend zijn. De aandoening kan voorkomen in een lichte, matige tot ernstige of chronische vorm. Vaak is er sprake van recidiveren van de aandoening.

Differentiaaldiagnose van jeuk in het oor en verminderd gehoor bij een verder gezonde persoon
- Cerumenprop
- Otitis externa
- Chronische otitis media
- Maligne otitis externa
- Maligniteit van de gehoorgang

Anamnese

➡ *Welke vragen zijn van belang om meer duidelijkheid te krijgen over de oorzaak?*

Anamnese bij een patiënt met jeuk in beide oren
- Hoe lang bestaan de klachten?
- Nemen de klachten toe?
- Zijn er episodes geweest van oorpijn, loopoor?
- Is het gehoor verminderd?
- Werd de patiënt in het verleden behandeld voor ooraandoeningen (chirurgie)?
- Reinigt de patiënt de oren overmatig?
- Draagt de patiënt hoortoestellen?
- Zijn er aanwijzingen voor allergie (cosmetica, metalen zoals nikkel en chroom, medicatie)?
- Zijn er systemische ziekten bekend, zoals diabetes, psoriasis, eczeem, immuundeficiënties?
- Wat is het beroep en wat zijn de hobby's van de patiënt?

De klachten zijn sinds vijf jaren aanwezig. In het verleden heeft de patiënt meerdere episodes gehad van jeuk en pijn in de oren en een slecht ruikend loopoor. Dit werd toen door de huisarts behandeld met oordruppels, waarna de klachten verdwenen. Op dit moment is er ook een verminderd gehoor. Er is geen allergie bekend. De patiënt is in goede gezondheid. Hij is werkzaam als bankbediende en doet in zijn vrije tijd mee aan triatlonwedstrijden. Hij doucht dagelijks en reinigt dagelijks zijn oren met wattenstaafjes.

⇒ *Zijn er elementen in dit verhaal die wijzen in de richting van de diagnose chronische otitis externa?*

Uit de anamnese leiden we af dat het een reeds lang bestaande problematiek betreft; episodes van acute infectie worden afgewisseld met meer indolente periodes. De acute episodes kenmerken zich door jeuk, pijn en loopoor. De klachten verdwijnen na een behandeling met oordruppels. Dit kan passen bij chronische otitis externa. Belangrijk is ook de informatie dat er frequent contact is met water en dat de patiënt vaak de oren reinigt. De slechthorendheid kan verklaard worden door opstapeling van débris in de gehoorgang of een beginnende stenose van de gehoorgang.

Onderzoek

⇒ *Wat moet verder gebeuren om de diagnose chronische otitis externa met zekerheid te kunnen stellen?*

Een goed otoscopisch onderzoek is noodzakelijk om de diagnose chronische otitis externa te kunnen stellen.

Otoscopie

Acuut inflammatoir stadium: ongemak of pijn bij manipulatie van de tragus. Bij inspectie is de huid licht erythemateus, soms gezwollen. Er kan een heldere secretie aanwezig zijn, accumulatie van débris of beide. Dit kan verder evolueren naar meer uitgesproken zwelling en aanwezigheid van groenig beslag. Er kan sprake zijn van periauriculair oedeem.

Chronisch stadium: variabele verdikking en zwelling van de huid van de gehoorgang waardoor deze vernauwd lijkt. De meatus en de gehoorgang zijn veelal bekleed met droge, adherente schilfers. Krabletsels ter hoogte van de meatus kunnen aanwezig zijn. Soms is er een grijsbruin tot groenig foetide beslag. Het trommelvlies kan een licht verdikt aspect vertonen.

Bij de *chronisch granulerende otitis externa* vinden we een slecht ruikend beslag en granulatie ter hoogte van de gehoorgang. Het granulatieweefsel kan voorkomen in zones op het trommelvlies en in de gehoorgang, meestal ter hoogte van het benige gedeelte van de gehoorgang en in eerste instantie ter hoogte van de tympanale recessus.

> Een goede reiniging van de gehoorgang is essentieel. De gehoorgang en het trommelvlies zijn immers pas na reiniging goed te inspecteren. Dit is belangrijk om het onderscheid te maken tussen otitis externa en chronische otitis media.

Aanvullende onderzoeken

Indien geïndiceerd:
- kweekafname van débris in de gehoorgang;
- audiometrie: meestal een goed gehoor. Zeldzaam een conductief gehoorverlies, bijvoorbeeld bij een stenose of atresie van de gehoorgang;
- huidtests om eventuele hypersensitiviteitsreacties op medicatie en vehiculum na te gaan;
- biopsie ter differentiatie met maligne otitis externa of maligniteit van de gehoorgang;
- computertomografie (CT) wanneer trommelvlies en midddenoor niet te evalueren zijn bij klinisch onderzoek.

Differentiaaldiagnose

- Maligne otitis externa;
- Maligniteit van de gehoorgang;
- Onderliggende chronische otitis media met/ zonder cholesteatoom.

Diagnose

Bij de patiënt zijn bij inspectie van de gehoorgang bilateraal droge, adherente schilfers te zien en meerdere krabletsels. Er is aan beide zijden een vernauwing van de gehoorgang aanwezig, waardoor het trommelvlies niet volledig zichtbaar is. Het gehoor is goed. Huidtests ter evaluatie van hypersensitiviteit op medicatie en/of vehiculum zijn negatief. Gezien de anamnese en de bevindingen bij het klinische keel-, neus- en oooronderzoek wordt de aanwezigheid van een bilaterale chronische otitis externa vastgesteld.

Beleid

➥ *Welke mogelijkheden zijn er voorhanden in de behandeling van chronische otitis externa?*

Belangrijk is het onderkennen van de predisponerende factoren.

Predisponerende factoren

- Een in aanleg nauwe of gekromde gehoorgang.
- Maceratie van de huid door een combinatie van frequente blootstelling aan water (zwemmers) en een hoge vochtigheidsgraad van de omgeving (tropisch klimaat, zomermaanden).
- Afwezigheid van de natuurlijke (zure) beschermlaag op de huid (frequent reinigen van de gehoorgang).
- Een bestaande huidaandoening zoals psoriasis of eczeem.
- Osteomen.

Behandeling

Pre-inflammatoir stadium

De patiënt moet worden geïnstrueerd die condities te vermijden die maceratie van de huid in de hand werken (bijvoorbeeld reinigen van de gehoorgang). Zure oordruppels kunnen worden voorgeschreven, bij uitgesproken jeuk lokale corticoïdpreparaten.

Acuut inflammatoir stadium

De gehoorgang wordt zorgvuldig gereinigd met aandacht voor de tympanale recessus. Bij uitgesproken zwelling van de gehoorgang kan een vochtige tampon worden ingebracht. Na een dag wordt de tampon verwijderd. Op dat moment is de huid van de gehoorgang meestal voldoende ontzwollen, waardoor een betere inspectie en reiniging van de gehoorgang kunnen plaatsvinden. In de meeste gevallen kan verder worden behandeld met waterige oordruppels. De behandeling dient een tiental dagen te worden voortgezet. Er wordt ook een waterverbod opgelegd. De patiënt moet worden geïnstrueerd zelf de gehoorgang niet te reinigen.

Bij de keuze van topische behandeling wordt rekening gehouden met de vermoedelijke verwekker. Bij vermoeden van gramnegatieven kan een quinolone worden voorgeschreven, maar ook antiseptische (acidifiërende) oplossingen, zoals Burow's oplossing (aluminiumacetaat (verdunning 1:40 of 5g/l), zijn bij lichte vormen werkzaam. Soms wordt behalve het antibioticum ook een lokaal corticoïdpreparaat voorgeschreven, vanwege de anti-inflammatoire werking ervan. Bij ernstige vormen wordt een systemisch antibioticum voorgeschreven. Voldoende pijnstilling is erg belangrijk. Bij vermoeden van een schimmelinfectie (*Candida*, *Aspergillus*) is zorgvuldige en repetitieve reiniging wellicht nog belangrijker. Clotrimazol, miconazol, econazol zijn werkzame topica. Nystatine en amfotericine B zijn erg efficiënt voor behandeling van *Candida*. In geval van *Aspergillus*-infecties dient een topische behandeling met deze middelen vaak te worden gecombineerd met systemische behandeling met itraconazol.

Chronisch stadium

Het betreft vaak een reeds lang bestaande problematiek waarbij episodes van acute infectie worden afgewisseld met meer indolente periodes. Dit ziektebeeld kan uiteindelijk leiden tot vernauwing (stenose) van de gehoorgang. In de actieve fase wordt dit behandeld zoals hierboven. Verder moet voldoende aandacht worden gegeven aan jeukbehandeling, eventueel door het voorschrijven van jeukstillende, anti-inflammatoire medicatie. Ook lokale corticoïdzalven zijn nuttig. Bovendien is het bespreken van preventieve maatregelen essentieel.

Bij *chronisch granulerende otitis externa* wordt na lokale reiniging een cauterisatie verricht van het granulatieweefsel door middel van negatol® of zilvernitraat. De afname van een kweek met resistentiebepaling is belangrijk. De aanwezigheid van schimmels is dikwijls moeilijk aan te tonen. Men kan opteren om sowieso een topisch antischimmelpreparaat toe te dienen naast een lokaal antibioticum. Het is in die gevallen ook belangrijk om via huidtests eventuele hypersensitiviteitsreacties op medicatie en vehiculum na te gaan. In gevallen waar de aandoening uiteindelijk leidt tot een stenose of verworven atresie van de gehoorgang, kan chirurgisch worden ingegrepen.

➡ *Is preventie mogelijk?*

Preventie is niet altijd mogelijk. De patiënt moet worden geadviseerd de gehoorgangen droog te houden, zeker bij douchen en haarwassen. Een prop watten met vaseline kan in beide conchae auriculae worden geplaatst tijdens het wassen. Eventueel kunnen afsluitende oordoppen worden gemaakt. Evenzeer van groot belang is het vermijden van overmatig reinigen en krabben in de gehoorgang. Jeuk kan worden opgevangen door lokale corticoïdzalven of orale antihistaminica. Wanneer een te nauwe gehoorgang of een nauwe meatus predisponeert tot infecties, kan een meatoplastiek worden verricht, al of niet met kanaalplastiek.

➡ *Welke behandelmodaliteiten komen in aanmerking voor deze patiënt?*

Er wordt voor deze patiënt geopteerd voor een oraal antihistaminicum ter bestrijding van de jeuk en een lokaal vettig vehiculum. Ook wordt het gebruik van afsluitende oordoppen aangeraden tijdens contact met water (douchen, haarwassen, zwemmen, triatlonwedstrijden).

2 Een vrouw met oorpijn

C. Desloovere

Een vrouw van 70 jaar heeft sinds een week oorpijn aan beide zijden, vooral bij kauwen. Zij is altijd heel sportief geweest en zwemt nog regelmatig. Ze maakt zich zorgen omdat het langer duurt en de pijn toeneemt.

➥ *Waar kan de oorzaak van oorpijn gesitueerd zijn?*

Otologische oorzaken:
- oorschelp
- gehoorgang
- middenoor.

Gerefereerde oorpijn:
- kaakgewricht
- gebit, via nervus mandibularis
- tongbasis, via nervus glossopharyngeus
- farynx, hypofarynx, larynx, via nervus glossopharyngeus en nervus vagus
- cervicale wervels via C2-C3.

Daarom is het belangrijk om een breder klinisch onderzoek uit te voeren indien er in het oor geen evidente oorzaak voor de oorpijn te vinden is.

Klinisch onderzoek

Bij inspectie van de oren oogt de gehoorgang bilateraal rood en oedemateus, zodat het trommelvlies niet te beoordelen is. Er is eveneens een geelachtig secreet voorhanden. De oren zijn pijnlijk bij aanraken.

Differentiaaldiagnose

Otitis media acuta treedt op in het kader van een bovensteluchtweginfectie, en gaat gepaard met oorpijn en koorts tot het trommelvlies perforeert. Daarna is er een loopoor. De gehoorganghuid is meestal weinig aangetast, tenzij bij een langdurig loopoor.

Mastoïditis, voorafgegaan door een bovensteluchtweginfectie. Roodheid en zwelling van de huid boven het mastoïd, hoge koorts, gehoorverlies, algemene symptomen.

Gehoorgangsfurunkel, gelokaliseerde zwelling laterale deel gehoorgang, heel pijnlijk, soms lichte koorts tot 38 °C. De pijn treedt acuut op bij aanraken van de furunkel.

Ramsay-huntsyndroom, veroorzaakt door herpes zoster. Oorpijn, meestal geassocieerd met gehoorverlies, vestibulair functieverlies en/of facialisparese. Typisch zijn kleine blaasjes met een rode hof ter hoogte van de gehoorgang en de oorschelp.

Otitis externa acuta geeft een diffuse zwelling en roodheid van de gehoorgang met een loopoor en pijn. Soms lichte koorts tot 38 °C en lymfadenopathie periauriculair.

Otitis externa maligna komt vooral voor bij ouderen met slecht behandelde diabetes mellitus of bij andere predisponerende factoren, zoals toestand na radiotherapie op het oor of immuundeficiëntie. De infectie blijft niet beperkt tot de gehoorgangshuid, maar breidt zich uit in de omliggende weefsels met botaantasting, mogelijke uitbreiding tot aan de schedelbasis en facialisparese. Daarom wordt dit ook otitis externa necroticans genoemd; 'maligna' verwijst naar de hoge mortaliteit zonder therapie. De oorzakelijke kiem is meestal *Pseudomonas aeruginosa*.

Diagnose

> Mevrouw rapporteert geen voorafgaande bovensteluchtweginfectie, ze heeft geen koorts. Ze is verder gezond. Een bloedonderzoek door de huisarts twee jaar geleden was normaal.
> Er is een gegeneraliseerde zwelling van de gehoorgang en er zijn klinisch geen tekenen van een herpesinfectie. Daarom wordt de diagnose bilaterale otitis externa acuta gesteld.

➡ *Wat is zinvol om weten voor de start van de behandeling?*

Voorbeschikkende factoren voor otitis externa

Lokale factoren:
- manipulaties in de gehoorgang;
- zwemmen, duiken of vochtige, warme gehoorgang;
- onderliggende huidaandoening zoals seborroïsch eczeem;
- contactdermatitis door topische medicatie of cosmetica.

Algemene factoren:
- diabetes;
- immuundeficiënties zoals bij aids;
- toestand na radiotherapie;
- vooraf bestaande trommelvliesperforatie.

Bij predisponerende factoren moet met een mogelijk langere of intensievere behandeling rekening worden gehouden. Bij een trommelvliesperforatie zijn er restricties wat betreft topische medicatie.

Behandeling

➡ *Wat is de eerste keuze bij de behandeling?*

Algemene maatregelen

- Patiënt aanraden manipulaties in het oor te vermijden en het oor droog te houden, minstens tot enkele weken na het verdwijnen van de klachten.
- Het débris zoveel mogelijk door uitzuigen of voorzichtig met een wattenstaafje uit het oor verwijderen.
- Pijnbestrijding met paracetamol, eventueel in combinatie met codeïne of een antiflogisticum, wat een snellere verlichting van de pijn geeft.

Lokale behandeling

Een lokale behandeling verdient de voorkeur ten opzichte van een systemische behandeling. Daarmee kan lokaal een hogere concentratie verkregen worden. Indien de gehoorgang voldoende open is, kan de patiënt druppels appliceren in het oor terwijl hij gedurende ongeveer tien minuten op het contralaterale oor ligt om een betere inwerking te bewerkstelligen.
Indien de gehoorgang dicht gezwollen is, kan er het best een gaasje of een kleine schuimstof tampon geplaatst worden, waarop de patiënt de druppels meermalen per dag kan aanbrengen, zodat de medicatie tot diep in de gehoorgang doordringt. De tampon kan na 24-48 uur vervangen of verwijderd worden, indien de gehoorgang voldoende ontzwollen is.

De oordruppels of oorsuspensie worden primair voor zeven dagen voorgeschreven, waarna een herevaluatie aangewezen is.

Een eerste mogelijkheid zijn zure oordruppels (aluminiumacetotartraat of azijnzuur 2%) die bacteriële en schimmelgroei afremmen.

Als alternatief is een combinatie van een antibacterieel middel en een corticoïd ter reductie van de inflammatie mogelijk. Gentamycine en neomycine worden het meest gebruikt in oordruppels, clioquinol heeft een antibacteriële en antischimmelwerking.
Combinatiedruppels met een lokaal anestheticum kunnen wegens het allergiserende effect beter worden vermeden. Bij langerdurend gebruik van antibiotische oordruppels kan een secundaire schimmelinfectie optreden. Aminoglycosidehoudende druppels moeten worden vermeden bij een trommelvliesperforatie omdat ze toxisch zijn voor het binnenoor. Weliswaar is de penetratie naar het binnenoor gering bij een uitgesproken infectie, maar vooral bij langer gebruik wordt het potentieel ototoxische effect groter. Er zijn enkele alternatieven die tetracycline of ofloxacine bevatten. Wegens de snelle resistentieontwikkeling kan het gebruik van fluoroquinolonen echter het best worden beperkt.

> De patiënte krijgt gedurende twee dagen een gaastamponnetje met een oorsuspensie van tetracycline en hydrocortison. Ze appliceert de suspensie driemaal daags op een gaasje, dat na twee dagen verwijderd wordt. De gehoorgang is daarna voldoende ontzwollen, zodat ze de suspensie gedurende vijf dagen verder driemaal daags kan appliceren. Ze krijgt ook ibuprofen 3 dd 50 mg voor de pijn.
>
> Na een week heeft ze nog steeds veel oorpijn rechts, links is veel beter. Ze heeft ook een asymmetrie van het gelaat bemerkt. Bij oorinspectie blijken de gehoorgangen nu veel minder oedemateus, maar nog rood met aan de rechterzijde granulaties in het mediale deel. Er bestaat eveneens een facialisparese aan de rechterzijde.

➡ *Wat te doen indien er weinig of geen verbetering is na zeven dagen?*

– Nagaan of de patiënt de algemene hygiënische maatregelen nageleefd heeft.
– Navragen of de druppels of suspensie correct geappliceerd werden.
– Nogmaals nakijken van eventuele onderliggende factoren.
– Eventueel bepalen van nuchtere glykemie.
– Uitsluiten van sensitisatie op bijvoorbeeld neomycine of bewaarmiddelen in de druppels.
– Uitsluiten van resistente bacteriën of secundaire schimmelinfectie.

➡ *Wat is de waarde van een kweek uit de gehoorgang?*

– Een kweek is aan te raden bij hardnekkige infecties.
– Het afnemen van een kweek gebeurt bij voorkeur zo diep mogelijk in de gehoorgang om contaminatie te voorkomen.
– Altijd bacteriën en schimmels nakijken.
– De gekweekte organismen zijn niet altijd de oorzakelijke pathogenen.
– Het antibiogram wordt bepaald voor antibioticaconcentraties na systemische toediening en dat klopt niet altijd voor lokale applicatie.
– De resultaten van de kweek moeten daarom altijd kritisch bekeken worden.

➡ *Wanneer moet men denken aan otitis externa maligna?*

– Ernstigere symptomen dan vermoed op basis van het klinisch onderzoek.
– Geassocieerde algemene symptomen zoals koorts, algemeen onwelzijn.
– Oudere personen met diabetes.
– Immuundeficiënties.
– Optreden facialis- of abducensverlamming.
– Toestand na radiotherapie.

> De nuchtere glykemie bedraagt 180 mg/dl. Uit de kweek komt *Pseudomonas aeruginosa*. De opgetreden facialisparese, granulaties in de gehoorgang en verhoogde glykemie maken het mogelijk de diagnose van een otitis externa maligna te stellen.

Verder beleid

Bij een otitis externa maligna is een systemische behandeling noodzakelijk wegens de uitbreiding van de infectie die potentieel letaal kan zijn. Primair zijn fluoroquinolonen aan te bevelen, aangezien *Pseudomonas* de verwekker is, eventueel aan te passen afhankelijk van de kweek en het antibiogram. In de regel is een behandeling van vier à zes weken noodzakelijk.

In de andere gevallen wordt een systemische therapie enkel geassocieerd in hardnekkige gevallen. Er kan gestart worden met flucloxacilline of amoxicilline/clavulaanzuur voor *Staphylococcus aureus* en/of er kan behandeld worden volgens kweek en antibiogram.

Wanneer een secundaire schimmelinfectie vastgesteld wordt, volstaat een aangepaste topische medicatie.

De term 'maligna' slaat niet op het bestaan van een kwaadaardig gezwel, maar wel op de slechte prognose indien onbehandeld.

> De patiënte wordt gedurende veertien dagen intraveneus behandeld met ciprofloxacin en daarna veertien dagen oraal met volledige genezing. Parallel wordt de diabetes behandeld.

3 Een ziek meisje met een loopoor

A. Boudewyns

Een meisje van 13 maanden meldt zich met haar ouders via de afdeling Spoedeisende hulp. Het kind heeft sinds drie dagen koorts (> 40 °C) en een loopoor rechts. De koorts reageert goed op antipyretica. Het meisje drinkt minder en heeft geen eetlust meer. Er zijn geen klachten van hoesten of loopneus. Het kind is geboren na een normale zwangerschapsduur. De geboorte verliep vlot, zonder complicaties en tot op heden is het kind in algemeen goede gezondheid. Ze heeft nog nooit een episode van acute otitis media doorgemaakt en is weinig verkouden. Ze is het enige kind in het gezin en verblijft tijdens de dag in een kinderdagverblijf. De ouders roken niet.

Differentiaaldiagnose

➡ *Wat is de differentiaaldiagnose bij een kind met hoge koorts en acuut loopoor?*

– Gecompliceerde acute otitis media met trommelvliesperforatie.
– Meningitis van otogene oorsprong.
– Cholesteatoma met superinfectie.
– Andere infectie (bijv. urineweginfectie, virale infectie enz.).

Klinisch onderzoek

Het kind maakt een algemeen erg zieke indruk, maar is niet meningeaal geprikkeld (er is geen nekstijfheid, ze is goed alert en het teken van Kernig en het teken van Brudzinski zijn negatief). Vitale parameters: temperatuur 40 °C, bloeddruk 118/41 mmHg, pols: 156/min.
Auscultatie van hart en longen alsook de palpatie van het abdomen zijn normaal.
Keel-neus-ooronderzoek toont een wat rode keel, een cerumenprop in het linker oor en een overvloedige otorroe rechts, waardoor het trommelvlies niet beoordeeld kan worden.

➡ *Welke elementen ontbreken in de beschrijving van het klinisch keel-neus-ooronderzoek?*

Inspectie van de oorschelp en de retroauriculaire regio/mastoïd en beoordeling van de functie van de nervus facialis.

Het rechter oor staat af en er is een fluctuerende zwelling met roodheid ter hoogte van de mastoïdpunt. Er is een normale facialisfunctie *(plaat 3.1)*.

De klinische bevindingen van hoge koorts, loopoor, een fluctuerende zwelling met roodheid ter hoogte van de mastoïdpunt en een verder normaal klinisch onderzoek geven aanleiding een diagnose te stellen van otitis media acuta (OMA) met mastoïditis.

➡ *Welke zijn de meest frequent voorkomende bacteriële verwekkers van otitis media?*

De meest voorkomende oorzaken van otitis media acuta (OMA) zijn:
– *Streptococcus pneumoniae* (30-50%)
– Niet-typeerbare *Haemophilus influenzae* (20-30%)

- *Moraxella catarrhalis* (10-20%)
- groep-A bètahemolytische streptokokken (1-5%).

Bij neonaten en kinderen < 1 jaar komen *Streptococcus pneumoniae* en *Haemophilus influenzae* het vaakst voor.

➡ *Wat is het resistentiepatroon en de rol van vaccinatie in preventie?*

Slechts een beperkt aantal serotypen van *Streptococcus pneumoniae* zijn verantwoordelijk voor acute otitis media. Omdat kleine kinderen (< 2 jaar) een minder goed immunologisch antwoord hebben tegen de polysacharidenkapselantigenen van de pneumokok, werd een geconjugeerd vaccin ontwikkeld op basis van zeven verschillende stammen, dat in staat is een goede immuunrespons op te wekken bij kinderen vanaf 2 maanden oud. De serotypen die geïncludeerd zijn in het geconjugeerde vaccin zijn verantwoordelijk voor ongeveer 60-70% van de isolaten van OMA bij kinderen tussen 6 en 59 maanden. Toch ziet men dat dit vaccin vooral bescherming biedt tegen invasieve pneumokokkeninfecties (sepsis, meningitis).

Plaats van vaccinatie in de preventie van OMA

De efficiëntie van het geconjugeerde pneumokokkenvaccin in de bescherming tegen OMA is beperkt, met gemiddeld 10-26% reductie van de incidentie. Bovendien ziet men de laatste jaren een toename van OMA door subtypen die niet in het geconjugeerde vaccin vervat zitten en ook een toename in het aantal gevallen door niet-typeerbare *Haemophilus influenzae*. Aangezien meer dan 90% van de gevallen van OMA door *Haemophilus influenzae* veroorzaakt worden door niet-typeerbare vormen, heeft vaccinatie met het geconjugeerde vaccin tegen *Haemophilus influenzae* type B weinig impact op de incidentie van OMA door *Haemophilus influenzae*.

De laatste tien tot vijftien jaar werden steeds toenemende aantallen resistente kiemen geïsoleerd uit het middenoor. Tot 40% van de *H. influenzae* en 80-100% van de *M. catarrhalis* produceren bètalactamase. Resistentie tegen antibiotica is bij *Streptococcus pneumoniae* onafhankelijk van bètalactamase; in België is 15% van de invasieve pneumokokkenstammen resistent tegen penicilline en 52% tegen macroliden.

➡ *Welke onderzoeken zijn aangewezen en bepalend voor het verdere beleid?*

De diagnostische aanpak van een mastoïditis omvat:
- microbiologisch onderzoek van de otorroe;
- bloedonderzoek met onderzoek van het bloedbeeld en de inflammatoire parameters.

Een CT-scan van het rotsbeen kan nuttig zijn om de uitgebreidheid van de infectie aan te tonen, de anatomie van het mastoïd en middenoor en de mate van boterosie te beoordelen, en eventuele onderliggende aandoeningen, zoals een cholesteatoom, uit te sluiten. Wanneer ook een intraveneuze contrastvloeistof wordt toegediend, kunnen eventuele complicaties worden aangetoond, zoals een trombose van de sinus sigmoideus. Het niet onmiddellijk beschikbaar zijn van een CT-scan-onderzoek mag geen reden zijn tot uitstel van een heelkundige ingreep.

Indien geen otorroe aanwezig is, dient een paracentese met aspiratie van middenoorvocht overwogen te worden, eventueel gevolgd door het plaatsen van een trommelvliesbuisje.
Deze behandeling is niet enkel diagnostisch, maar ook geschikt om pus uit het middenoor te evacueren (decompressie). Meestal is er tevens een onmiddellijke resolutie van de pijn en koorts. Het antibiogram dat wordt verkregen na cultuur van de verantwoordelijke kiemen kan gehanteerd worden om de empirisch gestarte behandeling aan te passen.

> CT-onderzoek van het rotsbeen toont een volledige sluiering van de uitwendige gehoorgang, middenoor en mastoïd rechts. Er zijn

geen erosieve afwijkingen. Normaal aspect van het middenoor. Er wordt een indicatie gesteld tot mastoïdectomie.

Behandeling

> **Doelstellingen van mastoïdectomie**
>
> Mastoïdectomie in geval van acute mastoïditis beoogt naast het draineren van de pusophoping en verwijdering van het aangetaste bot, het herstel van een normale atticoantrale communicatie.

Peroperatief wordt een subperiostaal abces vastgesteld, dat zich uitbreidt tot een drietal centimeters boven de oorschelp en ook naar anterieur (temporaal). De pus komt vooral vanuit de uitwendige gehoorgang en de mastoïdcortex is intact. Een corticale mastoïdectomie en antroatticotomie worden uitgevoerd, met verwijderen van pus en granulatieweefsel. Er worden twee drains in de wond achtergelaten en de chirurg opteerde in dit geval voor het plaatsen van een trommelvliesbuisje. Microbiologisch onderzoek van de otorroe toont enige groei van *Staphylococcus* species (niet-aureus) en een rijke groei van gramnegatieve staven (niet-*Bacteroides fragilis*-groep) (strikt anaeroob).
De volgende dagen wordt patiënt behandeld met antibiotica via een infuus (amoxicilline/clavulaanzuur, nadien cefotaxim).

➡ *Uitbreiding van een OMA/mastoïditis naar de omliggende structuren kan zich voordoen in zes richtingen. Wat zijn de gevolgen hiervan?*

> **Extra- en intracraniale complicaties van OMA/mastoïditis**
>
> - *Laterale extensie* naar de weke weefsels van de uitwendige gehoorgang
> - *Anterieure extensie* naar de uitwendige gehoorgang, waarbij de huid van de uitwendige gehoorgang uitpuilt naar het lumen toe door druk van de aldaar aanwezige pus
> - *Posterieure extensie* naar de sinus sigmoideus en fossa posterior (trombose van de sinus sigmoideus)
> - *Mediale extensie* naar de nervus facialis, het vestibulaire labyrint en de rotsbeenpunt (facialisparalyse, labyrintitis, petrositis)
> - *Superieure extensie* naar de fossa media (epiduraal abces)
> - *Inferomediale extensie* naar de hals en retrofaryngeale ruimte (bezoldabces).

Alarmsignalen voor intracraniale complicaties van OMA/mastoïditis zijn: hoofdpijn, gewijzigde mentale toestand (sufheid, lethargie), braken, nekstijfheid, koorts, papiloedeem en bij kleine kinderen een bomberende fontanel.

➡ *Welk aspect verdient op langere termijn, na volledige resolutie, de aandacht van de kno-arts?*

Op lange termijn is het zaak, vooral bij een mastoïditis met complicaties, na te kijken of er een gehoorverlies is opgetreden. Het kan hierbij gaan om een geleidingsverlies door adhesievorming in het middenoor, maar ook een sensorineuraal, perceptief gehoorverlies is mogelijk. Dit laatste kan het gevolg zijn van toxische mediatoren, geproduceerd door de verantwoordelijke kiemen, met permanente beschadiging van de haarcellen in de cochlea tot gevolg. Bij jonge patiënten is, gezien de mogelijke impact van gehoorverlies op de spraak-taalontwikkeling, een vroegtijdige detectie en eventuele behandeling van mogelijk gehoorverlies noodzakelijk.

4 Een man met slechthorendheid en een herhaaldelijk loopoor

J.J.S. Mulder

Een 22-jarige man bezoekt de polikliniek Keel-, neus- en oorheelkunde in verband met een toenemende slechthorendheid en perioden van otorroe aan de linkerzijde. De klachten bestaan zo'n drie jaar. In zijn werk als marktkoopman heeft hij steeds meer moeite om mensen goed te verstaan. Rechts hoort hij goed.

Anamnese

➡ *Welke vragen zijn van belang om een oorzaak van de klachten te vinden?*

– Gaan de klachten gepaard met jeuk of pijn?
– Heeft hij last van oorsuizen of duizeligheid?
– Is hij vaak verkouden?
– Is hij allergisch?
– Heeft hij vroeger oorontstekingen of trommelvliesbuisjes gehad?

De klachten gaan niet gepaard met jeuk of pijn. Bij verkoudheden lijkt het oor meer te lopen. Hij is overigens niet vaak verkouden. Tweemaal is hij kortdurend draaiduizelig geweest. Hij heeft geen last van oorsuizen. Hij is niet bekend met een allergie. Als kind heeft hij vaak oorontstekingen gehad, waarvoor twee keer trommelvliesbuisjes geplaatst zijn en een keer een mastoïdectomie aan de linkerzijde verricht is.

➡ *Welk onderzoek moet hier verder gedaan worden?*

Kno-onderzoek en stemvorkonderzoek

Bij otoscopie is na verwijdering van débris uit de gehoorgang een retractiepocket zichtbaar in het achterbovenkwadrant van het linker trommelvlies. Hierin bevindt zich ook enig granulatieweefsel (figuur 4.1). Uit de retractiepocket kan epitheel verwijderd worden. Het rechter trommelvlies toont wat hoefijzervormige tympanosclerose, het middenoor is luchthoudend.
De proef van Rinne is links negatief en rechts positief, de proef van Weber lateraliseert naar het linker oor. Het fistelsymptoom is negatief. De rest van het kno-onderzoek is zonder afwijkingen.

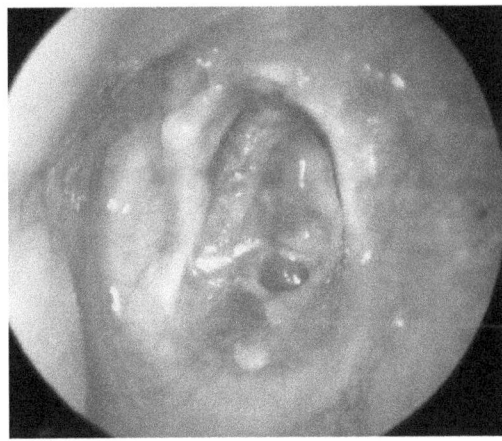

Figuur 4.1 *Bij otoscopie is een retractiepocket zichtbaar; hierin bevindt zich ook enig granulatieweefsel.*

→ *Wat kan er uit de stemvorkproeven geconcludeerd worden?*

De proeven van Rinne en Weber geven aan dat er sprake is van een geleidingsverlies van meer dan 25 dB aan de linkerzijde.

→ *Wat is het fistelsymptoom en wat is de waarde hiervan?*

Onder het fistelsymptoom wordt verstaan: het optreden van duizeligheid en nystagmus bij het drukken op de tragus. Het is een aanwijzing dat er een open verbinding is tussen middenoor en vliezig labyrint. Door druk op de tragus vindt rechtstreekse mechanische beïnvloeding van de labyrintaire endolymfe plaats (druk in de gehoorgang geeft ook een wat verhoogde middenoordruk). Bij een positief fistelsymptoom kan men ervan uitgaan dat er ook daadwerkelijk een labyrintfistel is. Omdat niet alle labyrintfistels een positief fistelsymptoom geven, heeft een negatief fistelsymptoom dus maar betrekkelijke waarde.

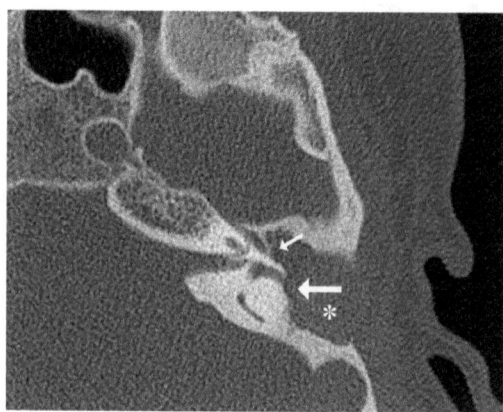

Figuur 4.2 *De axiale CT-scansnede van het linker rotsbeen toont een volledige vergrijzing van de mastoïdholte en het atticus. Het laterale benig deel van het horizontaal semicirculair kanaal ontbreekt. Het corpus van de incus is niet meer in het licht te stellen.*

Het aanvullend onderzoek zal bestaan uit toondrempelaudiometrie en CT-scanonderzoek.

Aanvullend onderzoek

Toondrempelaudiometrie toont een gemiddeld geleidingsverlies bij 500, 1000 en 2000 Hz van 45 dB links en een normaal gehoor aan de rechterzijde. Het spraakaudiogram haalt beiderzijds 100%. De 50%-score ligt aan de rechterkant bij 5 dB en links bij 40 dB.
Een CT-scan toont een gesluierd middenoor en mastoïd. Bovendien is er sprake van aantasting van de incus en het horizontale halfcirkelvormige kanaal (figuur 4.2).

De waarde van CT-scanonderzoek bij chronische middenoorpathologie

Op een computertomogram wordt bot wit en lucht zwart afgebeeld. Grijze structuren kunnen duiden op herseninhoud, spieren, vaten, mucosa, vet enzovoort. Wanneer het middenoor, de mastoïdholte en de paratympanische ruimten (normaal zwart) gesluierd zijn, is er dus geen differentiatie mogelijk tussen slijm-

Otoscopie

Bij otoscopie wordt, na de gehoorgang te hebben geïnspecteerd, gekeken of het trommelvlies intact is. Tevens wordt gekeken naar de stand, de kleur en de eventuele vaatinjectie van het trommelvlies en naar de luchthoudendheid van het middenoor. Bij een cholesteatoom is dikwijls sprake van een intrekking van het trommelvlies ter plaatse van de shrapnellmembraan of in het achterbovenkwadrant van het trommelvlies. De intrekking kan gevuld zijn met huidschilfers, die vaak een parelmoerachtig aspect hebben. Soms is te zien dat een deel van de bovenwand van de gehoorgang of een deel van het aambeeld door het cholesteatoom aangetast is. Ook kan een cholesteatoom tot uiting komen door een chronisch loopoor zonder dat hierbij epitheelvellen gevonden worden.

→ *Welk aanvullend onderzoek zal gedaan worden?*

vlies, mucus, littekenweefsel, cholesteatoom, pus of andere pathologie. Wat wel nuttige informatie oplevert, zijn de afwijkingen aan de benige structuren.
Bij een cholesteatoom zal vaak een deel van de gehoorbeentjesketen aangedaan zijn. Ook dienen andere omliggende benige structuren zoals gehoorgang, halfcirkelvormige kanalen, binnenoor, tegmen en nervus-facialiskanaal nauwkeurig bekeken te worden.
Het afbeelden van een cholesteatoom met behulp van CT-scanonderzoek is nuttig voor de preoperatieve planning ('open' of 'gesloten' techniek) en is bovendien aangewezen bij revisiechirurgie.

Diagnose

Gezien de combinatie van een retractiepocket met granulatieweefsel waaruit epitheel verwijderd kan worden en de aantasting van de incus en een fistel in het horizontale kanaal die te zien zijn op de CT-scan, is er bij de patiënt sprake van een otitis media cholesteatomatosa aan de linkerzijde.

Wat is een cholesteatoom?

Een cholesteatoom is een langzaam groeiend gezwel, bestaande uit een opeenhoping van keratine omgeven door meerlagig plaveiselepitheel en slijmvlies. Het kan, hoewel goedaardig van karakter, de omgevende structuren aantasten. Een cholesteatoom ontstaat uit het trommelvlies, groeit aanvankelijk alleen het middenoor in, maar indien langer bestaand is verdere uitbreiding mogelijk.

➡ *Waarom en hoe dient het cholesteatoom behandeld te worden?*

Gezien de klachten, het beeld bij otoscopie en CT-onderzoek is behandeling aangewezen. Op CT-scan is reeds geconstateerd dat benige structuren door het cholesteatoom aangetast zijn. Wanneer een cholesteatoom onopgemerkt blijft of niet behandeld wordt, bestaat er een kans op verdere aantasting van benige structuren of uitgebreidere infecties. Verdere schade is afhankelijk van de uitbreiding van het cholesteatoom. Naar mediaal kunnen het labyrintblok en binnenoor aangetast worden (met als gevolg perceptieve slechthorendheid, vertigo en facialisuitval), naar lateraal gehoorbeentjes en gehoorgang. Uitbreiding naar superieur tast het tegmen aan (met als mogelijk gevolg meningitis of een hersenabces), naar inferieur de nervus facialis. Ook kan een afzakkend abces de hals bereiken (bezoldabces). Naar posterieur kan de sinus sigmoideus betrokken raken (sinus sigmoideustrombose, sinuscavernosustrombose) en naar anterieur kan er uitbreiding zijn naar de tuba-ingang en meer mediaal naar de rotsbeenpunt. Wanneer dit laatste gepaard gaat met een uitval van de nervus abducens, spreekt men van het gradenigosyndroom.
Sanerende oor operaties dienen om ontstekingsweefsel of cholesteatoom te verwijderen. Cholesteatoom dient altijd radicaal verwijderd te worden. Wanneer er epitheel achtergelaten wordt, kan dit aanleiding geven tot een residu en/of verdere destructie. Afhankelijk van de uitbreiding kan een meer of minder uitgebreide ingreep worden uitgevoerd.
In principe zijn er twee manieren om een cholesteatoom operatief te verwijderen.

Gaat men ervan uit dat het cholesteatoom zich in het middenoor en het mastoïd bevindt, dan is de eerste manier een operatie waarbij het cholesteatoom verwijderd wordt, maar waarbij de achterwand van de benige gehoorgang intact blijft (gesloten techniek). Hiervoor is het nodig het cholesteatoom zowel via de gehoorgang als via het mastoïd te benaderen. Op deze manier blijft de anatomische situatie na de operatie ongewijzigd, is er een goede uitgangssituatie voor gehoorreconstructie en zal er later geen probleem zijn met het eventueel aanpassen van een hoortoestel. Om te bepalen of zich een recidief of residu in het mastoïd ontwikkelt, is in de regel echter wel een tweede operatie nodig, vaak een jaar na de eerste ingreep.

De tweede mogelijkheid is een ingreep waarbij de achterwand van de benige gehoorgang verwijderd wordt en er één holte gemaakt wordt van gehoorgang en mastoïdholte (open techniek of radicaalholte). Hierbij is naderhand via de gehoorgang te controleren of er een recidief of residu in het mastoïd te zien is. Een tweede operatie is dan ook niet nodig. Vaak moet patiënt wel een keer per jaar het oor poliklinisch laten reinigen omdat de holte, gezien de nieuwe anatomische situatie, zich niet meer spontaan reinigt van cerumen.

Verder beleid

Een sanerende ingreep wordt uitgevoerd. Via een retroauriculaire incisie kunnen het mastoïd en de gehoorgang worden benaderd en kan het cholesteatoom worden verwijderd. Dit cholesteatoom bevindt zich in het antrum mastoideum, in het epitympanum en in de ovale vensternis, vast op de voetplaat van de stapes. Een groot deel van de incus en de suprastructuur van de stijgbeugel zijn geërodeerd. De benige bekleding van het horizontale halfcirkelvormige kanaal is eveneens aangetast. Het trommelvlies wordt in het achterbovenkwadrant verstevigd met autoloog kraakbeen, de gehoorgang wordt intact gelaten. Gezien het feit dat het cholesteatoom vast op de voetplaat zit, wordt de ketenreconstructie verplaatst naar de tweede ingreep. Twee maanden postoperatief is het conductieve gehoorverlies 50 dB.

Bij de geplande tweede ingreep, een jaar later, wordt nog een cholesteatoompareltje in zijn geheel uit de ovale vensternis verwijderd. Een tympanoplastiek volgt: een gehoorbeenketenreconstructie wordt verricht met behulp van een titaniumprothese tussen de voetplaat en het met autoloog kraakbeen verstevigde trommelvlies.

Twee maanden postoperatief is het gehoor duidelijk verbeterd (er resteert nog een geleidingsgehoorverlies van zo'n 15 dB. Het oor is droog.

Een controleafspraak voor een jaar later wordt gemaakt.

5 Mijn zoontje luistert niet goed meer

I. Dhooge

Een moeder bezoekt de polikliniek Keel-, neus- en oorheelkunde met haar 4-jarige zoontje Pieter, omdat ze de indruk heeft dat hij minder goed hoort. Zij moet regelmatig herhalen wat gezegd is, en de jongen zet de televisie ook erg luid. Een tweetal maanden terug consulteerde zij hiervoor reeds de huisarts. Aangezien de klachten blijven voortduren, verwijst de huisarts Pieter door voor verder onderzoek.

➥ *Waar kan een verminderd gehoor bij een kind op wijzen?*

Een verminderd gehoor bij een kind is meestal een symptoom van otitis media met effusie (OME). Otitis media met effusie is een ontsteking van het middenoorslijmvlies met vochtophoping in het middenoor, zonder symptomen van een acute infectie en met de aanwezigheid van een vochtcollectie in de middenoorholte.

Differentiaaldiagnose van verminderd gehoor bij een zich verder normaal ontwikkelend kind

- Cerumenprop
- Otitis media met effusie
- Otitis media acuta (OMA)
- Otitis externa
- Binnenoor- c.q. retrocochleaire pathologie

Anamnese

➥ *Welke vragen zijn van belang om meer duidelijkheid te krijgen over de oorzaak?*

Anamnese bij een kind met een verminderd gehoor

- Hoe lang bestaan de klachten?
- Nemen de klachten toe?
- Zijn er periodes geweest van oorpijn of loopoor?
- Is er koorts?
- Is het kind vaak verkouden, snurkt het, is sprake van mondademhaling?
- Hoe is de neusdoorgankelijkheid?
- Zijn er aanwijzingen voor allergie?
- Hoe is de spraak- en taalontwikkeling?

De klachten zijn drie maanden aanwezig. Ze zijn ontstaan na een bovensteluchtweginfectie bij de aanvang van de winter. Ondanks het feit dat er momenteel geen bovensteluchtweginfectie meer aanwezig is, blijft de indruk bestaan dat het gehoor verminderd is. Verder is Pieter goed gezond. Er zijn geen klachten van oorpijn of loopoor. Er is geen allergie bekend. De spraak- en taalontwikkeling verloopt normaal. Pieter heeft in het verleden eerder een periode van verminderd gehoor gehad, die toen spontaan in orde is gekomen.

➥ *Is er gezien deze informatie een verhoogde kans op OME?*

Een verminderd gehoor is het meest prominente symptoom van een OME. Ook onhandig gedrag en evenwichtsstoornissen worden soms beschreven. OME kenmerkt zich ook door spontaan herstel en frequente recidieven. De afwezigheid van koorts, periodes van oorpijn of loopoor vormt het belangrijkste onderscheid met OMA. Echter, de diagnose OME berust niet alleen op de klinische symptomen.

Onderzoek

➥ *Wat moet verder worden onderzocht om de diagnose van OME met zekerheid te kunnen stellen?*

Het klinische keel-, neus- en ooronderzoek, in het bijzonder otoscopie en evaluatie van het adenoïd, en objectieve metingen (zoals tympanometrie en audiometrie) zijn noodzakelijk om OME te kunnen diagnosticeren, de oorzaak en ernst van het gehoorverlies vast te stellen en de aanpak te bepalen.

Otoscopie

Het trommelvlies is opaak, gelig of amberkleurig. Sporadisch kan het trommelvlies blauwachtig verkleurd zijn. Soms is een vochtspiegel aanwezig of zijn luchtbellen zichtbaar door een transparant trommelvlies. Het trommelvlies is meestal ingetrokken, maar kan ook uitpuilend zijn *(platen 5.1 en 5.2)*.

Tympanometrie

Bij OME vindt men gewoonlijk een type-C-curve (verplaatsing van de piek naar links door onderdruk in het middenoor) of type-B-curve (vlak tympanogram, wat duidt op een met vocht gevuld middenoor).

Audiometrie

Audiometrie is van belang om de ernst van het gehoorverlies vast te stellen. Met dient zich wel te realiseren dat audiometrie bij kinderen jonger dan 5 jaar niet altijd betrouwbaar is.

Andere aanvullende onderzoeken

Andere aanvullende onderzoeken zijn alleen bij uitzondering nodig:
- Paracentese: als het trommelvliesbeeld slecht te beoordelen is en ook op basis van het tympanogram twijfel bestaat over de diagnose, kan paracentese worden verricht om de aan- of afwezigheid van vocht in het middenoor vast te stellen. Het vocht kan microbiologisch worden onderzocht.
- Conventionele radiografie van de nasofarynx, immunologische evaluatie en allergietests.
- CT-scan en/of MRI: als er verdenking is op andere middenoor- of binnenoorafwijkingen.

> Het onderscheid tussen OMA en OME is essentieel.

➥ *Welke zijn predisponerende factoren voor het ontwikkelen van OME?*

Tabel 5.1 *Predisponerende factoren voor het ontwikkelen van OME.*

intrinsieke factoren	extrinsieke factoren
craniofaciale afwijkingen	bovensteluchtweg-infectie
schisis, downsyndroom	rokende ouders
immunologische stoornissen	seizoen (herfst, winter)
ciliaire stoornissen	aard van kinderopvang (crècheverblijf)
erfelijkheid	luchtverontreiniging
ras	

Diagnose

Otoscopie toont beiderzijds een mat en ingetrokken trommelvlies.
Evaluatie van de neus en nasofarynx met flexibele endoscopie toont een goed doorgankelijke neusholte beiderzijds. In de nasofarynx wordt een fors adenoïd gezien. Bij inspectie van de mond- en keelholte worden behalve wat vergrote tonsillen geen afwijkingen gezien.
Er is bij tympanometrie beiderzijds een type-B-curve aanwezig.
Audiometrie toont de aanwezigheid van een bilateraal geleidingsverlies van gemiddeld 30 dB. Op basis van de karakteristieke anamnese, de bevindingen bij het kno-onderzoek en tympanometrie en audiometrie, wordt de diagnose bilaterale otitis media met effusie gesteld.

Beleid

➡ *Moet OME behandeld worden?*

Otitis media met effusie herstelt vaak spontaan. Als de OME slechts kort bestaat, wordt afgewacht. Bestaat de OME langer dan drie maanden, dan is behandeling aangewezen. Het succes van behandeling moet afgewogen worden tegen de kans op spontane genezing. Meerdere factoren spelen hierbij een rol, waaronder de duur van de effusie, een- of tweezijdig voorkomen, en het voorkomen en de ernst van geassocieerde symptomen (ernst van het gehoorverlies, achterstand in taal- en spraakontwikkeling, concentratie- en gedragsstoornissen). Indien predisponerende factoren aanwezig zijn, is de kans op spontane genezing kleiner. Wanneer de trommelvliezen belangrijke afwijkingen (intrekking, atelectase) vertonen, kan dit een argument zijn om (eerder) in te grijpen. Ook de opinie van de ouders speelt mee in de beslissing tot behandelen.

➡ *Wat is de aanpak van OME?*

1 Afwachtende houding
2 Chirurgie: plaatsing van trommelvliesbuisjes (transtympanale beluchtingsbuisjes), al of niet in combinatie met adenotomie
3 Medicamenteuze therapie in de vorm van anti-microbiële of anti-inflammatoire middelen, mucolytica, antihistaminica of decongestiva heeft in de behandeling van OME bij kinderen geen waarde. Ook auto-inflatie komt niet in aanmerking.

➡ *Welke behandelmodaliteiten komen in aanmerking voor deze patiënt?*

Vanwege de bilateraliteit van de OME, de duur ervan en de graad van gehoorverlies, en het vergrote adenoïd wordt chirurgische behandeling in de zin van adenotomie met het plaatsen van trommelvliesbuisjes voorgesteld. De ouders stemmen hiermee in.

➡ *Wat is de opvolging?*

Wanneer men beslist tot een afwachtende houding, is een goede opvolging van het patiëntje aangewezen. De kans op spontane verbetering neemt sterk af na drie tot zes maanden. Wanneer men geen verbetering ziet, dringt zich een meer actieve behandeling op.

Na het plaatsen van trommelvliesbuisjes is controle van het gehoor aan te raden. Het kind dient verder te worden gevolgd tot de buisjes zijn uitgestoten en het trommelvlies opnieuw is gesloten. Buisjes blijven gemiddeld elf maanden in situ en worden dan uitgestoten. Vaak vormen baden, douches en zwemmen geen probleem. Als na haarwassen, douchen, baden of zwemmen telkens oorpijn of looporen optreden, zijn op maat gemaakte oordopjes aangewezen.
Na het uitstoten van de trommelvliesbuisjes is verdere opvolging noodzakelijk, aangezien de recidiefkans van OME groot is.

➡ *Wat zijn de mogelijke complicaties van middenoordrains?*

– Loopoor, obstructie van de drain, granulatieweefsel rond de drain, implantatiecholesteatoom.
– Blijvende trommelvliesperforatie na uitstoting (1% bij gewone drains).
– Tympanosclerose, focale atrofie of beperkte retractie van het trommelvlies na uitstoting.

6 Een tweede hoortoestel helpt mij onvoldoende. Is er een andere oplossing?

C.W.R.J. Cremers

Een 45-jarige vrouw, verpleegkundige van beroep en werkzaam op een intensivecareafdeling, bezoekt een universiteitspolikliniek voor kno. Sedert haar 30e levensjaar heeft zij hinder van een gehoorverlies aan de rechterzijde. Zij weet te melden dat het om een middenoorverlies gaat. De afgelopen vijftien jaar is het gehoorverlies rechts geleidelijk toegenomen. Dit leidde ertoe dat zij in haar werksituatie niet altijd alles goed verstond, vooral als er meer personen tegelijk spraken. Zij bezocht destijds na overleg met haar huisarts de kno-arts in haar eigen ziekenhuis. Met toonaudiometrie werd bevestigd dat het om een eenzijdig gehoorverlies rechts ging doordat lucht en beengeleidingsdrempels gemeten werden. Met de weberproef (500 Hz) en vervolgens later lateralisatietests met de beengeleiders van de audiometer (500-8000 Hz) werd een lateralisatie vastgesteld naar het aangedane oor. Aan patiënte werd toen uitgelegd dat op grond van deze bevindingen het om een middenoorverlies moest gaan. Op voorstel van haar kno-arts is zij een hoortoestel op het rechter oor gaan dragen. Nu is er in de laatste jaren ook een gehoorverlies aan de linkerzijde ontstaan. Een recent op het linker oor aangepast hoortoestel bevalt niet echt en dit toestel draagt zij alleen af en toe. Zij krijgt steeds meer hinder van haar gehoorverlies, nu ook het gehoor links zwakker is geworden.

Zij merkt dit in haar werk, maar nog meer privé, nu zij sinds enige tijd samenwoont. Patiënte vraagt aan haar kno-arts een verwijzing naar een universitaire kno-afdeling om te mogen vernemen of er nog andere mogelijkheden zijn om haar gehoor te revalideren. Zij krijgt de gevraagde verwijsbrief met fotokopieën van de eerdere gehoortests.

➥ *Wat kunnen achterliggende oorzaken van geleidingsslechthorendheid zijn?*

Differentiaaldiagnose van geleidingsslechthorendheid

- Otitis media met effusie (OME)
- Chronische oorontsteking
- Resttoestanden van een otitis media acuta of chronica:
  - trommelvliesperforatie
  - gehoorbeenketenonderbreking
  - verstijving gehoorbeenketen
- Resttoestand na eerdere sanerende en/of reconstructieve oorchirurgie
- Otosclerose
- Schedelbasisfractuur c.q. -trauma
- Verworven of aangeboren gehoorgangatresie
- Aangeboren anomalie van de gehoorbeenketen

Anamnese

➧ *Welke vragen zijn van belang om de achterliggende oorzaak van de klachten van deze patiënte op te sporen?*

Anamnese van nog onverklaarde geleidingsslechthorendheid

- Is nu of vroeger sprake geweest van een oorontsteking met afvloed uit het oor?
- Is er eerder aan een of beide oren geopereerd?
- Ontstaat er een ontsteking van het oor na contact met water (zwemmen)?
- Is er sprake van oorpijn, duizeligheid of oorsuizen?
- Heeft in het verleden een fors trauma van het hoofd plaatsgehad?
- Is het gehoorverlies plotseling ontstaan of geleidelijk?
- Wordt nog in gesprekken in een stille omgeving en/of in een rumoerige omgeving verstaan wat verstaan zou moeten kunnen worden?
- Wordt er een hoortoestel gedragen en zo ja, met welk succes?

De patiënte heeft geen duizeligheidklachten en er is geen oorsuizen. Ondanks het luchtgeleidingshoortoestel rechts draait zij tijdens het gesprek haar linker oor naar de spreker, omdat zij dan het beste kan verstaan. Een recent op het linker oor aangepast hoortoestel bevalt niet echt en dit toestel draagt zij alleen af en toe.

Onderzoek

➧ *Waar moet op gelet worden bij kno-onderzoek?*

Bij algemeen kno-onderzoek wordt in het bijzonder op het oor gelet.
- Zijn er littekens endauraal of achter de oorschelp, die duiden op een eerdere oooperatie?
- Zijn er (lichte) vormafwijkingen van de oorschelp of is er een preauriculair aanhangsel of een preauriculaire sinus, wat kan duiden op een aangeboren aandoening? Bij otoscopie beoordelen of het trommelvlies aanwezig is en of het intact is.
- Is het trommelvlies voldoende doorschijnend, zodat luchthoudendheid van het middenoor verondersteld mag worden?
- Is de lichtreflex in het vooronderkwadrant aanwezig, wat wijst op een normale stand en positie van het trommelvlies? Zijn er wittige verkleuringen in het trommelvlies (myringosclerose of tympanosclerose)? Zijn er toch al of niet te overziene intrekkingen van het trommelvlies, mogelijk boven de hamerhals in het epitympanum, eventueel opgevuld met een korstje of wittige velletjes (cholesteatoom)?

Bij de patiënte is er beiderzijds een fraai intact trommelvlies met een normaal luchthoudend aspect van het middenoor. Er zijn geen tekenen of littekens van verdere middenooroperaties. Er zijn geen vormafwijkingen van de oorschelp of in de omgeving daarvan.

➧ *Waaruit bestaat aanvullend onderzoek?*

Aanvullend gehooronderzoek bestaat uit een lucht- en beengeleidingsaudiogram.
Lateralisatietests met beengeleider of stemvork geven op eigen wijze aan aan welke zijde voor welke frequentie de beengeleiding het beste functioneert. Aangezien bij deze patiënte de trommelvliezen intact zijn met een luchthoudend aspect van het middenoor, kan met impedantiemetrie en stapediusreflexmetingen nader onderzoek plaatsvinden. Impedantiemetrie verschaft informatie over de beweeglijkheid van de gehoorbeenketen. Met de stapediusreflexmeting kan indirect informatie verkregen worden over de beweeglijkheid van de stijgbeugel.

Bij deze patiënte wordt rechts een geleidingsverlies van 50 dB en links een geleidingsverlies van 30 dB gevonden (figuur 6.1). De beengeleidingsdrempels zijn beiderzijds vrijwel normaal. Voor 2000 Hz wordt een kleine perceptieve dip gemeten. De stemvorkproeven lateraliseren conform de verwachting naar het rechter oor met het grootste geleidingsverlies.

Diagnose

Een geleidelijk toenemend enkelzijdig, eventueel later dubbelzijdig geleidingsverlies met al of niet enig binnenoorverlies bij een blanco voorgeschiedenis en normale otoscopische bevindingen berust vrijwel altijd op otosclerose. Otosclerose is een botziekte van het rotsbeen. De kraakbenige ring van de stijgbeugel in het ovale venster kan met een otosclerotische haard doorgroeid raken en zo ook de voetplaat, waardoor de stijgbeugel beweeglijkheid verliest. De mate waarin fixatie optreedt, bepaalt de grootte van het geleidingsverlies. Op eenzelfde wijze kunnen veranderingen in het bot van het binnenoor optreden nabij de zintuiglijke binnenoorstructuren, wat kan leiden tot een belangrijke bijdrage in het totale gehoorverlies vanuit het binnenoor.

Het is niet ongewoon dat ook een familielid met otosclerose bekend is. Klinisch genetisch onderzoek met genkoppelingsonderzoeken heeft al aangetoond dat onder de benaming otosclerose een heterogene complexe genetische etiologie schuilgaat.

Beleid

Bij revalidatie van een gehoorverlies bij otosclerose wordt eerst de optie van een hoortoestelaanpassing overwogen. Wanneer dit om audiologische of subjectieve redenen niet haalbaar is, kan aan een operatieve stijgbeugelvervangende operatie gedacht worden.

Deze doorgaans zeer succesvolle operatie heeft als risico dat tijdens een op de honderd operaties een belangrijke schade aan binnenoor en/of evenwichtszintuig wordt toegebracht. Daarom is er een voorkeur om deze ingreep in handen te geven van een daarin ervaren operateur.

Bij deze patiënte is een stijgbeugelvervangende operatie succesvol uitgevoerd op haar rechter oor, haar zwakste oor. Het middenoorverlies aan de rechterzijde is verdwenen (figuur 6.2). Gezien de enorme vooruitgang

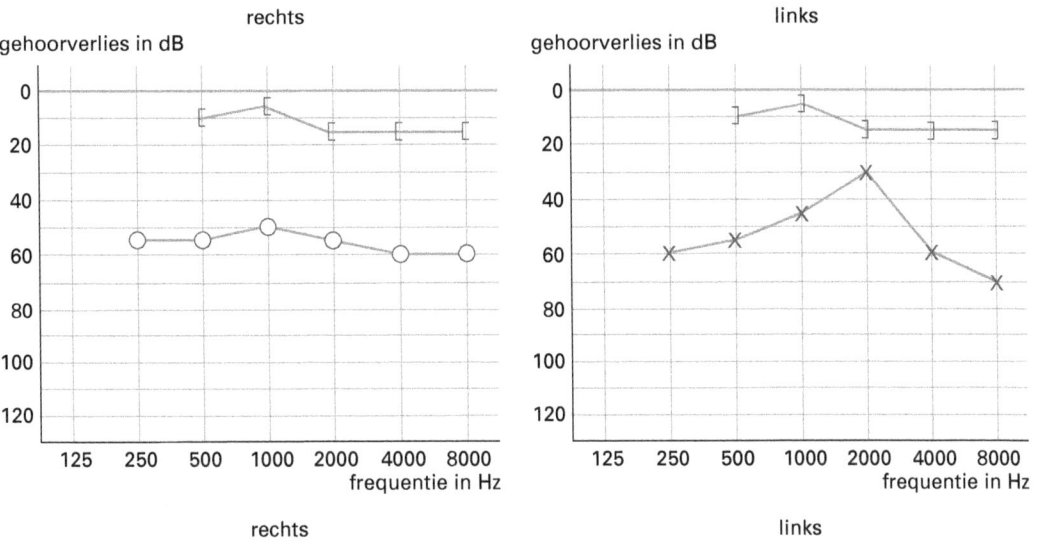

Figuur 6.1 *Toonaudiogram toont beiderzijds een belangrijk geleidingsverlies.*

van patiënte vraagt zij of eenzelfde operatie ook voor haar linker oor mogelijk zou zijn. Ruim een jaar na de operatie op het rechter oor is eenzelfde operatie op het linker oor succesvol uitgevoerd. Ook aan deze zijde is het middenoorverlies volledig verdwenen. Zij hoort nu beiderzijds redelijk goed en beter dan voorheen met de eerste hoortoestelaanpassing beiderzijds. In haar privésituatie is de communicatie ook veel gemakkelijker geworden, waarmee zij gelukkig is.

Operatie

Bij deze patiënte is de stijgbeugelvervangende operatie verricht onder lokale anesthesie met enige sedatie, zodat algemene anesthesie vermeden kon worden. Er wordt gewerkt via een speculum dat in de gehoorgang is geplaatst. Een microscoop vergroot en belicht het operatieveld. Via een kleine snede mediaal in de huid van de gehoorgang kan de achterste helft van het trommelvlies opgeklapt worden. In het achterbovenkwadrant van het middenoor ligt het incus-stapesgewricht. De nis van het ovale venster is doorgaans nog wat verscholen achter de achterbovenzijde van de benige uitwendige gehoorgang. Hier loopt ook de chorda tympani, een kleine tak van de nervus facialis, die voor de smaakverzorging van de unilaterale zijde van de tong zorgt (zoet, zuur, zout, bitter). Overrekking of doorsnijden van dit zenuwtakje wordt maximaal vermeden. De benige achterwand wordt aan de achterbovenzijde wat verwijd (2 mm), opdat de ovale vensternis met de stijgbeugel goed zichtbaar is. Eerst wordt vastgesteld dat de gehoorbeenketen (hamer – aambeeld – stijgbeugel) intact is en vervolgens wordt door de stijgbeugel zacht aan te raken vastgesteld dat de stijgbeugel (voetplaat) gefixeerd is. Het oogmerk is om de stijgbeugelcrurae weg te nemen en een stijgbeugelvervangende prothese te plaatsen, waarvan het oogje fixeert om het lange been van het aambeeld en waarvan het uiteinde tot in het vestibulum reikt, doordat daartoe een kleine opening in de voetplaat is gemaakt. Hoe nuttig het ook is om dit te bereiken, hoofdzaak blijft dit zo uit te voeren dat er geen beschadiging van het binnenoor (gehoor en evenwicht) ontstaat. Onderdeel daarvan is dat de opening die in de voetplaat wordt aangebracht, nauwelijks groter is dan de doorsnede van de stijgbeugelvervangende piston. Het trommelvlies wordt ter afsluiting teruggevlijd in de oorspronkelijke positie. Ter versteviging wordt enige gelei (gelfoam) over de incisie gelegd.

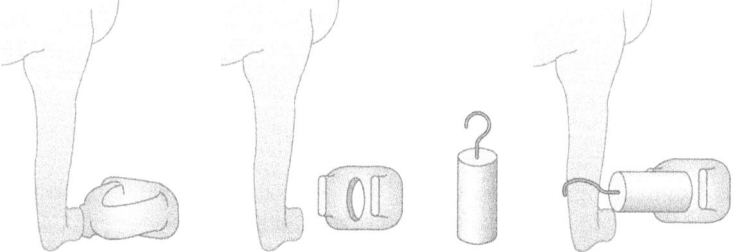

Figuur 6.2 *De vervanging van de stijgbeugel tijdens een stapedotomie.*

7 Ik hoor rechts plotseling niets meer

R.J. Stokroos

Een 42-jarige man raadpleegt zijn huisarts omdat hij sinds een dag niets meer hoort met zijn rechter oor. Hij is ermee opgestaan, en dacht toen nog: misschien moet de huisarts even mijn oor uitspuiten, want er zal weer een prop oorsmeer inzitten. Gelukkig kon hij nog diezelfde ochtend terecht. Het meest hinderlijke zijn nog de bijgeluiden in het dove oor: een bromtoon, afgewisseld met een hoge fluittoon. Er is ook een druk aanwezig in dat oor. Als hij naar de huisarts gaat, merkt hij dat hij wat onevenwichtig is bij het lopen, alsof hij te veel heeft gedronken. Dat is beslist niet zo, want hij leeft heel gezond.

Anamnese

➤ *Welke vragen zijn van belang om meer duidelijkheid over de oorzaak te krijgen en welke onderzoeken voert men eerst uit?*

Anamnese bij plotseling gehoorverlies

- Zijn er eerder oorproblemen geweest?
- Is patiënt bekend met oorontstekingen of ooroperaties?
- Zijn er in de familie mensen met oor- of gehoorproblemen?
- Hoe is het gehoorverlies ontstaan? Waren er bijvoorbeeld omstandigheden als duiken, vliegen, hard snuiten?
- Heeft de patiënt andere aandoeningen onder de leden? Is patiënt onlangs verkouden geweest of heeft hij een herpesinfectie van de lip gehad?
- Is patiënt ooit door een teek gebeten?
- Zijn er andere oorklachten, zoals hyperacusis of oorsuizen?
- Zijn er evenwichtsklachten?

Bij patiënten die reeds bekend zijn met middenoorpathologie, bijvoorbeeld een chronische otitis media of otosclerose, is er in het algemeen sprake van een conductief gehoorverlies, maar ook plotselinge perceptieve verliezen kunnen optreden, bijvoorbeeld in het kader van een labyrintitis of een perilymfefistel waardoor het gehoorverlies is ontstaan.

Plotseling gehoorverlies kon ontstaan door bijvoorbeeld duiken, vliegen of hard snuiten met als gevolg een barotrauma. Dit is een lek van het binnenoor, meestal rond een van de vensters, wat leidt tot een perceptief gehoorverlies.

Verder kan het binnenoor bij een scala aan systeemziekten betrokken zijn. Relevant zijn bijvoorbeeld immunologische aandoeningen, vasculitiden, hematologische aandoeningen en maligniteiten. Denk eraan dat een systeemziekte soms als eerste tot uiting komt in het binnenoor. Veel patiënten zijn de week voorafgaande aan het plotselinge gehoorverlies wat grieperig of verkouden geweest. Ongeveer een derde van hen heeft in het verleden last gehad van een labiale herpesinfectie. Ook is het nuttig te vragen of betrokkene misschien gebeten is door een teek. Een tekenbeet herinnert de patiënt zich echter niet altijd.

Als eerste onderzoek dient een otoscopie uitgevoerd te worden.

Vervolgens is het essentieel om de proeven van Rinne en Weber te verrichten.

De otologische voorgeschiedenis van deze patiënt is blanco. Ook zijn er geen specifieke omstandigheden waaronder het gehoorverlies ontstond; hij werd wakker met een doof rechter oor. Hij is niet onlangs verkouden geweest. De otoscopie toont rechts een normale gehoorgang. Ook het trommelvlies ziet er normaal uit. De proef van Rinne wordt rechts niet gehoord en is links normaal De proef van Weber lateraliseert naar het nog goed horende oor, wat erop duidt dat er sprake is van een perceptief gehoorverlies. De huisarts verwijst de patiënt terstond naar de kno-arts.

➡ *Welke aanvullend onderzoek kan in de spreekkamer van de kno-arts gebeuren?*

Inspectie van keel, neus en oren, gebruikmakend van microscoop en endoscoop

Dit onderzoek wordt normaliter altijd uitgevoerd.

Gemaskeerd toondrempelaudiogram

Plotseling perceptief gehoorverlies wordt gedefinieerd als een perceptief gehoorverlies dat binnen 24 uur ontstaat. Een gemaskeerd toondrempelaudiogram is dus essentieel om tot een diagnose te komen. Let erop dat gehooronderzoek bij een unilateraal perceptief gehoorverlies moeilijk uitvoerbaar kan zijn wegens overhoren: aan het dove oor wordt een gehoordrempel gemeten die in het goede oor wordt gehoord. Voor een betrouwbare meting dient het goede oor met maskeerruis te worden afgeschermd. De ernst van het plotseling gehoorverlies varieert van een beperkt gehoorverlies over een beperkt frequentiebereik tot een volledige perceptiedoofheid.

Spraakaudiogram

Het spraakaudiogram geeft de mate van discriminatieverlies aan het aangedane oor weer. Een discongruentie tussen toon- en spraakaudiometrie, dat wil zeggen dat de spraakdiscriminatie slechter is dan op grond van de toonaudiometrie zou kunnen worden verwacht, duidt op retrocochleaire pathologie.

Evenwichtsonderzoek

In 30-40% van de gevallen valt naast het gehoor ook het evenwichtsorgaan (gedeeltelijk) uit en bestaan er naast klachten van gehoorverlies, tinnitus en een drukgevoel op het oor tevens draaiduizeligheidklachten. Evenwichtsonderzoek door middel van calorische prikkeling geeft een indruk van de mate van labyrintair functieverlies.

Bij de patiënt is het klinisch-specialistische kno-onderzoek normaal. In het bijzonder worden geen herpesblaasjes in de gehoorgang gevonden. Er wordt een perceptief gehoorverlies gemeten met een gemiddeld gehoorverlies van 80 dB, en een maximale spraakdiscriminatie van 20% bij 110 dB. Het evenwichtsonderzoek vertoont een pathologische labyrintasymmetrie van 35% ten nadele van het rechter oor.

Differentiaaldiagnose

➡ *Welke differentiaaldiagnostische overwegingen bestaan bij plotsdoofheid?*

Differentiaaldiagnose van plotseling perceptief gehoorverlies

- Infectieuze processen
- Neoplasmata
- Doorbloedingsstoornissen
- Systeemziekten
- Neurologische aandoeningen
- Primaire endolymfatische hydrops
- Externe oorzaken

Infectieuze processen

Infecties met virussen uit de herpesfamilie, zoals herpessimplexvirus, herpesvaricellazostervirus, cytomegalovirus en epstein-barrvirus, maar ook het mazelenvirus, de influenza- en rubellavirussen en de hepatitisvirussen hebben bewezen te kunnen leiden tot een plotseling perceptief gehoorverlies.

In toenemende frequentie komen infecties met *Borrelia burgdorferi* (ziekte van Lyme) voor, waarbij het gehoorverlies nogal eens plotseling en bilateraal is. Infecties met *Treponema pallidum* (lues) zijn daarentegen zeldzamer.

Neoplasmata

Neoplasmata van het rotsbeen, de inwendige gehoorgang of de achterste schedelgroeve zijn in 1 à 2% van de gevallen verantwoordelijk voor het plotseling gehoorverlies. Met name het vestibulair schwannoom presenteert zich regelmatig als plotseling gehoorverlies, vandaar de vroeger gebruikte benaming acusticusneurinoom. Ook andere neoplasmata, zoals primaire hersentumoren, metastasen, en het plasmocytoom kunnen zich als plotseling gehoorverlies manifesteren.

Doorbloedingsstoornissen

Doorbloedingsstoornissen van het binnenoor kunnen optreden ten gevolge van micro-embolieën, trombose, hyperviscositeit, stollingsstoornissen of bloedingen. Plotseling perceptief gehoorverlies wordt gezien na hartoperaties en andere operatieve ingrepen, waarbij micro-embolieën worden verondersteld verantwoordelijk te zijn voor het gehoorverlies.

Ook hypercoagulabiliteit, zoals gevonden wordt bij onder andere macroglobulinemie van Waldenström en leukemie, kan leiden tot plotseling perceptief gehoorverlies. Vasculitiden, zoals de ziekte van Buerger, polyarteriitis nodosa, de wegenergranulomatose en arteriitis temporalis kunnen leiden tot plotseling perceptief gehoorverlies.

Systeemziekten

Systeemziekten die zich kunnen presenteren met plotseling perceptief gehoorverlies zijn onder andere lupus erythematodes, sarcoïdose, diabetes mellitus, colitis ulcerosa en cogansyndroom.

Neurologische aandoeningen

Neurologische aandoeningen die zich presenteren als plotselinge doofheid zijn meningitis, multipele sclerose (MS), ischemie van de pons, vertebrobasilaire insufficiëntie en carcinomateuze encefalopathie.

Primaire endolymfatische hydrops

De primaire cochleaire hydrops labyrinthii is soms een eerste uitingsvorm van de ziekte van Menière, waarbij de aandoening zich aanvankelijk lijkt te beperken tot de cochlea. Als de hydrops zich later ook naar het evenwichtsorgaan uitbreidt, is er sprake van de ziekte van Menière.

Externe oorzaken

Als externe oorzaak van het plotselinge perceptieve gehoorverlies dienen ototoxische medicatie en trauma, door direct geweld of door een barotrauma dan wel door lawaaibeschadiging, te worden uitgesloten. Ten slotte dient een niet-organische oorzaak van het gehoorverlies te worden uitgesloten.

Aanvullend onderzoek

➥ *Welk aanvullend onderzoek is nog nodig om de differentiaaldiagnose uit te werken?*

De meeste vermelde oorzaken van plotseling gehoorverlies kunnen worden uitgesloten door een zorgvuldig uitgevoerd klinisch onderzoek. Dit onderzoek is meestal protocollair bepaald. Dit protocol omvat een zorgvuldige anamnese, kno-onderzoek, stemvorkproeven, audiometrie en beeldvormend onderzoek (MRI) van het binnenoor en de inwendige gehoorgang. Tevens wordt laboratoriumonderzoek verricht waarbij behalve bloedbeeld en bezinking met name het serologisch onderzoek naar infecties met *Treponema pallidum* en *Borrelia burgdorferi* van belang is. Indien de algemene ziektegeschiedenis daartoe aanleiding geeft, kan nader worden gezocht naar specifieke aandoeningen. Uitvoerige evaluatie leidt bij ongeveer 10-20% van de patiënten tot het diagnosticeren van een onderliggend ziektebeeld. In de overige gevallen spreekt men van idiopathisch plotseling perceptief gehoorverlies.

Het onderzoek wijst uit dat bij onze patiënt eerdergenoemde oorzaken van plotseling perceptief gehoorverlies zijn uitgesloten. We moeten hier dus spreken van idiopathisch plotseling perceptief gehoorverlies.

→ *Als er niets gevonden wordt, wat kan dan het gehoorverlies verklaren?*

Bij patiënten met idiopathisch plotseling gehoorverlies is de oorzaak van het gehoorverlies onbekend. Voor deze groep patiënten wordt een drietal oorzaken verondersteld: een subklinische virale infectie, een cochleaire doorbloedingsstoornis of een intracochleaire membraanruptuur. Geen van deze hypothesen kan het klinische beloop van idiopathisch plotseling perceptief gehoorverlies volledig verklaren.

Aan een subklinische virale infectie als oorzaak van idiopathisch plotseling perceptief gehoorverlies wordt gedacht omdat het klinische beloop en met name het partiële spontane herstel lijken op het beloop van een virale labyrintitis met een bekend virus. Ook wordt vaak de analogie met de bellverlamming getrokken. (Herhaald) virusserologisch onderzoek toont echter niet altijd seroconversie aan voor een van de veronderstelde verwekkers. Histopathologisch onderzoek van het binnenoor van patiënten die in de loop van hun leven een idiopathisch plotseling perceptief gehoorverlies hebben doorgemaakt, lijkt echter sterk op de beschadiging zoals die wordt gevonden bij een virale labyrintitis.

Aan een doorbloedingsstoornis als oorzaak voor idiopathisch plotseling perceptief gehoorverlies wordt vaak gedacht vanwege het plotselinge begin, dat vergelijkbaar is met andere cerebrovasculaire incidenten. De arteria cochlearis is een eindarterie en occlusie leidt tot plotseling, totaal en irreversibel gehoorverlies. Obstructie komt zeer zelden voor, meestal ten gevolge van een infarct in de arteria cerebelli inferior anterior (AICA). Hierbij treden altijd andere neurologische verschijnselen op. Toch hebben verscheidene onderzoekers een verminderde bloeddoorstroming van de cochlea vastgesteld. Verondersteld is dat deze het gevolg is van een viraal ontstekingsproces en dat zodoende een combinatie met de virale hypothese het idiopathisch plotseling perceptief gehoorverlies verklaart.

Membraanrupturen en perilymfefistels worden als derde verklaring genoemd voor idiopathisch plotseling perceptief gehoorverlies. Deze treden meestal op als gevolg van externe drukfluctuaties, zoals duiken en vliegen. Verondersteld wordt dat een tweede membraanruptuur in het membraan van Reissner naast de perilymfefistel in de ovale of ronde vensternis leidt tot vermenging van peri- en endolymfe, en tot een gehoorverlies rond deze ruptuur. Als deze ruptuur sluit, zou het gehoor weer kunnen verbeteren. Ook spontane perilymfefistels zijn gerapporteerd, maar komen zelden voor. Middenoorexploratie bij idiopathisch plotseling perceptief gehoorverlies wordt dan ook zelden verricht.

→ *Hoe vaak komt idiopathisch plotseling perceptief gehoorverlies voor?*

In Nederland wordt jaarlijks circa een op de 10.000 personen per jaar plotsdoof. Er is geen voorkeur voor leeftijd of geslacht. Het gehoorverlies is meestal unilateraal. Bilateraal plotseling perceptief gehoorverlies komt ook voor, maar is dan in het algemeen onderdeel van een systeemziekte; ook dient hierbij een pseudohypoacusis te worden uitgesloten.

> *Hoe is de prognose van idiopathisch plotseling perceptief gehoorverlies? Beïnvloedt behandeling deze prognose?*

In de helft tot twee derde van de gevallen herstelt het gehoor spontaan, afhankelijk van de gebruikte definitie van gehoorherstel. Doorgaans leidt dit herstel in een minderheid van de gevallen tot een bruikbaar gehoor, zeker bij patiënten met een gehoorverlies van meer dan 80 dB (PTA). Behandeling van plotseling perceptief gehoorverlies is in eerste instantie gericht op de onderliggende oorzaak. Is er sprake van idiopathisch perceptief gehoorverlies, dan wordt veelal behandeld met corticosteroïden, bijvoorbeeld prednisolon 1 mg/kg/dag, gedurende 7 dagen. Het aantal patiënten dat herstelt, en de mate waarin het gehoor herstelt, is daarmee hoger dan het spontane herstelpercentage, zeker bij patiënten met een matig ernstig gehoorverlies tussen 30 tot circa 80 dB (PTA). Wel geldt: hoe eerder behandeld, hoe beter de prognose. Vandaar dat vaak indien mogelijk binnen tien dagen na het ontstaan van het gehoorverlies met de behandeling wordt gestart, ook als de diagnostiek nog niet volledig is afgerond.

Naast corticosteroïden zijn veel andere behandelmodaliteiten uitgeprobeerd bij idiopathisch plotseling perceptief gehoorverlies, zoals vasodilaterende infuustherapie en hyperbarezuurstoftoediening. Voor enkele andere behandelmodaliteiten is nog onvoldoende wetenschappelijk bewijs voorhanden. Goede evaluatie van deze behandelmodaliteiten is moeilijk omdat de relatief lage incidentie van de aandoening geen grote klinische trials toestaat en het spontane herstelpercentage relatief hoog ligt.

Na ongeveer drie maanden is qua gehoorherstel meestal een eindsituatie bereikt en kan worden bezien in hoeverre gehoorrevalidatie, bijvoorbeeld door aanpassing van een hoortoestel, kan plaatsvinden.

8 Het begon met telefoneren

K. Graamans

Een 40-jarige vrouw, die altijd gewend was bij het telefoneren de hoorn voor het linker oor te houden, heeft ongeveer een jaar geleden ontdekt dat zij wat minder ging horen aan dat oor. Daarom is zij er geleidelijk toe overgegaan de hoorn voor het rechter oor te houden. Eigenlijk vindt zij het ook wel prettig om aan één oor wat minder te horen. Wanneer zij 's nachts op haar rechterzij ligt, kan zij ook niet meer het gesnurk van haar partner waarnemen, iets waaraan zij zich altijd buitengewoon heeft geërgerd. Geleidelijk aan wordt ook het verstaan van spraak in een lawaaiige omgeving wat moeilijker. Sinds drie maanden is er echter iets bij gekomen dat voor haar wat minder prettig is. Er is een ruisend geluid in het linker oor ontstaan, vrijwel constant aanwezig. Het karakter van dit ruisende geluid verschilt soms enigszins en het lijkt alsof dit geluid hinderlijker wordt in stilte, bijvoorbeeld 's avonds thuis. Dit oorsuizen in het linker oor is ontstaan in aansluiting op een 'griepje'.

➥ *Welke verdere anamnestische gegevens zijn hier vooral van belang?*

Van belang is geïnformeerd te zijn over de aan- of afwezigheid van klachten van het evenwicht. Immers, er bestaat een nauwe relatie tussen het binnenoor en het evenwichtsorgaan en vaak is pathologie gecombineerd in beide systemen aanwezig. Van belang is ook de otologische voorgeschiedenis en het vóórkomen van een trauma capitis.

Bij patiënte zijn er geen klachten van duizeligheid of een verstoord evenwicht. De otologische voorgeschiedenis vermeldt dat zij als kind eenmaal trommelvliesbuisjes heeft gehad. De anamnese vermeldt geen trauma capitis.

Onderzoek

Bij otoscopie wordt beiderzijds een normaal trommelvlies waargenomen. In de keel is te zien dat de amandelen in het verleden zijn verwijderd. Verder is er bij het routine keel-neus-oorheelkundig onderzoek geen afwijking te zien. De proef van Rinne is beiderzijds positief en bij de proef van Weber is er lateralisatie naar het niet-aangedane rechter oor.

➥ *Gaat het hier waarschijnlijk om een geleidingsverlies of om een perceptieverlies aan het linker oor?*

De proef van Rinne is beiderzijds positief en daarom is het onwaarschijnlijk dat er een belangrijk geleidingsverlies aanwezig is. Bij de proef van Weber is er lateralisatie naar rechts, hetgeen erop wijst dat het gehoorverlies links van perceptieve aard is.

Er wordt ook een toonaudiogram gemaakt. Hierop is te zien dat de drempels aan de niet-aangedane rechterzijde op een voor de leeftijd normaal niveau liggen. Aan het linker oor liggen de drempels duidelijk lager: in het lagetonengebied bedraagt het verlies

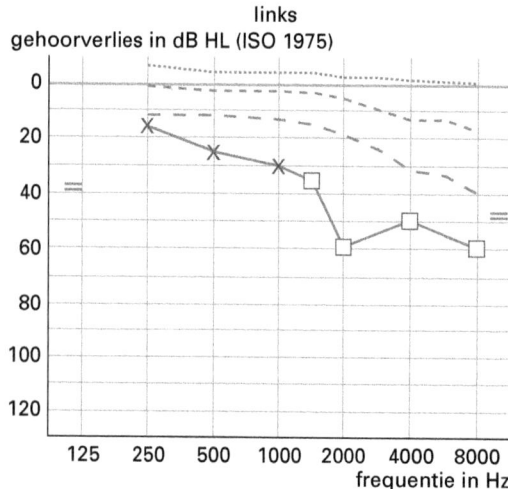

Figuur 8.1 *Toonaudiogram links*.

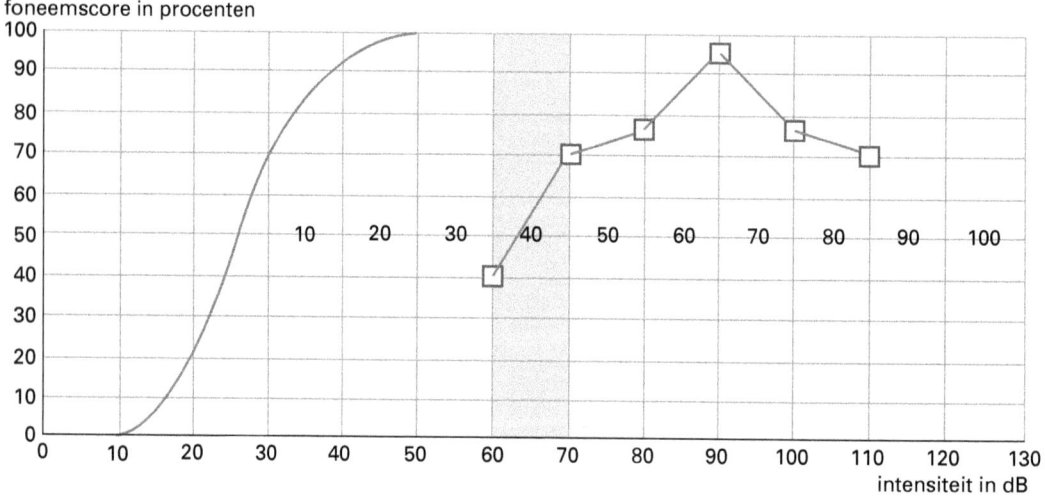

Figuur 8.2 *Spraakaudiogram links*.

ongeveer 20 dB (HL) en in het hogetonengebied 60 dB (HL) (figuur 8.1). De curves voor lucht- en beengeleiding liggen op hetzelfde niveau.

Derhalve kan ook door middel van dit toonaudiogram worden bevestigd dat het hier gaat om een perceptief gehoorverlies links.

Differentiaaldiagnose

➡ *Noem oorzaken van enkelzijdig perceptief gehoorverlies, ingedeeld naar de lokalisatie van de pathologie.*

Bij enkelzijdig perceptief gehoorverlies is het van belang te onderscheiden tussen een stoornis op cochleair en op retrocochleair gebied. Bij enkelzijdige cochleaire stoornissen moet men denken aan bijvoorbeeld een trauma capitis of een vasculaire stoornis. Bij retrocochleaire pathologie gaan de gedachten in de allereerste plaats uit naar de aanwezigheid van een vestibularisschwannoom.

> Het spraakaudiogram is links afwijkend (figuur 8.2). Niet alleen is de curve van het linker oor naar rechts verschoven, ook de vorm van de curve is afwijkend. Het maximum spraakverstaan wordt gescoord bij een disproportioneel grote luidheid. Hierdoor is de curve minder steil. Bovendien wordt bij grotere luidheden het vermogen tot spraakverstaan weer minder. Dit is in de curve zichtbaar aan een naar beneden afbuigende lijn rechts van het maximum.

Aanvullend onderzoek

➥ *De belangrijkste differentiaaldiagnostische mogelijkheden zijn dus cochleaire en retrocochleaire stoornissen. Welke aanvullende diagnostische middelen kunnen hier worden ingezet en wat is het nut ervan?*

Om voor de hand liggende redenen is hier één belangrijke prioriteit in het verdere diagnostische proces: het uitsluiten of aantonen van retrocochleaire pathologie, met name dus een tumor in de achterste schedelgroeve, het vestibularisschwannoom, ook wel genoemd acusticusneurinoom of brughoektumor. Bij verdenking op de aanwezigheid van een vestibularisschwannoom kunnen drie soorten onderzoek worden ingezet: het audiologisch onderzoek, vestibulair onderzoek en beeldvorming.

Audiologisch onderzoek

Audiologische tests zijn slechts in staat de aanwezigheid van retrocochleaire pathologie met een zekere mate van waarschijnlijkheid aan te geven. Immers, alleen met beeldvormend onderzoek kan de aanwezigheid van deze pathologie

---

Onderzoek naar de aan- of afwezigheid van een vestibularisschwannoom

Audiologisch onderzoek:
- toon- en spraakaudiogram
- tympanometrie met stapediusreflexmeting
- toonvervaltest, balanstest
- hersenstamaudiometrie (BERA).

Vestibulair onderzoek:
- frenzelbril: spontane, positie- en blikrichtingsnystagmus
- elektronystagmografie: calorische nystagmus, oogvolgbewegingen, saccaden, optokinetische nystagmus
- draaistoelonderzoek.

Beeldvormend onderzoek:
- MRI (bij voorkeur met contrast)
- CT (bij voorkeur met contrast).

---

worden bewezen. Van de audiologische tests zijn de stapediusreflexmeting, de toonvervaltest en de balanstest in onbruik geraakt omdat de sensitiviteit ervan voor het ontdekken van retrocochleaire pathologie te gering is.

> Bij deze patiënte worden deze tests dan ook niet gedaan. Wel wordt hersenstamaudiometrie (BERA) gedaan. Bij dit onderzoek blijkt dat de tijdsintervallen (latenties) tussen top 3 en top 5 ten opzichte van top 1 verlengd zijn aan de aangedane zijde.

De verlengde latenties worden toegeschreven aan een retrocochleaire stoornis waardoor de geleiding via de nervus cochlearis naar centraal is gestoord. In ongeveer 96% van de gevallen is er dan sprake van een vestibularisschwannoom.

Vestibulair onderzoek

Ook voor het vestibulair onderzoek geldt dat hiermee slechts de aanwezigheid van retrocochleaire pathologie met een zekere mate van waarschijnlijkheid kan worden aangetoond; het bewijs ervan kan hiermee niet worden geleverd. Bij het vestibulair onderzoek is vooral de calorische nystagmus van belang. Bij ongeveer drie van de vier patiënten met een vestibularisschwannoom is deze niet opwekbaar.

> Bij deze patiënte is de calorische nystagmus afwezig: bij irrigatie van de linker uitwendige gehoorgang met water van respectievelijk 30 en 44 °C kan geen nystagmus worden opgewekt. Dit betekent dat er naar alle waarschijnlijkheid sprake is van areflexie van het labyrint aan de aangedane zijde.
> De patiënte klaagt evenwel niet over het evenwicht. Aangenomen moet worden dat er sprake is geweest van een geleidelijk verlopend uitschakelingsproces, zodat compensatoire mechanismen konden optreden. Hierdoor is de uitval van het linker labyrint voor patiënte onopgemerkt gebleven.

Beeldvormend onderzoek

Doordat MRI een sensitiviteit van vrijwel 100% heeft bij het aantonen van retrocochleaire pathologie, wordt dit onderzoek nu vrijwel direct toegepast, te meer daar het niet invasief, nauwelijks belastend, verhoudingsgewijs niet duur en tegenwoordig vrij gemakkelijk beschikbaar is. Mede daarom wordt veel audiovestibulair onderzoek vaak overgeslagen wanneer er sprake is van enkelzijdig perceptief gehoorverlies. Voor de detectie van het vestibularisschwannoom is de MRI vooralsnog de gouden standaard. CT komt alleen in aanmerking wanneer er contra-indicaties voor MRI zijn. Conventionele röntgenonderzoeken (X-stenvers, planigrafie en cisternografie) zijn achterhaald.

> Bij de patiënte wordt op de axiale opname met MRI een gebied gezien met een gewijzigde signaalintensiteit, aankleurend met gadolineum, in de linker inwendige gehoorgang en met uitbreiding in de linker cerebellopontiene cisterne (figuur 8.3). De vorm van het proces is zeer indicatief voor een vestibularisschwannoom.

Diagnose

> De diagnose vestibularisschwannoom kan hier zonder reserve worden gesteld. In het algemeen geldt dat bij ruimte-innemende processen een biopt moet worden genomen om de juiste (histopathologische) diagnose te kunnen stellen. Het vestibularisschwannoom vormt hierop een uitzondering. De combinatie van de klachten en symptomen enerzijds en de resultaten van het audiovestibulair onderzoek en het beeld op de MRI anderzijds is dermate pathognomonisch dat er geen twijfel meer kan bestaan over deze diagnose.

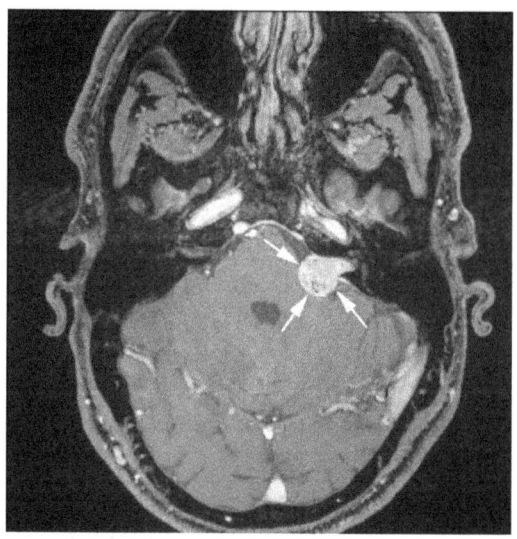

Figuur 8.3 *MRI-beeld, axiale opname, T1-gewogen met contrast. Vestibularisschwannoom (pijlen).*

Beleid

⇒ *Welke drie mogelijkheden zijn er bij de behandeling van het vestibularisschwannoom?*

Behandelmogelijkheden van het vestibularisschwannoom

- Chirurgische excisie
- Stereotactische radiotherapie (gamma knife)
- Afwachtend beleid met regelmatig controles en MRI ('wait and scan')

De behandeling van het vestibularisschwannoom kan bestaan uit chirurgische excisie, stereotactische radiotherapie (gamma knife) of een afwachtend beleid met regelmatige controles en MRI ('wait and scan'). In het verleden werd routinematig een operatie geadviseerd wanneer eenmaal de diagnose vestibularisschwannoom was gesteld. Mede dankzij de komst van de MRI, waarmee het proces nauwkeurig kon worden afgebeeld, is komen vast te staan dat bij een vrij aanzienlijk deel van de patiënten met een vestibulair schwannoom de tumor niet of nauwelijks in omvang toeneemt in de loop der jaren. Hierdoor is er in de laatste tijd de tendens ontstaan om behandeling in principe te beperken tot die patiënten bij wie met herhaald MRI-onderzoek is komen vast te staan dat het gaat om een groeiende tumor. Chirurgische excisie en stereotactische radiotherapie hebben elk hun specifieke voor- en nadelen en de keuze van therapie is vooralsnog maatwerk.

> Patiënte wordt uitvoerig voorgelicht omtrent de aard van het ziektebeeld en de diverse therapeutische mogelijkheden. Besloten wordt tot een afwachtend beleid. Na twee jaar blijkt er niet alleen sprake te zijn van verdere verslechtering van het gehoor, maar ook van een duidelijke toename in de omvang van het proces zoals afgebeeld met MRI. Dan wordt de beslissing genomen om over te gaan tot behandeling. Na uitvoerig overleg, waarbij ook de wens van patiënte van grote invloed is, wordt gekozen voor chirurgische verwijdering van de tumor.

9 Duizelig en slecht horen na een griepje

F. Gordts

Een 15-jarig meisje wordt verwezen vanwege een dubbelzijdig gehoorverlies. De patiënte is duizelig sinds een maand. Twee weken na de duizeligheid daalde het gehoor. Aanvankelijk had zij ook lichte pijn in de hals en was zij enigszins verkouden.

➡ *In welke richting dient de anamnese georiënteerd te worden?*

Een dubbelzijdig gehoorverlies, vooral bij een jong persoon en in het kader van een verkoudheid, doet banale middenoorproblemen vermoeden. De aanwezigheid van duizeligheidklachten kan echter ook wijzen op betrokkenheid van het vestibulaire systeem, zodat bij de anamnese hieraan zeker aandacht besteed dient te worden.

Differentiaaldiagnose van dubbelzijdig gehoorverlies met duizeligheidklachten

- Middenooraandoening, niet gerelateerd aan de duizeligheidklachten (op deze leeftijd mogelijk geïnduceerd door lage bloeddruk of hyperventilatie)
- Otitis media met effusie met vestibulaire irritatie
- Labyrintitis als complicatie van acute otitis media
- Dubbelzijdige schedelbasisfractuur
- Bilaterale ziekte van Menière
- Immuungemedieerde binnenooraandoening
- Erfelijke binnenooraantasting
- Vestibulotoxische medicatie
- Degeneratieve, neurologische aandoening, meningitis of andere infectieuze aandoening

Anamnese

➡ *Welke vragen kunnen helpen beter te differentiëren binnen een zo ruime waaier van aandoeningen?*

Anamnese bij combinatie van gehoorverlies en duizeligheidklachten

- Was er sprake van oorpijn, loopoor en/of koorts?
- Heftige hoofdpijn, fotofobie, duidelijke nekstijfheid?
- Oorsuizen en/of drukgevoel in de oren?
- Aard van de duizeligheidklachten: al dan niet rotatoire of andere sensatie, valneiging, uitlokkende factoren, invloed van duisternis?
- Aanwezigheid van nausea of braken?
- Verloop van de klachten in de tijd en tijdsverband tussen beide klachten?
- Voorgeschiedenis van oorontstekingen, hoofdtrauma, lage bloeddruk, medicatie?
- Familiale antecedenten van otovestibulaire klachten?

Bij de anamnese zijn er geen argumenten die een voorafgaande acute otitis media of hersenvliesontsteking doen vermoeden. Zowel de kno- als algemene voorgeschiedenis is overigens volstrekt blanco. Wel vertoonde een oom aan moederszijde twee jaar eerder eenmalig een Menièreachtig beeld, echter zonder blijvende gehoorsvermindering. De duizeligheidklachten worden wat moeilijker omschreven: het zou eerder een ijl, zweverig tot dronken gevoel betreffen dan rotatoire sensaties, met enige nausea. De patiënte voelt zich ook onzeker in het halfduister en merkt op thuis liever blootsvoets op een kale vloer dan op een tapijt te lopen. De duizeligheid bleef de voorbije maand onafgebroken aanwezig. De duizeligheidklachten werden twee weken vóór het gehoorverlies opgemerkt. Het gehoorverlies ontwikkelde zich plots, van meet af aan beiderzijds en ging steeds verder achteruit. Er is sprake van bilateraal oorsuizen, maar volledig ondergeschikt aan beide andere klachten. Er wordt geen drukgevoel in de oren opgemerkt.

➡ *Welke diagnoses kunnen op basis van deze gegevens afgevoerd/weerhouden worden?*

Banale middenoorproblemen blijken niet langer aan de orde te zijn, en bijgevolg ook niet een labyrintitis volgend op een acute otitis media. De duizeligheidklachten ontstonden overigens duidelijk vóór de gehoordaling. Van een hoofdtrauma, meningitis of vestibulotoxische medicatie is evenmin sprake. Hoewel de ziekte van Menière zelfs bij nog jongere patiënten beschreven is, blijft dit een weinig waarschijnlijke diagnose: de gehoordaling begint hierbij bijna steeds unilateraal, en de duizeligheidklachten hebben een meer aanvalsgewijs voorkomen. Het aanhoudende karakter van de duizeligheidklachten en ook het feit dat de patiënte meer last ondervindt in het duister en op een onregelmatige ondergrond (wegvallen van respectievelijk visueel en proprioceptief houvast) suggereert een ernstige vestibulaire betrokkenheid, waarbij hier geen klinische argumenten zijn voor het overwegen van orthostatische hypotensie of hyperventilatie. Echt significante familiale antecedenten zijn er ook niet, hoewel de vermelding van de oom met Menièrebeeld toch in het achterhoofd gehouden kan worden.

Op dit ogenblik wordt vooral aan een immuungemedieerde binnenoorpathologie gedacht, maar syfilis ('the great mimicker', die zich onder zeer verscheiden gedaanten kan voordoen) dient uitgesloten te worden.

Onderzoek

➡ *Welke elementen van het routine kno-onderzoek verdienen bijzondere aandacht?*

Enerzijds de (micro-)otoscopie ter uitsluiting van middenoorpathologie, anderzijds het gehoor-onderzoek met impedantiemetrie ter bevestiging van het perceptieve karakter van het gehoorverlies. Verder uiteraard het eenvoudige evenwichts-onderzoek met vooral opsporen van een eventuele nystagmus (nooit psychogeen, relatief grote differentiatiewaarde).

De otoscopie is strikt normaal, het tympanogram geeft bilateraal goed beweeglijke trommelvliezen aan, zonder enige onderdruk (type A). Bij toonaudiometrie stelt men bilateraal een perceptieverlies vast met rechts een gemiddeld gehoorverlies bij 500, 1000 en 2000 Hz van 50 dB HL, links 70 dB HL. De spraakaudiometrie is in overeenstemming met het toonaudiogram met bilateraal tekenen van 'recruitment'. Een spontane nystagmus naar rechts wordt gezien, zowel met als zonder frenzelbril. Bij de elektronystagmografie valt vooral de volledige onprikkelbaarheid van beide labyrinten op, zelfs na irrigatie met ijswater.

➡ *Welke aanvullende onderzoeken kunnen aangevraagd worden?*

Onderzoeken ter evaluatie van het gehoor en evenwicht bij progressieve cochleovestibulaire uitval

Naast bovenvermelde gehooronderzoeken ook auditief geëvokeerde potentialen (ABR), elektrocochleografie (ECOG) in het kader van moge-

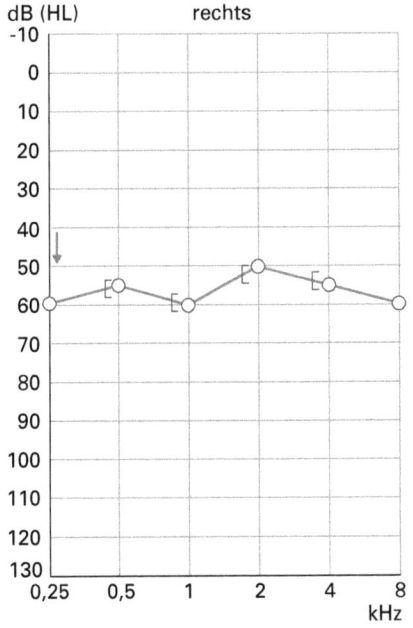
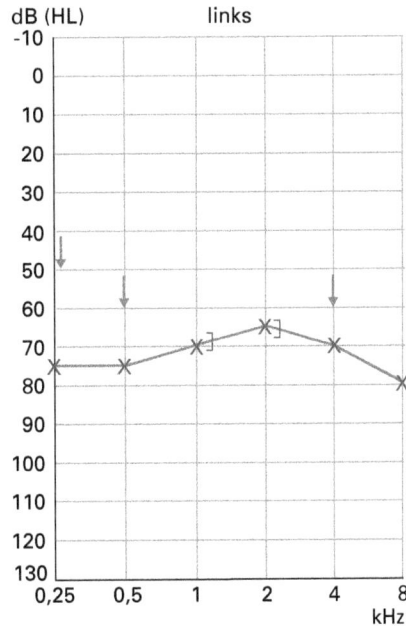
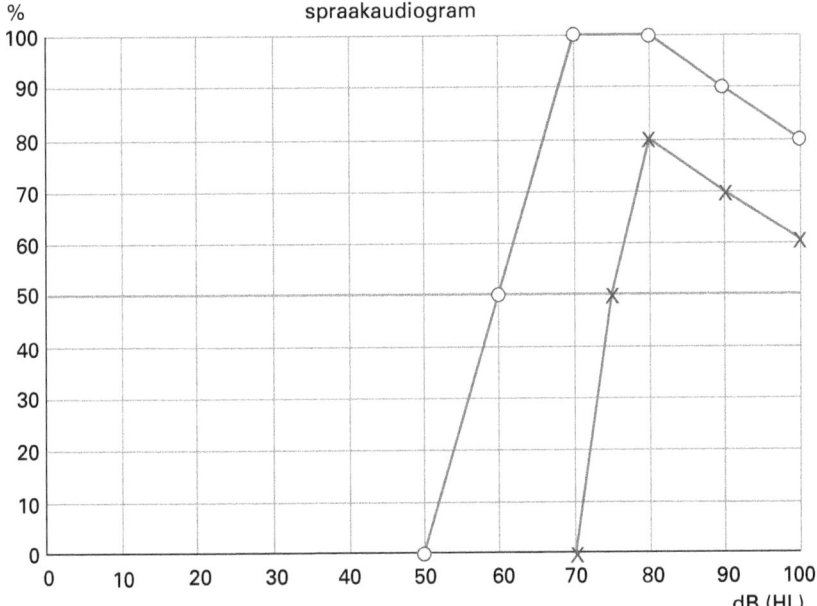

Figuur 9.1 *Eerste beschreven audiogram.*

lijke hydrops labyrinthi en akoestische oto-emissies ter objectivering/documentatie van de gehoordrempel en ter differentiatie van retrocochleair lijden. Elektronystagmografie wordt verricht om de mate van vestibulaire betrokkenheid na te gaan.

Etiologische onderzoeken

- Beeldvorming (MR-, CT-scan rotsbeenderen) ter uitsluiting van congenitale binnenoormalformaties, retrocochleaire pathologie en eventueel bevestigen van binnenoorontsteking.
- Serologisch onderzoek naar syfilis, Borrelia, neurotrope virussen.

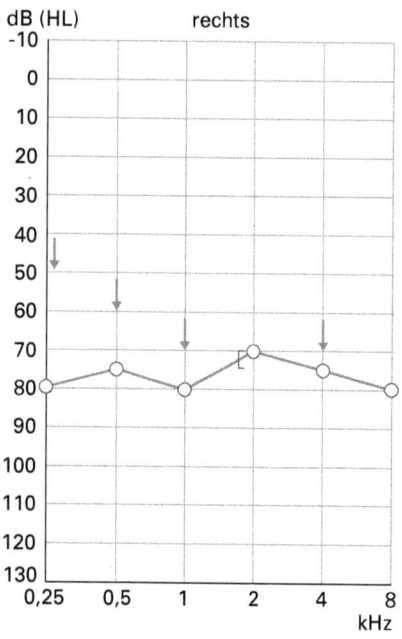
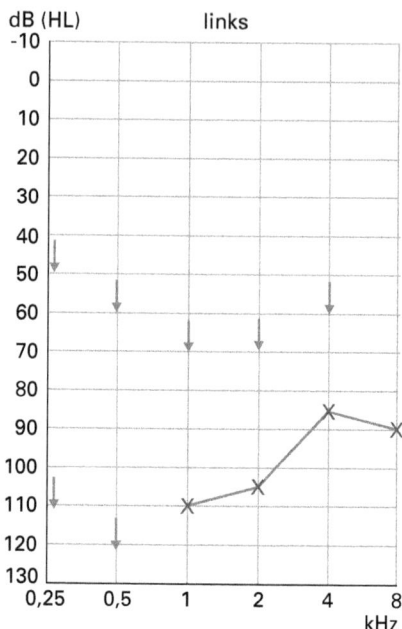
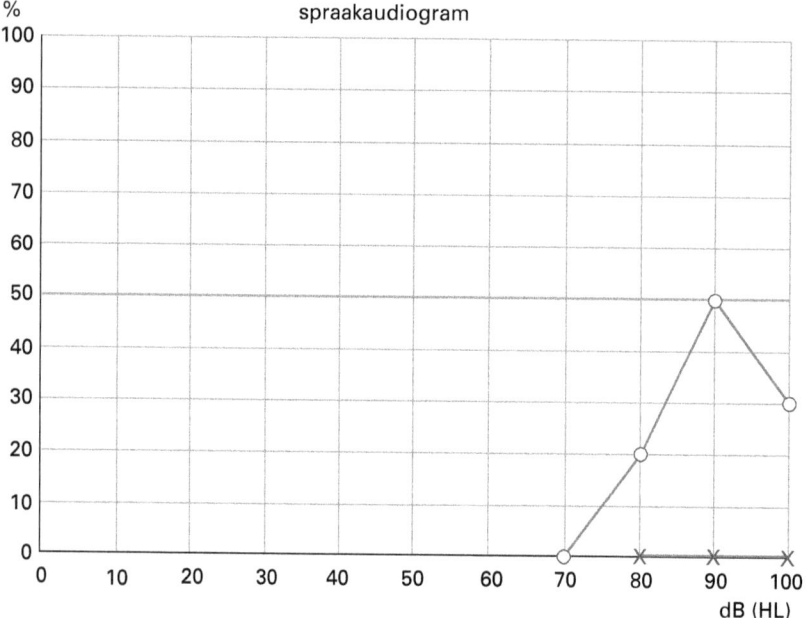

Figuur 9.2 *Nog tijdens de lopende onderzoeken zakt het audiogram af.*

- Aanvullend laboratoriumonderzoek met onder meer bezinkingssnelheid, CRP, complementstudie, immuunglobulinespiegels, circulerende immuuncomplexen, cryoglobulines, reumatests, antinucleaire antistoffen, ANCA.

- Bij familiale geschiedenis van Menièrebeeld evoluerend tot doofheid ook opsporen COCH-gen bij DFNA9 (coagulation factor C-homology). Antilichamen tegen antigenen die mogelijk representatief zijn voor binnenoor-

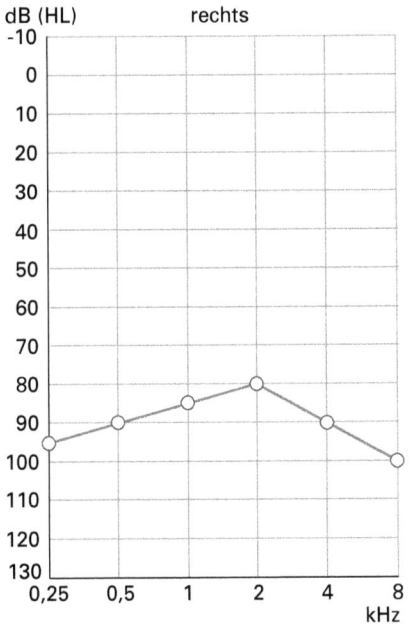
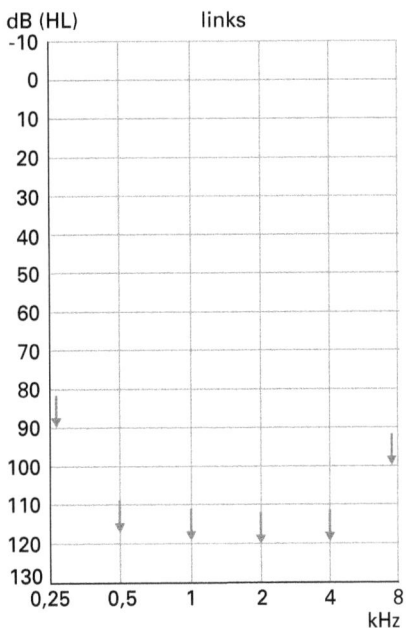
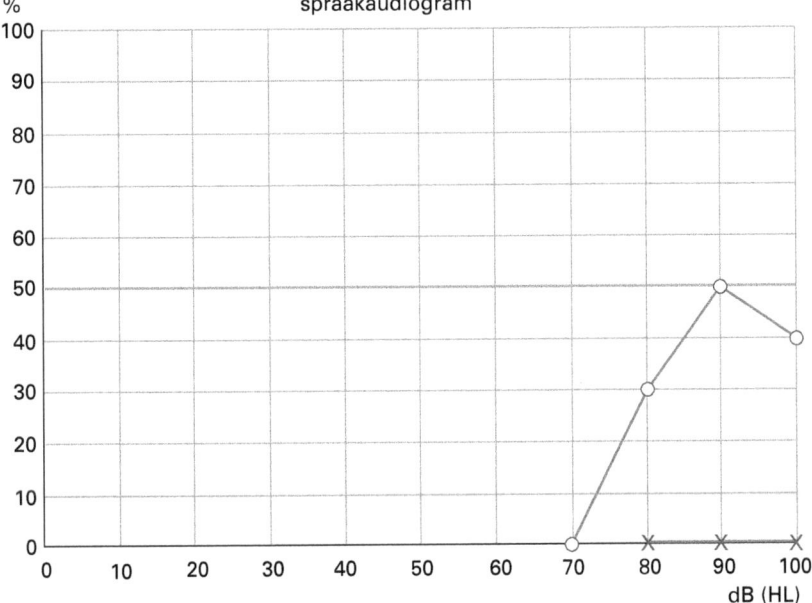

Figuur 9.3 *Gehoordrempels zakken verder af. Cochleaire implantatie werd uitgevoerd.*

antigenen (30-Kda- (P0) of 68-Kda-antigenen) kunnen slechts in enkele laboratoria bepaald worden. Bovendien bestaat er geen consensus over de juiste diagnostische waarde van deze tests.

– Consult oogarts (uitsluiten o.a. interstitiële keratitis in kader van cogansyndroom), immunoloog of internist (uitsluiten binnenoorpathologie secundair aan vasculitis of systeemziekte) en neuroloog.

De bijkomende gehoortests zijn alle concordant met de toon- en spraakaudiometrie, en bevestigen de cochleaire lokalisatie van het gehoorverlies. Beeldvorming, bloedonderzoek en alle bijkomende consulten brengen geen bijzonderheden aan het licht, behalve een positieve titer voor antilichamen tegen 30-Kda-antigen. Nog tijdens de lopende onderzoeken zakt het gehoor beiderzijds verder weg, vooral links, waar uiteindelijk ook geen spraakverstaanbaarheid meer gemeten kan worden.

Diagnose

De diagnose van primaire immuungemedieerde binnenoorpathologie wordt vooral op klinische basis gesteld.

Beleid

➡ *Welke medicatie kan toegediend worden?*

Methylprednisolon en azathioprine worden voorgeschreven. Wekelijks wordt een hematologische controle uitgevoerd, samen met leverfunctietests. Na een maand moet de behandeling met azathioprine gestaakt worden vanwege spierpijnen. Op dat ogenblik wordt ook de corticosteroïdtherapie afgebouwd in verband met candidose, Cushingachtige verschijnselen en algemeen onwelzijn. Tijdens de behandeling kan de gehoordrempel rechts gehandhaafd blijven, links treedt een verbetering op voor de hoogste frequenties. Een week na het staken van de behandeling zakt het gehoor links weer af tot onmeetbare drempels. Een tweede, gecombineerde behandeling wordt weer opgestart met een handhaven van de drempels rond de 85 dB HL.

➡ *Zijn er niet-medicamenteuze behandelingen voorhanden?*

De gehoordrempels fluctueren te sterk om hoortoestellen aan te passen. Na enkele maanden dient de medicamenteuze behandeling gestaakt te worden, enerzijds vanwege bijwerkingen, anderzijds omdat de gehoordrempels verder wegzakken, met afwezigheid van een bruikbare spraakverstaanbaarheid tot gevolg. Een cochleaire implantatie wordt uitgevoerd, nog vóór ossificatie van de cochlea optreedt.

Nabeschouwing

Een progressieve cochleovestibulaire uitval is een dramatisch gegeven. De huidige casus beschrijft een primaire immuungemedieerde binnenooraantasting. Dit betreft vaak een frustrerende pathologie, in eerste instantie voor de patiënt, maar ook voor de behandelend arts. De diagnostiek dient immers voldoende ver doorgedreven te worden, om geen andere behandelbare oorzaken over het hoofd te zien. Toch kan de diagnose soms enkel op een zuiver klinische grond gesteld worden: een snel, progressief (fluctuerend) perceptief verlies met uitval van de vestibulaire functies in afwezigheid van enig ander duidelijk aanknopingspunt. Een positieve respons op corticosteroïdtherapie wordt door sommigen beschouwd als een bijkomend argument om deze diagnose te staven. Een agressieve medicamenteuze behandeling, ingesteld in de beginfase, kan soms tot herstel en/of stabilisatie van de gehoorfunctie leiden. Een te beperkte of te laat ingestelde therapie, of onvoldoende respons op de behandeling alsook ernstige bijwerkingen die stopzetten van de therapie vereisen, kan in de praktijk leiden tot een totale uitval op termijn.

10 Gefaald bij de neonatale gehoorscreening

J.H.M. Frijns

Bij de neonatale gehoorscreening op het consultatiebureau, ongeveer een week post partum verricht samen met de hielprik, blijkt het gehoor van een à terme geboren jongetje onvoldoende te zijn.

➥ *Hoe werkt de neonatale gehoorscreening en welke gehoorverliezen worden opgespoord?*

Bij de neonatale gehoorscreening, die sinds 2006 in heel Nederland geïmplementeerd is, wordt gebruikgemaakt van zogenaamde click-evoked otoakoestische emissies. De bij de screening gebruikte apparatuur geeft een *pass*- of *fail*respons, afhankelijk van het feit of er emissies meetbaar zijn. Een *fail*respons treedt op bij gehoorverliezen vanaf ongeveer 30 dB. De test vindt ongeveer een week na de geboorte plaats, als het vruchtwater uit het middenoor verdwenen is. Omdat otitis media met effusie op zo jonge leeftijd nog niet voorkomt, betreft de meerderheid van de gevonden afwijkingen perceptieve gehoorverliezen. Dit in tegenstelling tot de tot voor kort gebruikelijke ewingtest, die op de leeftijd van 9 maanden werd uitgevoerd. Hierbij bleken de meeste van de gevonden gehoorverliezen te berusten op middenoorproblematiek. Toch zal niet ieder congenitaal perceptief verlies bij de emissiescreening ontdekt worden. Met name in het geval van auditieve neuropathie, waarbij de signaaloverdracht van de binnenste haarcel op de zenuw gestoord is, zijn de otoakoestische emissies normaal aanwezig, terwijl de gehoordrempel veelal sterk verhoogd is en de mogelijkheden tot spraakverstaan met hoortoestellen zeer beperkt zijn. Daarnaast kan ook na de geboorte, tijdens de eerste levensjaren, een (toenemend) gehoorverlies ontstaan, dat uiteraard nog niet gevonden kan worden bij neonatale gehoorscreening. Een bekend voorbeeld hiervan is het gehoorverlies bij congenitale cytomegalievirusinfectie (CMV). Dat komt vaak pas later aan het licht.

> **Vlaamse neonatale gehoorscreening**
>
> De Vlaamse organisatie Kind en Gezin (K&G) biedt aan alle jonge moeders sinds meer dan een halve eeuw steun op de diverse gezondheidsgebieden, met inbegrip van vaccinatie en voedingsadvies. K&G, dat 98% van alle pasgeborenen bereikt, voert sinds 1998 op de leeftijd van 1 maand een automatische BERA-screening van beide oren uit op 35 dB HL. Hierdoor wordt ook auditieve neuropathie gedetecteerd. Deze test heeft een zeer hoge sensitiviteit en een redelijk hoge specificiteit. Indien een van beide oren 'faalt', wordt de test herhaald na twee weken. Falen opnieuw een of beide oren, dan worden de ouders met het kind verwezen naar multidisciplinaire NKO-referentiecentra voor gespecialiseerd onderzoek en therapie. Deze referentiecentra worden geleid door de NKO-arts, maar bestaan verder uit audiologen en logopedisten, klinisch geneticus, oogarts en kinderarts. Het project startte onder de naam ALGO. Meer dan 50% van de verwezen kinderen blijken ook een significant gehoorverlies te hebben.

Anamnese

⇒ *Welke vragen zijn van belang om een indruk te krijgen van de ernst en oorzaak van de slechthorendheid?*

Bij de anamnese bij verdenking op congenitaal gehoorverlies is het van belang eerst na te gaan of de ouders zelf al een vermoeden van slechthorendheid hebben. Hebben zij bijvoorbeeld reacties op geluid gemerkt, en zo ja, op welke geluiden? Komt er slechthorendheid in de familie voor of is er sprake van consanguïene ouders? Waren er complicaties tijdens de zwangerschap of bevalling? Zijn er andere afwijkingen bij het kind geconstateerd? Heeft moeder infecties doorgemaakt tijdens de zwangerschap (denk aan toxoplasmose, syfilis, rubella en cytomegalovirus)? Was er sprake van neonatale asfyxie? Was er sprake van hyperbilirubinemie (met het gevaar van kernicterus)?

> De zwangerschap en partus zijn ongecompliceerd verlopen. In de familie van beide (niet-consanguïene) ouders komt voor zover bekend geen slechthorendheid voor. Een ouder zusje is normaalhorend. De ouders hebben zelf geen vermoeden van slechthorendheid op deze nog zo jonge leeftijd van het kind.

Differentiaaldiagnose

De differentiaaldiagnose van congenitaal gehoorverlies is zeer uitgebreid. Naast (min of meer zichtbare) gehoorgang- en middenoorafwijkingen die een geleidingsverlies geven, komen er zeer veel oorzaken van congenitale perceptieve verliezen voor. Zeer ernstige slechthorendheid of doofheid komt bij ongeveer een op de duizend neonaten voor, in Nederland dus bij circa tweehonderd kinderen per jaar. Er worden steeds meer erfelijk bepaalde gehoorproblemen en de bijbehorende genen ontdekt.

Differentiaaldiagnose van congenitaal gehoorverlies

Geleidingsverliezen:
- gehoorgangatresie
- ketenanomalieën

Perceptieve verliezen:
- cochleair
  - structurele malformaties (aplasie, hypoplasie)
  - haarcellaesies
  - stoornissen in de ionhuishouding
- op niveau van de gehoorzenuw
  - auditieve neuropathie (is eigenlijk afwijking in de synaps)
  - agenesie van de nervus cochlearis
- stoornissen van het centraal auditieve systeem

Etiologische differentiaaldiagnose

- Genetisch bepaald
  - syndromaal, bijvoorbeeld syndroom van Usher, syndroom van Waardenburg, syndroom van Pendred, CHARGE-associatie
  - niet-syndromaal, bijvoorbeeld connexine-26-afwijking
- Infectieus, TORCHS (toxoplasmose, rubella, CMV, herpes, syfilis)
- Teratogeen, bijvoorbeeld retinoïden (roaccutane)
- Perinatale problematiek: asfyxie; hyperbilirubinemie met kernicterus
- E causa ignota

> De consultatiebureauarts ziet geen afwijkingen aan de oren en heeft geen aanwijzingen dat er sprake is van een syndromale afwijking. Hij verwijst het jongetje en zijn ouders naar het audiologisch centrum in de regio (Vlaanderen: NKO-referentiecentrum) voor nadere diagnostiek en begeleiding door dit multidisciplinaire team.

➡ *Wat kunnen de ouders in dit stadium verwachten in het audiologisch centrum of NKO-referentiecentrum?*

Onderzoek

Op het consultatiebureau heeft slechts screenend gehooronderzoek plaatsgevonden. In het audiologisch centrum of NKO-referentiecentrum zal (behalve een herhaling van de emissiemeting) allereerst diagnostisch onderzoek plaatsvinden. Op deze leeftijd bestaat dit uit hersenstamaudiometrie tijdens natuurlijke slaap. Bij dit onderzoek worden geluiden (meestal clicks) via een koptelefoon aangeboden en worden de elektrische responsen van gehoorzenuw en hersenstam gemeten via een drietal elektroden op het hoofd. Hiermee is het mogelijk de ernst van het gehoorverlies te bepalen, waarbij rekening gehouden moet worden met het feit dat de respons gedomineerd wordt door de hogere frequenties (4 kHz en hoger). Eventuele laagfrequente hoorresten kunnen dus onderschat worden. In toenemende mate wordt er ook gebruikgemaakt van SSEP's (steady-state evoked potentials), die het mogelijk maken frequentiespecifieke informatie over het gehoorverlies te verkrijgen. SSEP's kunnen informatie geven bij nog iets grotere verliezen dan hersenstamaudiometrie. Ook deze metingen vereisen het gebruik van een koptelefoon en drie plakelektroden op het hoofd.

> Bij het patiëntje worden aan beide oren geen hersenstamresponsen gezien bij niveaus tot 97 dB (de hoogst haalbare met de apparatuur). Bij tympanometrie worden beiderzijds normale omslagen gezien, wat wijst op luchthoudende middenoren. Het is dus zeer waarschijnlijk dat er sprake is van een zeer ernstig perceptief verlies. De audioloog en de maatschappelijk werkster die het uitslaggesprek na de hersenstamaudiometrie voeren, leggen de ouders uit dat hun zoontje ernstig slechthorend of misschien zelfs doof is, wat voor hen als een grote schok komt en veel vragen oproept. In een vervolggesprek, enkele dagen later, wordt uitgelegd dat er speciale gezinsbegeleidingsdiensten voor ernstig slechthorende en dove kinderen bestaan en dat zij hiervoor aangemeld zullen worden als zij dat willen. Tevens krijgt hun zoontje twee hoortoestellen aangemeten, waarvoor eerst oorstukjes moeten worden gemaakt. De gezinsbegeleiding zal de ouders begeleiden bij het laten wennen van de baby aan de hoortoestellen.

Begeleiding na de diagnose

Bij ongeveer driekwart van alle kinderen bij wie een gehoorverlies wordt gevonden bij de neonatale hoorscreening, blijkt dit gehoorverlies goed te revalideren met een conventioneel hoortoestel. Het is van groot belang dat deze hoortoestellen tijdig (zeker voor de leeftijd van 6 maanden) worden aangepast en regelmatig gedragen, omdat er anders een blijvende achterstand in de taal- en spraakontwikkeling kan ontstaan. Dit onderstreept nogmaals het belang van deelname aan de neonatale hoorscreening: Toen deze screening nog niet beschikbaar was en de eerste hoortest (ewingtest) op de leeftijd van 9 maanden werd verricht, werd ook in gevallen van ernstige slechthorendheid de diagnose gemiddeld pas op de leeftijd van 18 maanden gesteld, met alle irreversibele gevolgen van dien. Het is in dit verband goed te weten dat in 50% van deze ernstige gevallen geen aanwijsbare risicofactoren voor slechthorendheid bestaan. De Nederlandse gezinsbegeleidingsdiensten voor ouders van dove en ernstig slechthorende kinderen vervullen een belangrijke rol bij de begeleiding. Zo geven zij cursussen gebarentaal, waardoor de communicatie tussen ouders en hun dove kind op gang kan komen. Tevens komt er regelmatig een gezinsbegeleider aan huis om de ouders te adviseren. Daarnaast zijn er bijvoorbeeld peuterspeelzalen, speciaal voor dove kinderen. In Vlaanderen wordt na de diagnose ernstige slechthorendheid en het aanpassen van hoortoestellen een actief auditief revalidatieschema opgestart. Gebarentaal komt daar pas in een wat latere fase aan bod.

De kno-arts, verbonden aan het audiologisch centrum (c.q. NKO-referentiecentrum) vindt geen afwijkingen bij kno-onderzoek, met name niet aan de oren. De ouders besluiten in te gaan op diens aanbod tot genetisch onderzoek, omdat zij nog een kinderwens hebben en zij willen weten welk risico zij bij een eventuele volgende zwangerschap lopen. Zij worden verwezen naar een klinisch genetisch centrum, waar naast een uitgebreide familieanamnese een lichamelijk onderzoek van hun zoontje op zoek naar syndromale afwijkingen wordt verricht. Beide zaken leveren geen nieuwe inzichten op. Tevens wordt bloed afgenomen voor genetisch onderzoek en wordt de oogarts in consult geroepen voor een oogheelkundig onderzoek.

➡ *Bij welke veelvoorkomende syndromen kan de oogarts een diagnostische bijdrage leveren?*

Een belangrijke reden om een oogarts in consult te roepen is het oogspiegelen in het kader van de diagnostiek naar het syndroom van Usher, waarbij naast gehoorverlies ook retinitis pigmentosa (met als gevolg kokerzien) optreedt. Bij het syndroom van Waardenburg komt naast oogheelkundige symptomen (heterochromasie, hypertelorisme) en gehoorverlies ook een witte haarlok voor. Bij de CHARGE-associatie is het meest opvallende oogheelkundige symptoom het coloboom, maar meestal zijn er naast gehoorverlies ook morfologische afwijkingen aan de oren, vaak een choanaalatresie en/of een schisis. Uiteraard staan hierbij de cardiale afwijkingen veelal op de voorgrond.

Zoals gebruikelijk kost het veel moeite en vasthoudendheid van de ouders alvorens het patiëntje de hoortoestellen enkele uren per dag wil dragen. Als hij 9 maanden oud is en de hoortoestellen al bijna een halfjaar consequent draagt, zien de ouders nog steeds nauwelijks reacties op geluid. Alleen op laagfrequente harde geluiden, zoals slaan op een trommel, lijkt hij te reageren. Hij maakt echter wel goed oogcontact en houdt alles nauwlettend in de gaten. De reactiedrempels met hoortoestellen liggen voor de 2-kHz-regio op 70 dB. De uitslag van het genetisch onderzoek is inmiddels bekend: er is sprake van een mutatie in het gen dat codeert voor het connexine-26-eiwit.

Diagnose

Er is sprake van recessief overervende niet-syndromale ernstige slechthorendheid door een defect in het gen dat codeert voor het connexine-26-eiwit.

➡ *Wat houdt deze laatste bevinding in?*

Defecten in het gen dat codeert voor het connexine-26-eiwit zijn de meest voorkomende oorzaak van recessief overervende slechthorendheid van variabele ernst in het Kaukasische ras. Het gen is gelokaliseerd op chromosoom 13q11-12. Als beide allelen afwijkend zijn, leidt dit tot een wisselende mate van slechthorendheid door een verstoring van de kaliumhuishouding in het binnenoor. De herhalingskans voor een ouderpaar met een kind dat slechthorend is op basis van dit gendefect, is zoals bij elke recessief overervende aandoening 25%.

Behandeling en verder beloop

Omdat hun zoontje met conventionele hoortoestellen waarschijnlijk niet in staat zal zijn spraak te verstaan en zelf te leren spreken, hebben de ouders hun kind enige tijd geleden ook aangemeld bij een van de zeven Nederlandse cochleaire implantatieteams.

➡ *Wat is een cochleair implantaat (CI)?*

Een cochleair implantaat is een apparaat dat dove kinderen en volwassenen de mogelijkheid biedt weer iets te horen. Dit gebeurt doordat het CI de functie van de zintuigcellen in een beschadigd binnenoor overneemt en de intact gebleven gehoorzenuw direct elektrisch stimuleert. Een cochleair implantaat bestaat uit een uitwendig gedeelte en een inwendig (geïmplanteerd) gedeelte (figuur 10.1).

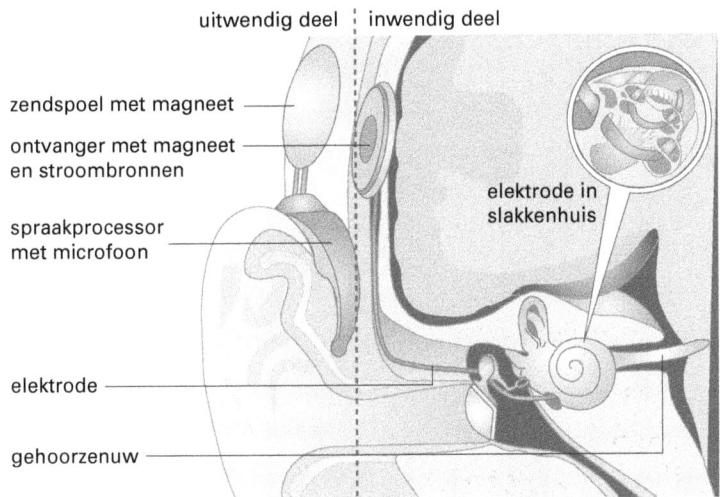

Figuur 10.1 *Cochleair implantaat.*

Tijdens een operatie wordt het inwendige gedeelte geplaatst; het uitwendige gedeelte wordt enkele weken na de operatie aangesloten. De microfoon van het uitwendige gedeelte vangt de geluiden op en zendt de informatie naar een spraakprocessor, die het geluidssignaal omzet in elektrische pulsen. Deze pulsen worden via een snoertje overgebracht naar een zendspoel. Deze zendspoel maakt met behulp van een magneet contact met een ontvanger onder de huid op de schedel. De ontvanger geeft het elektrische signaal vervolgens door aan de elektrode, die tijdens een operatie is ingebracht in het binnenoor (slakkenhuis of cochlea). De elektrode geeft elektrische pulsen af, die opgevangen worden door de nabijgelegen zenuwuiteinden van de gehoorzenuw. De gehoorzenuw geeft op zijn beurt het signaal door naar de hersenen. Voorwaarde voor het succesvol toepassen van een CI is dat de gehoorzenuw en de daarachter liggende zenuwbanen goed functioneren.

> Na het invullen van een uitgebreide vragenlijst volgt een multidisciplinaire intake, waarbij uiteraard alle eerder verkregen gegevens worden ingebracht. Er worden een CT- en MRI-scan gemaakt, waarop beiderzijds normaal aangelegde binnenoorstructuren en gehoorzenuwen te zien zijn. Kort na de 1e verjaardag volgt de operatie aan de rechterzijde en enkele weken later de eerste aansluiting, waarbij de audioloog de spraakprocessor afregelt.

➥ *Wat mogen de ouders verwachten van het CI bij hun kind?*

De resultaten van CI's verschillen van kind tot kind. In het algemeen geldt dat hoe jonger een kind geïmplanteerd wordt, hoe beter de kansen zijn dat het kind komt tot verstaan zonder spraakafzien (zogenaamd open set spraakverstaan) en verstaanbaar spreken. Op dit moment wordt als ondergrens voor CI de leeftijd van 1 jaar aangehouden, terwijl de kansen op een goed resultaat bij ernstige congenitale (prelinguale) slechthorendheid bij implantatie na de *kritische periode voor taalverwerving*, na de 7e verjaardag, beduidend slechter zijn.

> Al spoedig na de aansluiting begint het patiëntje te reageren op geluiden. Als hij 2 jaar oud is, reageert hij op zijn naam en begint hij de eerste woordjes te zeggen. Dit gaat dankzij de voortdurende aandacht voor zowel gesproken taal als Nederlandse gebarentaal samen met een beginnende gebarenontwikkeling. Bij logopedisch onderzoek op 3-jarige leeftijd functioneert hij leeftijdsadequaat wat betreft zijn taal- en spraakontwikkeling.

11 Mijn oor is steeds harder en harder gaan brommen en fluiten

P. Van de Heyning

Een 40-jarige man klaagt over toenemend oorsuizen sinds de laatste vier jaar na het werken met geluidsinstallaties. Na schietoefeningen in zijn legertijd was oorsuizen in het linker oor in beperkte mate aanwezig. Tien jaar geleden trad ook oorsuizen op in het rechter oor na een ontploffing. De laatste jaren is dit oorsuizen beiderzijds zo toegenomen dat het bijzonder hinderlijk is geworden voor zijn dagelijkse doen en laten. Hij kan er dan ook niet meer van slapen.

Deze patiënt lijdt aan tinnitus: een ervaring waarbij de patiënt geluiden hoort in afwezigheid van omgevingsgeluid.

Tinnitus is een symptoom en geen diagnose

Tinnitus of oorsuizen heeft een signaalfunctie. Tinnitus kan het gevolg zijn van frequent voorkomende oorzaken, zoals:
- verstopte gehoorgang
- beluchtingsprobleem of ontsteking van het middenoor
- aantasting van het binnenoor, maar kan ook het gevolg zijn van erg zeldzame maar medische belangrijke oorzaken, zoals tumoren.

De oorzaak van tinnitus dient daarom opgespoord te worden.

➡ *Welke vragen sturen het onderzoek?*

De kenmerken van het oorsuizen maken het mogelijk na te gaan of het lichaamseigen geluiden zijn (tabel 11.1). Er dient verder gevraagd te worden naar andere gehoorklachten zoals verminderd spraakverstaan, wisselende gehoorscherpte en hyperacusis. Navraag naar de aanwezigheid van duizeligheid is essentieel. Het is nuttig de patiënt een inschatting van de ervaren luidheid te laten maken met een score van 0 tot 10 of met behulp van een visueel analoge schaal.

Tabel 11.1 *Oorzaken van objectieve tinnitus door lichaamseigen geluiden.*

1 Arteriële pulsatiele tinnitus (synchroon met de hartslag):
   - resonantie in het rotsbeen (bloedvatlus in de inwendige gehoorgang)
   - bij hypertensie of hoge cardiale output (stress, hyperthyreoïdie)
   - arterioveneuze misvorming
   - glomustumor
   - stenose van de arteria carotis interna, aneurysma dissecans arteria carotis
2 Veneuze zoem (ook synchroon met hartslag maar veneuze ruis):
   - intracraniële hypertensie (meestal bij obesitas)
   - veneuze turbulentie (al dan niet met vaatmalformatie)
3 Spiercontracties zoals tensor tympani, palatummyoclonus (klikken in oren)
4 Cervicale artrosegeluiden (bij hoofdrotaties)

Patiënt beschrijft het oorsuizen als een continu geluid, dat in toonhoogte verandert. Rechts is het vooral een sissende toon met op de achtergrond een brommend geluid en links enkel een fluittoon. Hij is er zeker van dat de geluiden niet samengaan met zijn hartslag. Dit suizen stoort bij het voeren van gesprekken, vooral wanneer er veel omgevingsgeluid aanwezig is. Ook hinderlijk is de aanwezigheid van wat luidere geluiden zoals spelende kinderen, voorbijrijdende auto's, dichtslaande deuren, tot geluiden van bestek bij maaltijden toe. Hij draagt heel de tijd geluidsbeschermende oordoppen en trekt zich zoveel mogelijk terug thuis. Duizeligheid komt niet voor. De patiënt geeft de luidheid op de visueel analoge schaal beiderzijds aan als 7/10.

➥ *Zijn er nog relevante anamnestische gegevens beschikbaar?*

De huidige gegevens wijzen op de betrokkenheid van het auditieve systeem. De beschrijving van de mate van lawaaiblootstelling vormt een essentieel deel van de gegevens. De familiale voorgeschiedenis op het gebied van oorproblematiek dient nagevraagd te worden.
Er zijn nog andere ziekteprocessen die in belangrijke mate invloed hebben op de luidheid waarmee de patiënt de tinnitus ervaart. Spiertonustoename in het hoofd-halsgebied kan de tinnitus doen toenemen. We denken hierbij aan kaakgewrichtdisfunctie met tandenknarsen en klemmen van de tanden en nekklachten die kunnen optreden bij cervicale artrose. Whiplashtrauma neemt een bijzondere plaats in. Verder is aangetoond dat frequente infecties van de bovenste luchtwegen vaak samengaan met tinnitus. Centraal neurologische activerende invloeden zoals stress maar ook ontwaken of gebruik van cafeïne doen de tinnitusperceptie toenemen. Medicatiegebruik kan tinnitus beïnvloeden, denk bijvoorbeeld aan aspirine of NSAID's. Ten slotte bepaalt depressie bij 20% van de patiënten in belangrijke mate het klinische beeld.

Patiënt heeft lange tijd gewerkt in de metaalsector en heeft daar veel in lawaaiige omstandigheden gestaan. Hij doet niet aan tandenklemmen en heeft geen bruxisme. Anderzijds heeft hij veel pijn in de hals met spierverkramping. Die verergert met stress. Hij volgt daar een fysiotherapeutische behandeling voor. De toename van nekklachten doet ook het oorsuizen toenemen. De luidheid loopt dan subjectief op tot 8/10. Hij voelt zich niet zozeer depressief maar vooral onbegrepen. Hij trekt zich uit zijn sociale leven terug. Zelfs boodschappen doen in een groot warenhuis schrikt hem af vanwege de geluidshinder. Er zijn geen andere medische problemen zoals hypertensie of vaatlijden, en 'verkoudheden' heeft hij zelden. Familiaal vermeldt patiënt dat zijn broer nu ouder dan 50 jaar is en dat hij ook gehoorvermindering ervaart, echter zonder oorsuizen.

Klinisch onderzoek

De otoscopie toont beiderzijds een normaal trommelvlies. Het neus- en keelonderzoek is normaal. Er is geen malocclusie. De nekspieren voelen licht pijnlijk aan. Er is een lichte rotatiebeperking van het hoofd naar links. De proef van Rinne is zowel links als rechts positief en bij de proef van Weber is er geen lateralisatie.

➥ *Is er een gehoorverlies?*

Het aangegeven verminderde spraakverstaan en de lawaaiblootstelling ondersteunen het vermoeden van gehoordaling. Met de normale otoscopie en de positieve proef van Rinne is er geen argument voor geleidingsverlies. De gevoeligheid voor lawaai beschrijft hier het beeld van hyperacusis. Een toonaudiogram en het bepalen van de tinnitus zijn nodig. Anamnestische gegevens zijn immers erg onbetrouwbaar om de mate van gehoorverlies in te schatten.

Het toonaudiogram toont een normaal gehoor voor de lage en middentonen. Op de frequenties hoger dan 2000 Hz is er een met de toonhoogte toenemend perceptief gehoorverlies tot 65 dB (HL) (figuur 11.1). Links is het verlies meer uitgesproken. Spraakverstaan in stilte is rechts normaal (100% op 40 dB SPL), maar links wordt de 100% slechts op 60 dB gehaald. De tinnitusanalyse toont een toonhoogte van 4000 Hz en een subjectieve luidheid van 5 dB boven de toondrempel. Het oncomfortabele luidheidniveau ligt slechts op 70 dB.

Conclusie uit dit onderzoek: beiderzijds een licht asymmetrisch perceptief hogetonenverlies met een sterk verminderde geluidstolerantie. Het normale oncomfortabele niveau ligt boven de 90 dB (HL).

➥ *Wat kunnen de oorzaken zijn van dit perceptief hogetonen gehoorverlies, gepaard met oorsuizen en zonder duizeligheid?*

Allereerst is er een licht, maar duidelijk verschil tussen beide oren. In de differentiaaldiagnose moeten daarom de diagnoses worden opgenomen voor unilateraal cochleair en retrocochleair gehoorverlies. Het bilaterale aspect van het hogetonen gehoorverlies leidt naar een reeks oorzaken die al dan niet in combinatie kunnen optreden (tabel 11.2). Verder is het zo dat de oorzaken die bilateraal gehoorverlies veroorzaken meestal een zekere vorm van asymmetrische daling vertonen. Bij iedere vorm van gehoorverlies kan tinnitus begeleidend aanwezig zijn, of de voornaamste klacht vormen. De tinnitus kan inherent deel uitmaken van het gehoorverlies, maar iedere beïnvloeding van de perifere en centraal neurologische gehoorbaan kan oorsuizen veroorzaken. De hyperacusis ten slotte duidt op een centrale verwerkingsstoornis. Voor hoogtonige geluiden is er vast ook recruitment, dat een gevolg is van de cochleaire aantasting. De afwezigheid van duizeligheid sluit traag progressieve vestibulaire uitval met centrale vestibulaire compensatie niet uit.

Aanvullend onderzoek

➥ *Wat is de medisch belangrijkste differentiaaldiagnose en wat is de meest waarschijnlijke diagnose? Welke aanvullende diagnostische middelen kunnen hier worden ingezet en wat is het nut ervan?*

Een centraal neurologisch proces moet worden uitgesloten vanwege het asymmetrische aspect van het gehoorverlies. Het enige onderzoek met voldoende sensitiviteit is een MRI-scan van de hersenen en de fossa cranialis posterior met diverse sequenties, waaronder T1 met paramagnetisch contrastmiddel (bijvoorbeeld gadolinium) (zie casus 8 *Het begon met telefoneren*). Dit onderzoek is niet urgent. Vermeld dient te worden dat er regionale verschillen bestaan qua indicatiestelling voor beeldvorming, mede gebaseerd op beschikbaarheid en economische overwegingen.

Tabel 11.2 *Bilateraal perceptief gehoorverlies.*

etiologie	typische aspecten
presbyacusis	leeftijd, erfelijkheid
lawaaitrauma	blootstelling aan impuls of chronisch lawaai
genetisch	stamboom; meestal niet syndromaal
ototoxische producten	medicatie of industrieel
auto-immuun binnenooraandoening	vrij snel evolutief
cochleaire endolymfatische hydrops	druksensatie of pijn in het oor
vasculaire stoornissen	cardiovasculair risicoprofiel
zeldzame otoneurologische aandoeningen	begeleidend neurologische pathologie
degeneratief, demyeliniserend of structureel	onder andere arnold-chiarisyndroom

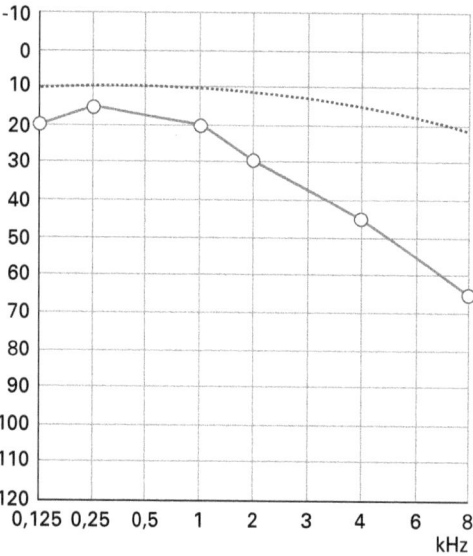 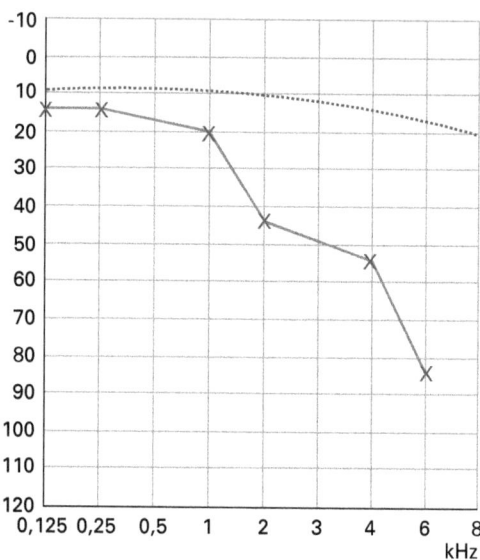

Figuur 11.1 *Toonaudiogram.*

Bij vermoeden van ernstige depressie is een dringend psychiatrisch advies gewenst om een suïcidaal risico te bepalen. Een gevalideerde vragenlijst kan hierbij van nut zijn. Recent onderzoek toont een hoge sensitiviteit op de eenvoudige vragen of iemand zich de laatste maand depressief of in de put voelt.

> Bij deze patiënt is de MRI-scan normaal. Een door de patiënt ingevulde gevalideerde vragenlijst is indicatief voor een lichte depressie. De gebruikte test is de Beck depression inventory, waarbij de patiënt een score 17 optekende. Er is geen suïcidaal risico.

Diagnose

> De diagnose bij deze patiënt heeft meerdere facetten. De oorzaak van de perceptieve hogetonen gehoordaling is meer dan waarschijnlijk lawaaitrauma. Hij werd blootgesteld initieel zowel aan impulsgeluid, zoals de geweerschoten in het leger, als aan de knal bij de ontploffing. Nadien was er jarenlang chronische lawaaiblootstelling op het werk. De initiële tinnituswaarneming kadert in de diagnose. Bij lawaaislechthorendheid komt bij de meeste patiënten tinnitus voor. Bij chronische lawaaiblootstelling wordt een toonaudiogram verwacht met 4000 en 6000 Hz als meest aangetaste frequenties. Het impulsgeluid en mogelijk erfelijke factoren hebben ervoor gezorgd dat bij deze patiënt meer een type toonaudiogram als bij presbyacusis bestaat.
> De aanzet voor de toename van waargenomen luidheid was een nieuwe lawaaioverbelasting.

➥ *Waarom nam de tinnitusluidheid toe?*

Meerdere hypothesen ondersteunen het centraal neurofysiopathologisch ontstaansmechanisme van tinnitus. Veranderende en verminderende auditieve signalen door het perceptief gehoorverlies lokken processen van gewijzigd auditief corticaal functioneren uit. Dit proces wordt hersenplasticiteit genoemd. Nieuwe synapsen worden actief, waardoor andere dan de oorspronkelijk signalen de corticale werking sturen. Ook treden er wijzigingen op in het autonoom centraal zenuwstelsel met invloed op emotie en affect. In dit proces krijgen zowel cognitieve als externe niet-auditieve invloeden meer vat op de corticale hyperactiviteit. Externe invloeden zijn de cervicale proprioceptie met rechtstreekse synapsen op de dorsale cochleaire nucleus, of gebruik van opwekkende middelen. Cognitieve invloeden zijn depressie met verminderde centraal neurologische inhibitie en het gericht aandacht geven aan de tinnitus. De progressieve ontwikkeling van hyperacusis dient mede in dit centraal proces gezien te worden met verminderende inhibitiemogelijkheden.

Bij deze patiënt vormen het gericht zijn op en niet kunnen negeren van de tinnitus, de cervicaal uitgelokte spierspanning en de instellende depressieve stemming een basis voor de toename in luidheid.

Behandeling en beleid

De behandeling bestaat in de eerste plaats uit de behandeling van de aandoening die de tinnitus veroorzaakt. Het beleid betreffende de tinnitus zelf vangt aan met counseling en met het verklaren van het ontstaansmechanisme van de tinnitus. De patiënt dient op basis van de gevoerde diagnostiek gerustgesteld te worden dat er geen sprake is van een levensbedreigende toestand.
De belangrijke uitlokkende factor van geluidsoverbelasting dient vermeden te worden. Geluidsbescherming in lawaai moet stipt gebruikt worden. Dit is zeer belangrijk in het preventieve beleid bij geluidblootstelling, zowel in het beroep als gedurende vrijetijdsbesteding.

Een hoeksteen van de tinnitusbehandeling is de *tinnitus retraining-therapie*. Essentiële elementen in deze benadering zijn de bespreking van het ontstaansmechanisme en de methoden om de tinnitus zoveel mogelijk te negeren. Dit houdt in niet naar de tinnitus te luisteren en ook niet actief te trachten de tinnitus te controleren. Dit kan variëren van eenvoudig advies tot psychotherapeutische training. Een tweede essentieel element is het gedoseerd aanbieden van geluid. Dit geluid dient de tinnitus niet te overstemmen. Maskering is niet nodig en niet gewenst. Het geluid kan in vele vormen aangeboden worden. Hiervoor werden specifieke hoortoestellen ontworpen zoals de ruisgeneratoren, toestelletjes die lijken op hoortoestellen en constant een ruistoon maken. De iPod-rage maakt het gebruik voor het aanbieden van geluid wel laagdrempelig. Achtergrondmuziek met relaxerende natuurgeluiden vormt een geschikte stimulatie. Bij gehoorverlies wordt dan ook aangeraden hoortoestellen te dragen. Deze zorgen ervoor dat het omgevingsgeluid even luid op alle toonhoogtes aan de patiënt wordt aangeboden.
Effecten van deze therapie worden beoordeeld over periodes van meerdere maanden.
De behandeling zal zich ook richten op de extra-auditieve invloeden zoals stresscoping, vermijden van opwekkende middelen en behandeling van spierspanningsproblemen. Bij tevens bestaande depressie kan het gebruik van antidepressiva verantwoord zijn.

> Lawaaibescherming vormt de preventiehoeksteen van tinnitus en perceptief gehoorverlies.

Ziekteverloop

De patiënt wordt gerustgesteld dat de oorzaak de lawaaischade is. Hij geeft toe ernstig te hebben gevreesd voor een hersentumor. Enkele sessies met *tinnitus retraining*-therapie worden verstrekt. Een hoortoestel met open oorstuk wordt beiderzijds aangepast. Patiënt zet zoveel mogelijk achtergrondmuziek op.
Bij het werk in de lawaaiige omgeving gebruikt hij zeer nauwgezet gehoorbescherming. In een behandeling voor de cervicale klachten wordt door de huisarts voorzien. Een procedure voor erkenning als beroepsziekte van de lawaaislechthorendheid werd ingezet. Een jaar later blijkt hij op de gehoortests een oncomfortabel luidheidniveau van 100 dB te bereiken. Subjectief is de hyperacusis niet meer sociaal storend en hij trekt zich niet meer terug uit sociale activiteiten. De subjectieve luidheid van de tinnitus van het rechter oor geeft patiënt nu aan als 4/10. Links is het 7/10 gebleven, maar hij ervaart er minder hinder van.

Toekomst

Door betere inzichten in de neurofysiologische processen zal het mogelijk worden nog meer gerichte therapieën te gebruiken. Beeldvorming zoals functionele MRI, kwantitatieve EEG-analyses en analyse van het centraal auditief systeem kunnen mogelijk disfunctiezone en -proces aantonen.

Neurofarmaca met mogelijk intracochleaire toediening, meer gerichte geluidstherapieën, en behandelingen met corticale stimulaties, bijvoorbeeld met transcraniale magnetische stimulatie, zullen de behandelmogelijkheden uitbreiden.

12 Is elke duizeligheid 'Menière'

L.J.J.M. Boumans

Een gezonde vrouw van 32 jaar krijgt af en toe spontaan last van een bromtoon in haar linker oor. Zij is opgeleid tot diëtiste, maar heeft al enige tijd een drukke baan als projectleider bij een verzekeringsmaatschappij. Daarnaast heeft zij een twee-eiige tweeling van anderhalf jaar en een zorgzame partner. Tijdens een korte vakantie wordt het optreden van het geluid voor het eerst gevolgd door een vol gevoel in het linker oor en duizeligheid. Daarbij voelt zij zich ook niet lekker. Gelukkig zijn de klachten na een halfuurtje verdwenen. De problemen komen nog enkele keren terug, maar zijn niet zo hinderlijk dat patiënte daarvoor naar haar huisarts gaat.

Duizeligheid in soorten en maten

Duizeligheid is een vaag begrip. Iedereen weet wel zo'n beetje wat daaronder verstaan wordt, maar elke patiënt kan er telkens weer iets anders mee bedoelen.
Daarom is de anamnese vaak lastig, maar onthoud: een goede anamnese is essentieel in het proces van diagnostiek en behandeling van een patiënt met duizeligheid.

➥ *Bestaan er verschillende soorten duizeligheid?*

Een belangrijk onderscheid is het verschil tussen vestibulaire duizeligheid en aspecifieke duizeligheid.
Bij vestibulaire duizeligheid ontstaan de klachten binnen het vestibulaire systeem, dat bestaat uit de evenwichtsorganen, de verbindingen met de hersenstam en de daarin gelegen vestibulaire kernen, het vestibulocerebellum (flocculus, nodulus en vermis inferior) en de vestibulaire cortex waar de duizeligheid gepercipieerd wordt.
Voorts hebben vestibulaire klachten bepaalde kenmerken waarnaar tijdens de anamnese expliciet gevraagd moet worden.

Dan krijgt patiënte terwijl zij thuis rustig aan de telefoon zit, plotseling een heftige aanval van echte draaiduizeligheid met misselijkheid en braken. Zij kan niet meer zelfstandig lopen en wordt door haar man naar bed gebracht. Daar ligt zij doodstil, bleek en beroerd, met de ogen open om de duizeligheid te onderdrukken. Haar man belt de huisarts die onmiddellijk langskomt.

➥ *Welke vragen stelt de huisarts?*

Hoofdpijn? Bewusteloos geweest? Visusstoornis? Verlamming? Pijn op de borst of hartkloppingen? Iets verkeerds gegeten? Buikpijn of diarree? Medicijnen gebruikt of alcohol gedronken? Hyperventilatie? Last van de oren?

Zij vertelt dat zij de hele wereld ziet draaien, dat zij zich heel ziek voelt, dat haar linker oor suist en vol en doof aanvoelt. En dat zij haar hoofd stil moet houden omdat zij anders telkens moet braken.

➥ *Waarom denkt de huisarts nu dat onze patiënte aan vestibulaire duizeligheid lijdt, en niet aan aspecifieke duizeligheid?*

Kenmerken van vestibulaire duizeligheid

- De duizeligheid kan benoemd worden als vertigo: de illusie van een ruimtelijke orientatiestoornis, gepaard gaande met bewegingen die herleid kunnen worden tot het vestibulaire systeem (rotaties en/of translaties) en met klachten op basis van een gestoorde vestibulo-oculaire reflex, zoals oscillopsie tijdens lopen en 'vertraagde' bewegingen van het visuele beeld bij hoofdbewegingen.
- De duizeligheid wordt veroorzaakt of verergerd door hoofdbewegingen.
- De duizeligheid gaat gepaard met misselijkheid/braken en otologische of neurologische klachten.
- De duizeligheid treedt op in aanvallen.

Klachten van de kant van de oren zijn (liefst eenzijdig): slechthorendheid, suizen en/of druk of vol gevoel in dat oor. Soms ook overgevoeligheid voor harde geluiden (hyperacusis), terwijl het geluid vervormd kan klinken. Als neurologische klachten kunnen gemeld worden hoofdpijn, verandering van bewustzijn, dubbelzien of andere visusstoornissen, problemen met de spraak of met het slikken, of met het evenwicht, de kracht of de sensibiliteit.

Aspecifieke duizeligheid heeft veel minder uitgesproken kenmerken: een licht of ijl gevoel in het hoofd, geen goed contact met de werkelijkheid, beduusd, alsof op kussens, het duizelt. Meer chronisch van aard, geen duidelijke relatie met hoofdbewegingen, meer situationeel bepaald optredend, vage dubbelzijdige oorklachten zoals suizen of verminderd gehoor, druk in het hoofd.

In de anamnese bij duizeligheid moet verder altijd gevraagd worden naar het gebruik van medicijnen en naar mogelijke intoxicaties, naar de voorgeschiedenis/traumata/operaties, naar bestaande problemen met visus, motoriek of evenwicht, en naar de gevolgen van de duizeligheid voor het dagelijks functioneren.

Anamnese bij duizeligheid

	vestibulair	*aspecifiek*
verloop in de tijd	aanvallen?	meer chronisch?
uitlokkend moment	hoofdbeweging?	situationeel?
co-symptomen	neuro-otologisch?	algemeen?
aard van de klachten	beweging?	vaag, onzeker?

- Vroegere ziekten/ongevallen/traumata?
- Gebruik van medicijnen, alcohol, drugs of tabak?
- Psychosociale problemen?
- Aandoeningen in de familie?

De huisarts meet bij patiënte de pols en de bloeddruk: deze zijn normaal. In de ogen ziet hij een horizontaal-rotatoire nystagmus naar links. Geen anisocorie. Zij krijgt enkele zetpillen tegen het braken en pilletjes tegen de duizeligheid.
Uiteindelijk valt zij in slaap en de volgende dag wordt zij wakker met een katergevoel, maar de draaiduizeligheid en het suizen zijn verdwenen. Ook is het gehoor weer normaal. Echter, in de maanden daarna krijgt zij nog enkele spontane aanvallen van duizeligheid, waarna het suizen blijft bestaan. Daarom maakt zij een afspraak op het spreekuur van de huisarts.

➡ *Wat zal de huisarts nu doen?*

De huisarts tracht opnieuw te bepalen wat de oorzaak van de duizeligheid is. De anamnese wordt herhaald en patiënte krijgt een algemeen onderzoek met nadruk op onderzoek van ogen, oren, houding en evenwicht en neurologische symptomen en motoriek.

Patiënte vertelt nog drie keer een aanval gehad te hebben: het is net een tijdbom die begint met een laagtonig geluid in haar linker oor. Vlak daarna draaiduizeligheid (vertigo), misselijkheid en ten slotte braken. Tijdens de aanval is er geen hoofdpijn, patiënte

is volkomen helder, heeft geen visusklachten, kan normaal praten en slikken en heeft geen verlammingen of stoornissen in de sensibiliteit. Geen hartkloppingen of diarree, wel pollakisurie tijdens een aanval.
De bloeddruk en de pols blijken opnieuw normaal te zijn. Geen tekenen van anemie, geen nystagmus. Geen oorafwijkingen, de middenoren zijn luchthoudend. De proef van Rinne (met een stemvork van 512 Hz) is rechts en links positief, bij de proef van Weber geeft patiënte lateralisatie naar rechts aan. Verder geen afwijkingen bij lichamelijk onderzoek.

De conclusie van de huisarts luidt: bij patiënte is sprake van vestibulaire duizeligheid, waarschijnlijk afkomstig uit het linker labyrint. Als mogelijke diagnose komen dan op grond van incidentie in aanmerking: in volgorde: BPPD (benigne paroxismale positieduizeligheid), neuritis vestibularis of de ziekte van Menière en, zeldzamer, perilymfefistel, congenitale binnenoorafwijking en brughoektumor (vestibularisschwannoom).

Een consult bij de kno-arts wordt aangevraagd voor aanvullend onderzoek en een voorstel voor behandeling.

Differentiaaldiagnose bij vestibulaire duizeligheid

De oorzaken van vestibulaire duizeligheid kunnen op verschillende manieren gerangschikt worden:
- naar lokalisatie, van perifeer naar centraal, van het uitwendige oor, het middenoor naar het binnenoor/labyrint, de nervus vestibularis in de brughoek naar de hersenstam, cerebellum en cerebrum
- naar etiologie: congenitaal, trauma, ontsteking/infectie, tumor en een restgroep
- naar frequentie van voorkomen en klachtenpatroon. Perifeer vestibulaire stoornissen komen vaker voor dan centrale, en de meest frequent voorkomende stoornis is BPPD.

De kno-arts noteert: patiënte is altijd gezond geweest. In het verleden geen trauma of operatie van betekenis. Geen neiging tot kinetose, geen ziekten in de familie, met name geen migraine. Zij rookt niet, drinkt geen alcohol. Medicatie: orale anticonceptie. Psychosociaal geen problemen, in de vrije momenten tennist zij met plezier.
Het gehoor is links nog steeds verminderd, met continu oorsuizen links. Geen duizeligheid.

Kno-onderzoek:
- otoscopie: geen afwijkingen
- stemvorkonderzoek: proef van Rinne is beiderzijds positief. Proef van Weber: lateralisatie naar R
- visus: normaal
- oculomotoriek: normaal
- facialis-, tong-, farynx- en larynxfunctie: normaal, symmetrisch.

➥ *Moet nu aanvullend onderzoek verricht worden, en zo ja welk?*

Op grond van de anamnese en de gegevens van de huisarts hoeft geen oriënterend laboratoriumonderzoek verricht te worden. Er lijkt in eerste instantie geen sprake van een congenitale of traumatische oorzaak, noch van een ontsteking. Audiometrie is aangewezen om de aard en de omvang van het gehoorverlies links vast te stellen.

Bij patiënte wordt een toonaudiogram gemaakt (figuur 12.1).
Het gehoor rechts is geheel normaal, links wordt een perceptief gehoorverlies gevonden. Op het spraakaudiogram is het verlies in overeenstemming met het toonaudiogram, zonder discriminatieverlies. Brainstem-evoked response audiometrie: geen aanwijzingen voor retrocochleaire pathologie links. De waarschijnlijkheidsdiagnose wordt gesteld op ziekte van Menière links.

➥ *Wat is de ziekte van Menière, en hoe wordt de diagnose gesteld?*

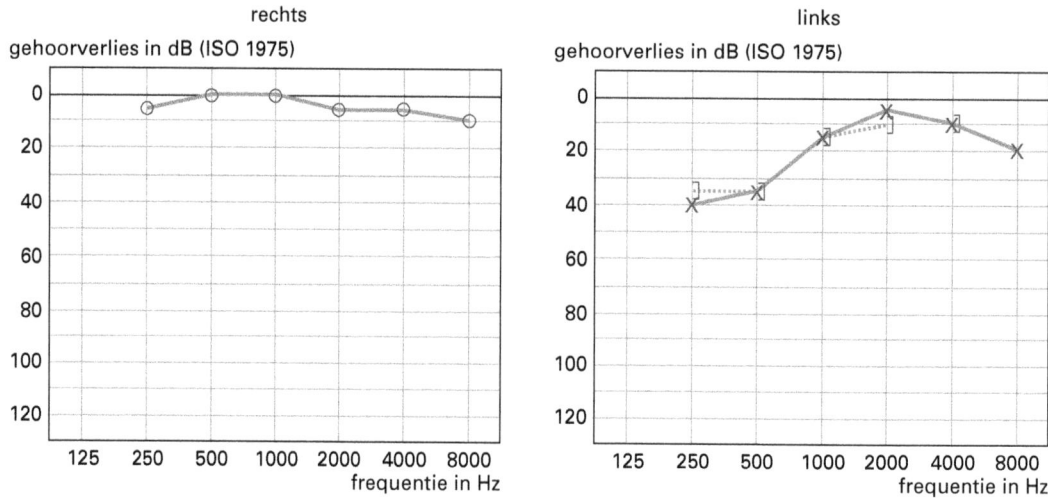

Figuur 12.1 *Perceptief gehoorverlies links, vooral in de lage tonen. Bij de frequentie van 500 Hz wordt lateralisatie naar rechts aangegeven.*

De ziekte van Menière is een aandoening van het labyrint, waarvan de precieze oorzaak niet bekend is. In het algemeen wordt verondersteld dat het pathologisch substraat van de aandoening een hydrops van de endolymfatische ruimte in het labyrint is, e causa ignota en klinisch niet aantoonbaar. Deze hydrops wordt post mortem regelmatig aangetroffen, vaak ook bij mensen die tijdens hun leven in het geheel geen klachten van Menière of van het betreffend oor hebben gehad.

De diagnose ziekte van Menière kan gesteld worden met verschillende graden van (on)zekerheid, afhankelijk van de aard van het klachtenpatroon en van de diagnostische mogelijkheden die ter beschikking staan.

De kno-arts oordeelt over de indicatiestelling van een functioneel evenwichtsonderzoek. Een calorische hyporeflexie kan meestal pas in een later stadium worden aangetoond.

Diagnose

De ziekte van Menière is een klinische waarschijnlijkheidsdiagnose, omdat de oorzaak niet bekend is en het organisch substraat klinisch niet aantoonbaar is. MRI draagt bij tot het stellen van de differentiaaldiagnose, maar toont hydrops niet rechtstreeks aan.

Ziekte van Menière

De ziekte van Menière is een complex van symptomen dat veroorzaakt wordt door een plotselinge stoornis van het binnenoor, zowel cochlea als vestibulair orgaan, zonder bekende oorzaak en waarbij een toename optreedt van het endolymfatisch compartiment.

De patiënt heeft een trias van klachten: aanvallen van vertigo, een wisselend gehoorverlies in één oor, met suizen en/of een drukgevoel in dat oor. Tevens misselijkheid en vaak ook braken.

Soms kan met betrekking tot dat oor wel een oorzaak vermoed worden, bijvoorbeeld een congenitale afwijking, een trauma of operatie (in het verleden) of een ontsteking. Men spreekt dan van een secundaire hydrops.

Bij deze aandoening zijn de anamnese en het audiogram in essentie de meest bepalende elementen. De aanvallen van duizeligheid treden spontaan op en duren minstens een kwartier en meestal een tot enkele uren. Het betreft een soort van duizeligheid met evidente sensaties van beweging, meestal draaien (vertigo), en gaat gepaard met een beroerd gevoel, transpireren, mis-

selijkheid en braken zoals bij bewegingsziekte. Daarbij tevens (veranderingen van) eenzijdige oorsymptomen, terwijl de patiënt toch vaak niet kan aangeven waar de klachten vandaan komen! Er moet expliciet naar gevraagd worden. Geen hoofdpijn of verandering van het bewustzijn, geen visusstoornissen of andere neurologische klachten. Wel maken de plotselinge aanvallen de patiënt onzeker en angstig, met alle gevolgen van dien.
Bij onderzoek van het gehoor wordt aanvankelijk een wisselend, later een meer permanent perceptief verlies gezien in het aangedane oor.

> De resultaten van het onderzoek en de diagnose worden met de patiënte besproken. Daarbij wordt vooral aandacht besteed aan uitleg over het mechanisme van het klachtenpatroon en over het goedaardige maar tevens frustrerende karakter van de aandoening. Helaas is een oorzaak niet bekend en zodoende is acceptatie van het probleem aanbevelenswaardig. Ook bij de directe omgeving van de patiënt moeten begrip en medeleven gewekt worden, slechts dan is een goede begeleiding mogelijk.

Behandeling

- Gedegen onderzoek, uitleg, geruststelling en advies.
- Regelmatige maar gevarieerde leefwijze; niets doen en Ziektewet zijn niet profijtelijk, de Arbodienst moet door de patiënt zelf worden ingeschakeld. Zorgen voor voldoende lichaamsbeweging en vermijden van cafeïne, alcohol, tabak en stress (acroniem CATS).
- Bij een aanval moet de patiënt kunnen beschikken over medicijnen tegen braken (bijvoorbeeld een suppositorium prochloorperazine 25 mg) en tegen duizeligheid/malaise/angst, bijvoorbeeld een rectiole diazepam 10 mg of tabletten cinnarizine 25 mg of meclozine 25 mg. De plaats van preventieve medicatie staat ter discussie en wordt individueel door de kno-arts bepaald.
- De patiënt moet (weer) de eigen agenda gaan voeren en plannen gaan maken. De behandelend arts zal in dit proces participeren en de controle voeren.

In zeldzame gevallen van persisterende en invaliderende aanvallen van duizeligheid moet een ablatieve therapie (uitschakeling van het vestibulaire orgaan) in overweging genomen worden, zoals intratympanale gentamicinetoediening of selectieve vestibulaire neurectomie. Op dat moment zullen alle andere oorzaken van de stoornis met grotere mate van zekerheid uitgesloten dienen te zijn.

> De patiënte heeft de uitleg van haar probleem begrepen, zij zal proberen op haar werk enkele extra taken af te stoten en verder minstens twee keer per week te gaan tennissen. Op die momenten zal haar man voor de tweeling zorgen.
> Bij een controle twee maanden later blijkt dat de aanvallen in ernst en frequentie zijn afgenomen. Het linker oor piept nog wel, maar eigenlijk vooral in stilte. Zij vindt dat het haar redelijk goed gaat en zij krijgt een nieuwe controleafspraak voor over twee maanden.

➥ *Waar komt de naam Menière vandaan, en waarom hoor je de diagnose zo vaak bij mensen met duizeligheid?*

Prosper Menière was een Franse arts die in 1861 een heldere beschrijving gaf van het complex van symptomen én die stelde dat het probleem in het labyrint zit en niet berust op een soort 'congestieve apoplexie' in de hersenen zoals tot dan toe vermoed werd.
De prevalentie van de ziekte is in de verschillende landen geheel anders: voor het Verenigd Koninkrijk wordt opgegeven 160 op 100.000 inwoners, voor Zweden ongeveer 50, VS 15 en Frankrijk 8, terwijl het in Japan weer vaker voorkomt. Verder ontstaat de ziekte meestal op jongmiddelbare leeftijd, iets meer bij vrouwen dan bij mannen.
Aanvallen van vestibulaire duizeligheid hebben kenmerken die vaak doen denken aan de treffende beschrijving van Menière, waardoor het verleidelijk is al dat soort aanvallen van vertigo met de term Menière te bestempelen. De eenzijdige oorsymptomen en het audiogram zijn echter onmisbaar bij de diagnose ziekte van Menière.

► *Waarom bestaan er zoveel behandelingen voor deze aandoening?*

Het beloop van de ziekte van Menière is grillig, met plotse spontane aanvallen van verschillende heftigheid, perioden met soms één aanval, soms met veel aanvallen, en dan weer een tijdje niets. De oorzaak is niet bekend, dus er is slechts een symptomatische behandeling mogelijk.
En op grond van pathofysiologische overwegingen zijn allerlei manieren bedacht om vooral de aanvallen van duizeligheid te bestrijden en te voorkomen. Dat lukt natuurlijk het best als een patiënt in een periode van aanvallen verkeert, want op zo'n moment kan hij alleen maar beter worden. Zodoende lijken veel behandelingen succesvol.

Conclusie

De ziekte van Menière is voor de patiënt (en alle personen in de nabije omgeving) vaak een zeer hinderlijk en soms zelfs invaliderend probleem dat ook van de arts alle aandacht verdient.
Een grondig differentiaaldiagnostisch beleid is wel gewettigd.

13 De patiënt die vreest van zijn stelling te vallen

F. Wuyts

Een man van 37 jaar consulteert de kno-arts in verband met duizeligheidsklachten die enkele weken geleden begonnen zijn. De duizeligheid wordt omschreven als een kortdurende draaisensatie (rotatoir) die uitgelokt wordt bij het omhoogkijken, of bij het gaan liggen in bed. Vooral bij het draaien van de linker op de rechterzij wordt hij heel duizelig en soms wordt hij er 's nachts wakker van. De duizeligheid duurt meestal maar enkele seconden en nooit langer dan een minuut. De misselijkheid die er soms mee gepaard gaat, kan wel langer aanhouden. Hij werkt als bouwvakker en durft niet meer op stellingen te staan, uit vrees eraf te vallen. Hierdoor is deze patiënt nu al twee weken arbeidsongeschikt.

➥ *Wat is er zo typisch aan deze vorm van duizeligheid?*

De vertigo is positiegebonden, heeft een rotatoir karakter en duurt slechts enkele seconden.

➥ *Welke vragen zijn van belang om de oorzaak van dit soort duizeligheid te achterhalen?*

Het letterwoord WF STONED (zie kader) is een handig memotechnisch middel voor de anamnese van vertigo. Het bevat de voornaamste vragen die een differentiaaldiagnose in heel wat gevallen toelaat.

- **S**inds wanneer is de duizeligheid aanwezig (spontaan begonnen, na een griepachtige aandoening, na een trauma,...)
- **T**rigger: wat lokt de duizeligheid uit (bukken, rechtop gaan zitten, draaien, bij het stappen, spontaan,...)
- **O**tologische symptomen: zijn er otologische symptomen die gepaard gaan met de duizeligheid: tinnitus, gehoorverlies, vol gevoel in de oren,...
- **N**eurologische symptomen: treden er neurologische symptomen op zoals hoofdpijn, tintelingen in handen of vingers, flikkeringen enzovoort?
- **E**volutie: hoe is de evolutie in de tijd, bijvoorbeeld in het begin erger en nadien beter? Nemen de klachten toe of blijven ze constant?
- **D**uur: hoelang duurt de duizeligheid: enkele seconden, minuten, uren of dagen?

➥ *Sinds wanneer is de duizeligheid aanwezig? Was er een duidelijke aanleiding?*

Bij navraag blijkt dat de patiënt enkele weken geleden zijn hoofd heeft gestoten op zijn werk. Enkele dagen later zijn de duizeligheidsklachten begonnen.

➥ *Welke bewegingen lokken de duizeligheid uit (trigger)?*

Omhoogkijken, bukken, in bed gaan liggen, draaien van de ene op de andere zij, lokken allemaal de duizeligheid uit. 's Morgens heeft hij er het meeste last van, maar in de loop van de dag neemt de hinder af.

➥ *Zijn er **otologische** symptomen?*

Af en toe heeft de patiënt last van oorsuizen links, maar deze klachten bestaan al geruime tijd. Het oorsuizen neemt tijdens de vertigo niet toe of af. Verder is er subjectief een normaal gehoor.

➥ *Zijn er **neurologische** symptomen?*

Patiënt heeft geen last van hoofdpijn, maar soms wel tintelingen in de vingers.

➥ *Hoe **evolueert** de duizeligheid in de tijd?*

De klachten zijn in de loop van de afgelopen weken stabiel gebleven. Sommige dagen heeft de patiënt duidelijk meer last dan andere dagen, maar er zit geen echte regelmaat in.

➥ *Hoelang **duurt** de duizeligheid?*

De patiënt is vrij duidelijk over het feit dat de duizeligheid telkens niet meer dan 30 seconden duurt. Hij is dan wel 'het noorden kwijt', moet zich stevig vasthouden en wachten tot het over is. Hij wil dit risico niet lopen op de bouwwerf, vandaar dat hij al twee weken arbeidsongeschikt is.

Differentiaaldiagnose

Algemeen kan men stellen dat het hier gaat over positionele vertigo. De anamnese maakt het mogelijk een eerste onderscheid te maken tussen positionele vertigo van het type BPPD of van mogelijke andere aard (bijvoorbeeld duizeligheid enkel bij rechtop komen duidt meer op een orthostatische component). Vervolgens tracht men op basis van een anamnese uit te maken of het een BPPD van het posterieure halfcirkelvormige kanaal betreft of van het anterieure of laterale kanaal en welke zijde het gevoeligst is. De diagnose BPPD van het posterieur halfcirkelvormige kanaal is gebaseerd op een positieve Dix-Hallpike-manoeuvre.

Differentiaaldiagnose positionele vertigo

- Benigne paroxismale positieduizeligheid (BPPD)
- Perilymfefistel
- Drug- en/of alcoholintoxicatie
- Ziekte van Menière
- Centrale positionele vertigo
- Vertebrobasilaire insufficiëntie
- Migrainegeassocieerde vertigo
- Cervicale pathologie

Dix-Hallpike-manoeuvre

Voor de Dix-Hallpike-manoeuvre (figuur 13.1) dient de patiënt plaats te nemen op een onderzoekstafel, zodanig dat wanneer hij achterover gaat liggen, zijn hoofd afhangt van de tafel.
Het is zeer belangrijk om met de test te beginnen aan de symptomatische zijde. Zo niet, dan is er het risico dat het pakketje otoconia te veel verspreid wordt, waardoor de diagnose moeilijker gesteld kan worden.
Draai eerst het hoofd van de patiënt 45° horizontaal naar een kant. Dit positioneert het posterieure halfcirkelvormige kanaal van die zijde in het vlak van de beweging. Leg vervolgens de patiënt in een vloeiende beweging op de rug, waarbij het hoofd 30 à 45° afhangt in hyperextensie, nog steeds in een hoek van 45° ten opzichte van het midden. Observeer tegelijkertijd de oogbewegingen van de patiënt, hetzij met het blote oog, met een frenzelbril of indien mogelijk met een IR-videosysteem. Aangezien een latentietijd tot 30 seconden mogelijk is, is het zaak voldoende lang te wachten alvorens de patiënt weer rechtop te zetten.

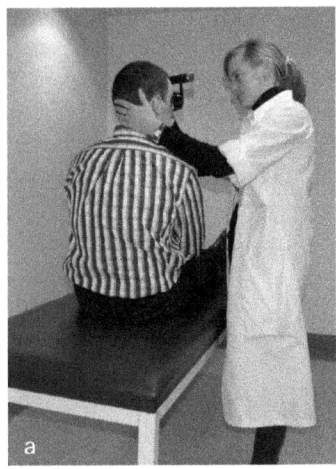 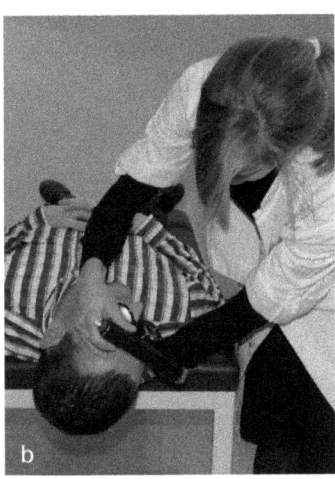

Figuren 13.1a en b *Dix-Hallpike-manoeuvre*.

Bij het uitvoeren van deze test met het hoofd gedraaid naar *rechts* treedt bij de patiënt een rotatoire nystagmus op met de snelle component naar beneden gericht (geotroop). Binnen de tijdspanne van ongeveer een minuut neemt de nystagmus in intensiteit toe en dan weer af en verdwijnt. Tijdens de test ervaart de patiënt een duizeligheid die typisch is voor zijn klachten.
Bij het oprichten van de patiënt in zijn initiële positie keert de nystagmus zich om, maar deze nystagmus is vaak veel minder intens (inversiefenomeen).
Bij het uitvoeren van de test naar *links* is er geen nystagmus en geen vertigo.
De test is kenmerkend voor een canalolithiasis van het rechter posterieure halfcirkelvormige kanaal.

Benigne paroxismale positieduizeligheid (BPPD)

De meest voorkomende oorzaak van positionele vertigo is benigne paroxismale positieduizeligheid, een goedaardige, plotseling opkomende positiegebonden vertigo. De klachten van BPPD kunnen verklaard worden op basis van een puur mechanisch model. BPPD wordt namelijk veroorzaakt doordat otoconia (calcietkristallen) van de utriculaire of sacculaire maculae uit het vestibulum verkeerd zijn terechtgekomen in een van de halfcirkelvormige kanalen (canalolithiasis: otoconia vrij ronddwarrelend of cupulolithiasis: otoconia vastzittend tegen cupula). Deze otoconia, die vrij rond dwarrelen in de visceuze endolymfe van de halfcirkelvormige kanalen, zoeken bij een positieverandering steeds het laagste punt. Tijdens deze verplaatsing van de otoconia ontstaat een convectiestroming in de endolymfe, wat resulteert in een beweging van de cupula ampullaris. Hierdoor ontstaat een perceptie van beweging, die enkele seconden langer duurt dan de initiële hoofdbeweging. Dit sensoriële conflict resulteert in vertigo of draaiduizeligheid. Typisch duurt de draaiduizeligheid enkele seconden, totdat de otoconia neergedwarreld zijn naar het laagste punt van het halfcirkelvormige kanaal. Dit fenomeen is vergelijkbaar met wat er gebeurt in een kleine glazen speelgoedbol met een figuurtje en met kunstmatige sneeuwvlokjes die opdwarrelen als je hem schudt en die binnen enkele seconden weer op de bodem liggen. Typisch voor BPPD is dat het uitputbaar is, want herhaalt men de Dix-Hallpike-manoeuvre, dan zijn nystagmus en vertigo de tweede keer veel minder hevig.
Bij de meest voorkomende bewegingen uit het dagelijks leven zal het débris niet spon-

taan migreren naar het vestibulum waar het gecapteerd of afgebroken wordt, waardoor de klacht blijft bestaan gedurende dagen, weken of soms maanden.
De meest directe oorzaak voor BPPD is een trauma waarbij een massa otoconia van de utriculaire of sacculaire maculae loskomt, al dan niet in een tweede tijd (delayed). Meestal komen de otoconia terecht in het posterieure halfcirkelvormige kanaal, soms in het anterieure of laterale. In geval van een trauma kan zelfs bilateraal BPPD ontstaan. Trauma en andere binnenooraandoeningen zoals ziekte van Menière of neuritis vestibularis, kunnen slechts zes procent van de BPPD-gevallen verklaren. Voor de overige gevallen van BPPD is de etiologie nog niet goed bekend. BPPD is de meest frequente oorzaak van evenwichtsklachten in de kno-praktijk. De eenjaarsprevalentie bedraagt 3,4% bij personen ouder dan 60 jaar. De gecumuleerde (lifetime)prevalentie bedraagt 10%. BPPD komt bij vrouwen bijna tweemaal vaker voor dan bij mannen. De klachten verdwijnen dikwijls spontaan na enkele weken tot maanden. Soms zijn er remissies en recidieven gedurende weken tot jaren en heel zelden zijn er persisterende klachten.

Aanvullende onderzoeken

Onder aanvullende onderzoeken verstaat men audiometrisch onderzoek, evenwichtsonderzoek (elektronystagmografie of videonystagmografie) en beeldvorming.
Indien een zuiver horizontale nystagmus voorkomt bij de Dix-Hallpike-manoeuvre, dient de 'roll-test' uitgevoerd te worden waarbij de patiënt op de rug ligt en het hoofd in flexie 30° opgericht. Hierdoor is het horizontale halfcirkelvormige kanaal in het verticale vlak gesitueerd. Men draait vervolgens het hoofd ongeveer 90° naar een kant, terwijl men de oogbewegingen observeert. Men herhaalt dit voor een hoofddraai naar de andere kant en bekijkt opnieuw eventuele nystagmus. Is de nystagmus zuiver horizontaal, dan wijst dit sterk op een horizontaal-kanaal BPPD. Aangezien beide horizontale kanalen zich in het vlak van de beweging bevinden, worden beide geprikkeld door de hoofdrotatie. Dit maakt het aanduiden van de aangedane zijde complexer. Men kiest meestal voor de meest symptomatische zijde.

In het kader van de diagnosestelling van BPPD is het van belang andere oorzaken uit te sluiten, want in een aantal gevallen is BPPD secundair aan andere etiologieën van een labyrintdisfunctie. Ook indien de behandeling van BPPD niet efficiënt blijkt na enkele behandelingen, of indien het over positionele vertigo gaat die niet identificeerbaar is als BPPD (posterieur, anterieur of lateraal halfcirkelvormig kanaal), dient ongetwijfeld meer geavanceerd onderzoek uitgevoerd te worden.
Positionele vertigo kan van centrale of perifere aard zijn. Zie hiervoor de lijst van differentiaaldiagnoses. De belangrijkste discriminerende factoren tussen perifere of centrale positionele vertigo zijn de volgende inconsistenties:
– indien er een duidelijke nystagmus optreedt, zonder dat de patiënt duizeligheid ervaart;
– indien de nystagmus die optreedt niet kan worden gecorreleerd met een prikkeling van het halfcirkelvormige kanaal dat bij de positionering wordt gestimuleerd (bijvoorbeeld een zuiver torsionele nystagmus tijdens een horizontaal-kanaalstimulatie).

Behandeling

Bij de patiënt worden met een interval van een week twee behandelingen uitgevoerd met een epleymanoeuvre. Bij de tweede zitting verklaart de patiënt dat hij geen houdingsgebonden duizeligheid meer heeft. Hij wordt ook weer arbeidsgeschikt verklaard.

In eerste instantie beoogt men een volledige reductie van de symptomen door de vrije otoconia in het vestibulum terug te brengen. Veelgebruikte repositie- en bevrijdingsmanoeuvres zijn die van Epley en Sémont voor het achterste en/of voorste halfcirkelvormige kanaal. Het grootste verschil tussen beide manoeuvres is de snelheid. Bij de epleymanoeuvre gaat de behandeling traag, omdat deze gebaseerd is op het telkens migreren van het débris naar het laagste punt van het halfcirkelvormige kanaal. Dat de epleymanoeuvre traag wordt uitgevoerd, heeft zijn voordeel bij oudere of zwaarlijvige patiënten. Tevens is het voor de onderzoeker mogelijk om tijdens de manoeuvre met bijvoorbeeld video-oculoscopie de oogbewegingen waar te nemen. De manoeuvres van Lempert (of barbecuerol) en De la Meilleure worden toegepast voor horizontaal-kanaal BPPD. Eventueel kan men de behandeling aanvullen met vestibulaire habituatietraining en/of Brandt-Daroff-oefeningen. Deze hebben voornamelijk tot doel te verhinderen dat mogelijke residuen van otoconia in de maanden na de behandeling opnieuw een klonter vormen. De bewegingen stimuleren het verspreiden van eventuele resterende otoconia in de endolymfe, waardoor ze makkelijker oplossen.

Epleymanoeuvre voor het linker posterieure halfcirkelvormige kanaal

De patiënt wordt tijdens de epleymanoeuvre eerst in de Dix-Hallpike-positie gebracht en wordt daar gehouden tot nystagmus en vertigo verdwenen zijn (positie 1). De patiënt blijft dan nog dertig seconden in die positie. Vervolgens wordt het hoofd traag 90° gedraaid naar de niet-aangedane zijde waarbij de extensie ter hoogte van de cervicale wervelkolom behouden blijft (positie 2). Eventuele nystagmus wordt geobserveerd en patiënt wordt gevraagd of hij enige duizeligheid voelt. Ook hier wordt minstens dertig seconden gewacht na het verdwijnen van de symptomen. De patiënt wordt daarna gevraagd op zijn niet-aangedane zijde te rollen met het hoofd 45° naar de grond gedraaid. Hierbij wordt de extensie van het hoofd bewaard (positie 3). Ook nu wordt er nagegaan wanneer er nystagmus of vertigo optreedt. De richting van de nystagmus moet dezelfde zijn als in positie 1. Een omkering van de nystagmus draairichting kan betekenen dat het gaat om een bilaterale aantasting of dat het débris niet volledig is meegekomen (door variatie in de oriëntatie van de kanalen of door foute hoofdposities tijdens de behandeling), waardoor het weer wegzakt en een tegenovergestelde endolymfestroom veroorzaakt met een omgekeerde oogbeweging als gevolg. Men vervolgt wel de procedure. In iedere positie wordt telkens dertig seconden gewacht na het verdwijnen van de klachten om het débris de tijd te geven te migreren. Vervolgens wordt de patiënt, die met het hoofd 45° naar de niet-aangedane zijde gedraaid blijft, gevraagd rechtop te komen zitten (positie 4). Het is belangrijk om bij het rechtopzetten de patiënt goed vast te houden, want bij het opkomen kan het débris terechtkomen op de utriculus. Dit kan een zodanig sterke lineaire sensatie met zich meebrengen dat de patiënt de neiging heeft naar voren of naar achteren te vallen. De manoeuvre wordt beëindigd door het hoofd weer in de neutrale stand te brengen. In deze vier posities wordt het débris telkens door een opeenvolgend deel van het halfcirkelvormige kanaal geloodst tot het weer in het vestibulum is terechtgekomen. Aangezien het ongeveer een tweetal dagen duurt alvorens de otoconia geresorbeerd of opnieuw gecapteerd zijn door de otolietmaculae, kan de patiënt zich 'zweverig' voelen gedurende de eerste dagen na de behandeling. Nadien houden de klachten van 'op wolkjes lopen' op.
Om te voorkomen dat het débris weer in het posterieure halfcirkelvormige kanaal terechtkomt, vraagt men de patiënt de eerstvolgende 48 uur bruuske hoofdbewegingen te vermijden, evenals bukken en omhoogkijken. Ook wordt aangeraden om met een extra hoofdkussen te slapen.
De epleymanoeuvre wordt één keer per sessie uitgevoerd, om niet het risico te lopen dat de vrij ronddwarrelende otoconia in andere delen van het labyrint terechtkomen. Een week na de eerste behandeling dient een controle-onderzoek met eventueel een bijkomende epleymanoeuvre uitgevoerd te worden.

14 Bij het opstaan een scheef gezicht

H.A.M. Marres

Een studente van 24 jaar wordt zich bij ontwaken bewust van een verlamming van het aangezicht aan de linkerzijde. Ze kan haar oog niet meer sluiten en haar mond staat scheef. Ze bemerkt geen andere uitvalsverschijnselen, maar ze is ongerust en denkt zelfs dat ze een 'hersenbloeding' heeft gehad. Ze bezoekt het spoedspreekuur van de kno-arts nadat zij door de huisarts is doorverwezen.

➥ *Welke oorzaken kunnen worden onderscheiden bij een verlamming van het aangezicht?*

Een verlamming van de aangezichtsmusculatuur wordt veroorzaakt door uitval van de nervus facialis. In het algemeen wordt onderscheid gemaakt tussen een centrale en een perifere oorzaak. Met centraal wordt bedoeld een pathogeen proces (vasculair accident, tumor e.d.) intracraniaal boven het niveau van de nucleus nervi facialis. Een perifere oorzaak is gelegen in de nucleus nervi facialis of distaal daarvan. Gewoonlijk betreft dit pathologie in het rotsbeen of in de glandula parotidea.

➥ *Hoe kan een centrale oorzaak voor een aangezichtsverlamming klinisch worden onderscheiden van een perifere oorzaak?*

Indien de oorzaak centraal gelegen is, zal alleen de periorale musculatuur (waaronder de musculus orbicularis oris) zijn uitgevallen. De kruisinnervatie van de nervus facialis voor wat betreft de motorische innervatie van de voorhoofds- en de oogmusculatuur zorgt ervoor dat de functionaliteit van dit deel van het aangezicht bij een centrale facialisuitval blijft gespaard. Bij deze patiënte is er dus sprake van een perifere facialisuitval, aangezien de gehele aangezichtsmusculatuur is aangedaan aan de desbetreffende zijde.

Anamnese

Anamnestische aandachtspunten

- Moment van ontstaan
- Duur van de klachten
- Mate van progressie
- Ernst van progressie
- Geassocieerde symptomen (oor, glandula parotidea)
- Familiaire belasting

Patiënte heeft al enkele dagen last gehad van een vage pijn achter het linker oor, in aansluiting op een verkoudheid. Ze heeft geen andere klachten, haar gehoor is goed, ze ervaart geluiden zelfs wat luider dan anders en ze is niet duizelig. Haar verkoudheid was juist aan de beterende hand. Patiënte gebruikt geen medicatie en ze is niet bekend met diabetes mellitus of andere ziekten. De overige kno-anamnese, de voorgeschiedenis en de familieanamnese zijn blanco.

Onderzoek

➥ *Welke onderzoeken moeten worden verricht om een differentiaaldiagnose te kunnen opstellen?*

Onderzoek bij een perifere facialisuitval

- Beschrijving van de mate van de uitval van de nervus facialis aan de hand van grimasseren, zoals fronsen, de ogen sluiten, de neus ophalen, de lippen tuiten, fluiten enzovoort
- Inspectie van de huid van de periauriculaire regio van de aangedane zijde
- Otoscopie beiderzijds: de gehoorgang, het trommelvlies en het middenoor dienen beoordeeld te worden
- Stemvorkproeven
- Inspectie van de neus (rhinoscopia anterior)
- Inspectie van de mondholte en orofarynx
- Indirecte laryngoscopie
- Palpatie van de hals en de regio van de glandula parotidea

De ernst van een aangezichtsverlamming dient op uniforme wijze beschreven te worden om bijvoorbeeld het beloop bij een patiënt te kunnen volgen. De house-brackmanclassificatie is algemeen aanvaard. Hierbij wordt de uitval van de zenuw geclassificeerd aan de hand van de mate van motorische uitval.

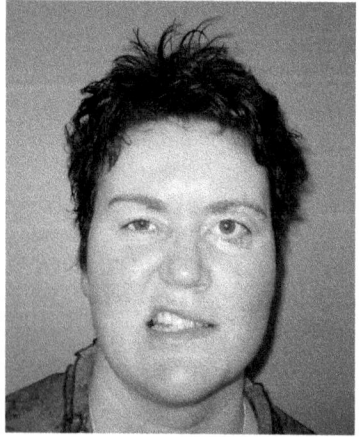

Figuur 14.1 *Aangezicht bij perifere facialisuitval.*

Bij patiënte worden behoudens de facialisuitval geen andere afwijkingen gevonden. Ze heeft een complete uitval, dus een House-Brackmann VI (HB VI) aan de linkerzijde.

➡ *Wat is de differentiaaldiagnose op basis van de anamnese en de onderzoeksbevindingen?*

Op basis van de anamnestische gegevens en het klinisch onderzoek kunnen de meest voorkomende oorzaken van een aangezichtverlamming nagenoeg worden uitgesloten. Slechts dan is er sprake van een idiopathische perifere facialisparese/paralyse ofwel bellverlamming. Daarnaast zou de ziekte van Lyme overwogen kunnen worden, evenals een herpes zoster-infectie sine herpete. Dit laatste ziektebeeld is relatief zeldzaam en wordt veroorzaakt door het varicellazostervirus. Doorgaans wordt een herpes zoster-infectie juist gekenmerkt door de typische vesiculae.

Oorzaken van een perifere aangezichtsverlamming op volwassen leeftijd

- Bellverlamming
- Trauma:
  - schedelbasisfractuur
  - steekverwonding in auriculaire/parotisregio
  - schotverwonding
  - fractuur van mandibula en/of zygoma
  - iatrogeen
- Infectie:
  - herpes zoster-infectie (herpes zoster oticus)
  - otitis media
  - cholesteatoom
  - ziekte van Lyme
- Tumor:
  - glandula parotidea
  - middenoor
  - rotsbeen, brughoek en hersenstam
- Diversen waaronder:
  - diabetes mellitus
  - sarcoïdose
  - syndroom van Melkersson-Rosenthal

➥ *Welke behandelmogelijkheden moeten worden overwogen bij een patiënt met een bellverlamming?*

Indien er een ernstige parese of volledige uitval van de nervus facialis bestaat, dienen er maatregelen genomen te worden om het oog te beschermen tegen uitdroging. Door de ontbrekende knipperfunctie, het ontstaan van een ectropion van het onderooglid en de uitval van de parasympathische innervatie van de glandula lacrimalis loopt het zelfreinigende oog risico op het ontstaan van keratitis, corneabeschadiging en zelfs irreversibele visusvermindering. Het gebruik van een horlogeglaspleister gedurende de nacht in combinatie met kunsttranen moet worden geadviseerd. Overdag dienen indifferente oogdruppels of een oogzalf gebruikt te worden.

Vooral bij ouderen zal een uitval van de nervus facialis ook aanleiding geven tot een bemoeilijkte mondfunctie: het nuttigen van vloeistoffen kan verbeterd worden door de mondhoek met een pleister te ondersteunen en te verstevigen.

Er bestaan aanwijzingen dat een systemische behandeling met prednison gecombineerd met een antiviraal middel het herstel van de verlamming bespoedigt en tevens een gunstige invloed heeft op de uiteindelijke uitkomst. Indien in overleg met patiënt besloten wordt om met deze medicatie te starten, dient dit bij voorkeur binnen drie dagen na de eerste uitvalsverschijnselen te gebeuren, uiteraard alleen als er geen contra-indicaties hiertoe bestaan.

> Nadat patiënte is voorgelicht over de bijwerkingen en de risico's van een behandeling met prednison en famciclovir, besluit zij hiermee te starten (prednisolon 1 mg/kg verdeeld over drie dosis op een dag gedurende vijf dagen, waarna dit met 5 mg/dag wordt afgebouwd en 3 dd famciclovir 500 mg gedurende zeven dagen).
> Een week later wordt zij teruggezien; er is geen verbetering bemerkt. Bij onderzoek worden geen vesiculae gevonden en het otoscopisch onderzoek is nog steeds normaal, evenals de stemvorkproeven. Er is nog steeds sprake van een uitval klasse HB VI.
> Er wordt een vervolgafspraak voor over een maand gemaakt.

➥ *Hoe is het ziektebeloop bij een bellverlamming?*

In 70% van de gevallen is een restloze genezing te verwachten. Ongeveer 13% van de patiënten houdt minimale restverschijnselen zoals een geringe parese bij vermoeidheid of lichte synkinesen. De resterende 17% verbetert wel, maar houdt duidelijke restverschijnselen; bij 4% zijn deze zelfs ernstig. De herstelfase kan enkele maanden duren. Hoe vroeger het spontane herstel begint, des te beter de uiteindelijke uitkomst is. Van de patiënten die herstellen van een parese krijgt 94% zelfs weer een normale functie. De herstelpercentages bij kinderen zijn overigens veel beter.

In tegenstelling tot een facialisuitval door het varicellazostervirus kan een bellverlamming recidiveren. Dit komt bij ongeveer 13% van de patiënten voor, bij 60% van deze groep aan de contralaterale zijde.

> Na een maand wordt patiënte teruggezien, er lijkt enig herstel te zijn. Bij onderzoek kan de ernst van de uitval nu ingedeeld worden in klasse HB IV.

➥ *Welk aanvullend onderzoek kan worden uitgevoerd om de functie van de nervus facialis te meten?*

De functie van de nervus facialis kan met behulp van elektromyografie (emg) worden onderzocht. Doorgaans wordt de spieractiviteit in rust en bij stimulatie gemeten ter hoogte van de musculus frontalis, de musculus orbicularis oculi en de musculus orbicularis oris. Een emg heeft pas een voorspellende waarde over de uiteindelijke herstelkans indien dit veertien dagen of later na de uitval wordt uitgevoerd. Een gunstige afloop kan in meer dan 90% van de gevallen correct worden voorspeld. Een negatieve afloop, dus een slecht herstel, wordt in ongeveer 80% juist voorspeld op basis van een emg. Indien, zoals bij deze patiënte, het herstel klinisch aantoonbaar is, bestaat er geen indicatie voor het routinematig vervaardigen van een emg.

Twee maanden later wordt de patiënte opnieuw gezien op de polikliniek; er is nu sprake van een facialisuitval klasse HB III. De kno-arts bemerkt dat er onwillekeurige contracties plaatsvinden van de mond bij het willekeurig sluiten van het oog: synkinesen.

Synkinesen ontstaan doordat regenerende axonen behalve de beoogde spiergroepen ook niet-beoogde spieren gaan innerveren: bij beweging van de ene spier of spiergroep beweegt een andere spiergroep of spier onwillekeurig mee. Zo kan het voorkomen dat bij een glimlach tevens de musculus orbicularis oculi wordt geprikkeld met als gevolg dat het oog (gedeeltelijk) sluit.
Wanneer een bellverlamming niet voldoende snel herstelt, kan mimetherapie overwogen worden. Deze vorm van fysiotherapie van het aangezicht richt zich op het functioneel herstel van de aangezichtsmusculatuur en met name op het bevorderen van de mimische expressiemogelijkheden. Naast massage van het gezicht en de nek door de patiënt zelf, worden ademhalings- en ontspanningsoefeningen aangeleerd. Tevens worden gerichte oefeningen gedaan van beide gezichtshelften om te leren de spierbewegingen te coördineren en om synkinesen te onderdrukken. Een enkele maal dienen deze synkinesen ook behandeld te worden door injecties met botulinetoxine. Mimetherapie wordt gegeven door fysiotherapeuten en logopedisten.

➥ *Wat moet overwogen worden indien er geen of onvolledig herstel is van de facialisfunctie bij een patiënt bij wie de diagnose bellverlamming is gesteld?*

De bellverlamming is een diagnose per exclusionem en deze dient altijd heroverwogen te worden als het beloop na het stellen van de diagnose niet is zoals verwacht. Bij ongeveer 10% van alle patiënten bij wie aanvankelijk de bellverlamming werd vastgesteld, blijkt de diagnose naderhand te moeten worden herzien. Indien drie maanden na het ontstaan van de uitval nog geen enkel herstel is opgetreden, moet in alle gevallen uitgebreidere (nieuwe) diagnostiek plaatsvinden, waaronder een MRI van de schedelbasis en de parotisregio en een CT-scan van het rotsbeen.

Na zes maanden is patiënte volledig hersteld. Wel zijn er nog synkinesen zichtbaar bij flinke spierbewegingen.

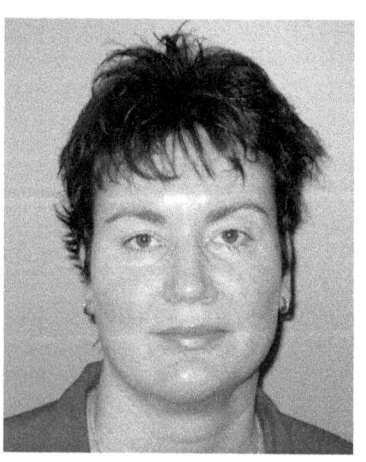 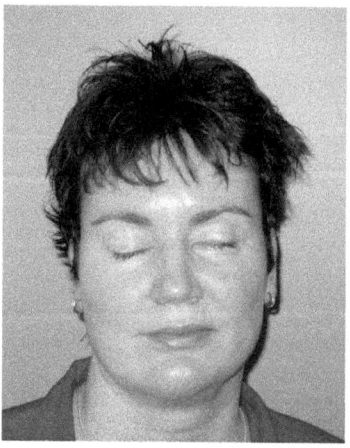

Figuren 14.2a en b *Synkinesen; bij sluiten van het linker oog beweegt de mondhoek mee.*

15 Met het hoofd op de stoeprand

H.A.M. Marres

Een meisje van 14 jaar wordt op een kruising op haar fiets aangereden door een auto. Ze komt hard ten val: haar hoofd komt op de rand van een vluchtheuvel terecht. Omstanders verlenen eerste hulp. Het meisje blijkt buiten bewustzijn te zijn en ze maakt een rochelend geluid tijdens de ademhaling. Haar hartslag is normaal. Als ze in stabiele zijligging wordt gelegd, valt op dat er een flink bloedende wond is op haar rechter slaap. In afwachting van de ambulance wordt de wond vast verbonden. De ademhaling verbetert enigszins.
Ze wordt per ambulance naar de afdeling Spoedeisende Hulp van het plaatselijke ziekenhuis vervoerd; ze is niet bijgekomen tijdens het vervoer.

➥ *Welke onderzoeken zullen als eerste worden verricht bij aankomst op de spoedeisende hulp?*

De vitale functies moeten als eerste worden beoordeeld: ademhaling en bloedsomloop. Het bewustzijn wordt beoordeeld en in kaart gebracht door gebruik te maken van de Glascow Coma Scale (GCS). De GCS wordt opgesteld aan de hand van drie parameters: de beste oogrespons, de beste verbale respons en de beste motorische respons. Per parameter wordt één cijfer toegekend en de drie behaalde cijfers worden bij elkaar opgeteld: de slechtste totaalscore is 3, de beste totaalscore is 15 punten. De GCS geeft een indruk over de ernst van het trauma en is indicatief voor het verdere beleid ten aanzien van de opvang van patiënt.

De ademhaling blijkt weer normaal te zijn; ook de bloedsomloop is normaal. Bij onderzoek scoort zij 11 punten op de GCS (OR 3, VR 4, MR 4).

➥ *Welke vervolgonderzoeken moeten nu worden verricht?*

Omdat er geen anamnese mogelijk is, moet de diagnostiek allereerst in het teken staan van het vaststellen van de lokalisatie en de ernst van de verwonding(en).

Glascow Coma Scale

beste oogrespons (OR)		beste verbale respons (VR)		beste motorische respons (MR)	
geen oogopening	1	geen verbale respons	1	geen reactie	1
ogen open bij pijnprikkel	2	geluid	2	strekt ledemaat bij pijnprikkel	2
ogen open op commando	3	onsamenhangende woorden	3	buigt ledemaat bij pijnprikkel	3
ogen spontaan open	4	verwarde conversatie	4	trekt weg bij pijnprikkel	4
		georiënteerd		lokaliseert pijnprikkel	5
				voert opdrachten uit	6

- Algemeen lichamelijk onderzoek gericht op aanwezigheid van:
  - fracturen
  - (inwendige) bloedingen en hematomen
  - luxatie
  - aspiratie
- Neurologisch onderzoek gericht op:
  - afwijkende pupilreactie/papiloedeem, nystagmus
  - afwijkende reflexen
  - hersenzenuwuitval
- Otoscopisch onderzoek, eventueel stemvorkproeven
- Beeldvormend onderzoek

Er blijken geen fracturen van de ledematen, noch van de thorax of het bekken aanwezig te zijn. De bloeding uit de hoofdwond is niet meer ernstig. De reflexen zijn normaal en symmetrisch, er is geen papiloedeem aanwezig. De functies van de hersenzenuwen kunnen nu niet volledig en betrouwbaar worden beoordeeld.

Bij otoscopie wordt aan de linkerzijde een normaal trommelvlies gezien met een luchthoudend middenoor. Rechts blijkt er bloed in de gehoorgang te zijn; er is ook een heldere otorroe aanwezig. De wond van de hoofdhuid kan eenvoudig gehecht worden.

Wanneer er sprake is van een trauma capitis, is het van belang onderscheid te maken tussen een schedeltrauma met hersenletsel en een schedeltrauma zonder hersenletsel. Ook is het van belang of er fracturen zijn van de schedel(basis) en/of de aangezichtsschedel. De neurologische symptomen moeten tevens worden beoordeeld aan de hand van het beloop in de tijd: is er verbetering of juist verslechtering?

Differentiaaldiagnose bij trauma capitis

- Contusio cerebri
- Commotio cerebri
- Fractuur
  - schedel
  - schedelbasis
  - aangezicht
- Compressio cerebri
  - impressiefractuur
  - epiduraal hematoom
  - subduraal hematoom

➡ *Wat is de differentiaaldiagnose bij deze casus?*

Wanneer anamnestisch sprake is van een trauma capitis en bij onderzoek een bloederige of een heldere otorroe wordt geconstateerd, moet men ervan uitgaan dat er een schedelbasisfractuur aanwezig is, al dan niet met hersenletsel. Een schedelbasisfractuur zonder hersenletsel komt echter zelden voor. Radiologisch onderzoek in de vorm van een CT-scan is aangewezen om een eventuele fractuur, het beloop van de fractuurlijnen en eventuele dislocatie van botfragmenten te kunnen beoordelen. Ook de intracraniale structuren kunnen al doende beoordeeld worden. Het is van belang om in het os temporale twee typen fracturen te onderscheiden: de longitudinale fractuur en de transversale fractuur. Fracturen van het os temporale worden kortheidshalve ook wel rotsbeenfracturen genoemd.

De longitudinale fractuur wordt doorgaans veroorzaakt door zijdelings inwerkend geweld. De fractuurlijn loopt hierbij door de benige achterwand van de uitwendige gehoorgang, door het middenoor en langs de voorrand van de pars petrosa. Het binnenoor blijft dus gespaard. Bij transversale fracturen lopen de breuklijnen dwars door de lengteas van het os temporale, niet zelden tot in het foramen magnum. Deze fracturen vormen ongeveer 20-30% van de fracturen van het os temporale.

➡ *Welk type fractuur kan worden verwacht op basis van de bevindingen bij onderzoek; zijn deze onderzoeksresultaten in overeenstemming met de bevindingen op de CT-scan?*

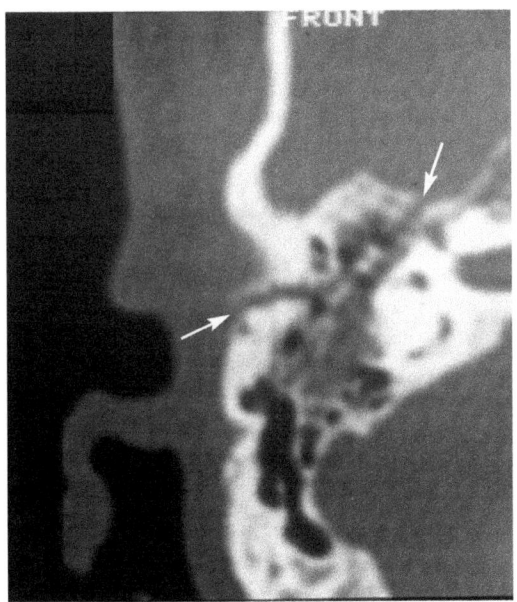

Figuur 15.1 *CT-scan rechter os temporale; longitudinale fractuur (pijlen).*

Op grond van het klinische beeld en vooral de CT-scan kan gesteld worden dat er bij patiënte sprake is van een longitudinale fractuur van het os temporale. Ondanks de goede vitale functies en de redelijke score op de GCS wordt zij voor de zekerheid ter observatie opgenomen op de intensivecareafdeling. Een dag later is de neurologische situatie duidelijk verder verbeterd. Wel meldt zij dat haar gehoor aan de rechterzijde slecht is en er wordt nu voor het eerst een lichte parese van haar aangezicht aan de rechterzijde opgemerkt. Patiënte wordt naar een verpleegafdeling overgeplaatst.

Vanwege het verloop van de nervus facialis door het os temporale, zijn het voornamelijk rotsbeenfracturen die ernstige gevolgen voor de functie van deze zenuw kunnen hebben. Bij 20% van de patiënten met een longitudinale schedelbasisfractuur ontstaat een aangezichtsverlamming, soms pas in de dagen na het trauma door progressie van reactief oedeem of hematoomvorming. In het geval van een dwarse of transversale fractuur is de kans beduidend hoger dat de nervus facialis uitvalt, in het algemeen ongeveer in 60% van de gevallen. De uitval treedt dan meestal acuut op. Het is om die reden van belang om bij patiënten met een schedelbasistrauma zo snel mogelijk te bepalen hoe de functie is van de nervus facialis. Is de zenuw acuut uitgevallen, dan is de prognose zonder interventie doorgaans slecht. Bestaat er een interval tussen het trauma en de zenuwuitval, dan is de prognose met betrekking tot het herstel van de zenuw doorgaans goed.

➥ *Zou het mogelijk zijn geweest om de functie van de nervus facialis al te bepalen op het moment van aankomst van patiënte in subcomateuze toestand op de afdeling spoedeisende hulp?*

De functie van de nervus facialis kan worden getest zolang een patiënt reageert op (pijn)prikkels. Een grimas of faciale reactie kan niet alleen worden beoordeeld door het toedienen van een pijnprikkel, maar bijvoorbeeld ook door het opblazen van een endotracheale tube. Zo kan een indruk worden verkregen of een symmetrische beweging van het gelaat mogelijk is. Indien er sprake is van een acute uitval, is er dus doorgaans spra-

type rotsbeenfractuur	longitudinaal	transversaal
percentage van voorkomen	70-80%	20-30%
kenmerkend symptoom	laceratie gehoorgang, bloederige otorroe, liquorroe	hematotympanon
gehoorverlies	conductief	perceptief, vaak ook vertigo
facialisuitval	10-20% van de patiënten, meestal vertraagd, vaak incompleet, goed herstel	60% van patiënten, acuut optredend, vaak compleet, slecht herstel
behandeling	passief	actief

ke van een transversale fractuur. Vaak is er dan ook vestibulaire uitval aanwezig, hetgeen ernstige vertigo veroorzaakt met misselijkheid en braken. Bij een latere uitval van de nervus facialis kan doorgaans volstaan worden met een expectatief beleid; soms kunnen corticosteroïden een positieve invloed hebben op het beloop. Wanneer de zenuw echter onmiddellijk in aansluiting op het trauma is uitgevallen, dient in principe snel een chirurgische exploratie plaats te vinden indien de conditie van de patiënt dit toelaat (bij voorkeur binnen twee weken na het trauma). Mocht er een continuïteitsverlies zijn of mocht de zenuw anderszins in zijn beloop beschadigd zijn, dan is een herstel van de continuïteit noodzakelijk.

➡ *Hoe kan de functie van de nervus facialis worden beoordeeld?*

Door een goede observatie van het aangezicht in rust en bij het uitvoeren van een aantal opdrachten wat betreft de mimische motoriek kan de functie worden uitgedrukt volgens de housebrackmannclassificatie. Daarnaast is ook neurofysiologisch onderzoek mogelijk door bijvoorbeeld de mate van denervatie of – tijdens een herstelperiode – re-innervatie vast te leggen.

> De HB-score is III, twee dagen later is de functie verslechterd tot een HB IV. Er wordt gedurende een periode van vijf dagen prednisolon 1mg/kg/dag gegeven, verdeeld over drie toedieningen per dag. Vanaf de tweede week na het trauma – zij is inmiddels uit het ziekenhuis ontslagen – verbetert de functie van de nervus facialis en na zes weken is deze volledig hersteld.

➡ *Zijn er nog andere onderzoeken bij patiënte geïndiceerd?*

Het is van belang om na een schedelbasisfractuur ook het gehoor te evalueren. Indien het gehoorverlies aansluitend aan het trauma wordt opgemerkt, kan reeds een onderscheid worden gemaakt tussen een conductief en een perceptief gehoorverlies door gebruik te maken van de proeven van Rinne en Weber. Een toonaudiogram is ook van groot belang om een vermoed gehoorverlies te objectiveren. Wanneer er sprake is van een conductief gehoorverlies, moet worden beoordeeld of dit aanwezig is op basis van een hematotympanon of op basis van een ketenluxatie of een ketenfractuur. In het eerste geval kan vooralsnog worden afgewacht. Ketenschade kan verantwoordelijk zijn voor een permanent conductief gehoorverlies: door het verrichten van een middenoorinspectie kan een luxatie of fractuur van de gehoorbeenketen worden verholpen, waarmee het gehoorverlies in belangrijke mate kan worden hersteld.

Het vaststellen en analyseren van een gehoorverlies is ook van groot belang bij het beleid bij uitval van de nervus facialis. Wanneer er sprake is van een perceptieverlies bij een rotsbeenfractuur, betreft dit in de regel een volledige irreversibele audiovestibulaire uitval aan de betreffende zijde. Dit maakt dat de mogelijkheden voor chirurgisch herstel van de functie van de nervus facialis dan beter zijn, omdat behoud of verbetering van het gehoor dan niet aan de orde is. Wanneer er sprake is van een conductief gehoorverlies met een uitval van de nervus facialis, dient per patiënt een individueel beleid te worden gevoerd, afhankelijk van de ernst van het gehoorverlies, de aard en ernst van de uitval en de radiologisch vastgestelde lokalisatie van het verloop van de fractuurlijnen en de beschadiging van de zenuw.

16 Die vervelende verstopte neus

W.J. Fokkens

Een vrouw van 27 jaar heeft sinds enkele jaren last van neusverstopping. Ze klaagt ook over snotteren en niezen, vooral in de winter als zij naar buiten gaat. 's Zomers heeft zij minder last. Als haar neus verstopt zit, heeft zij ook regelmatig hoofdpijn. Ze rookt vijf sigaretten per dag en is verder gezond.

➡ *Neusverstopping kan een aantal oorzaken hebben. Welke zijn de meest voorkomende op deze leeftijd?*

De meest voorkomende is een virale rinitis (verkoudheid). Deze is altijd binnen korte tijd genezen. Oorzaken van langer durende neusverstopping zijn:
- allergische rinitis;
- niet-allergische rinitis;
- chronische rinosinusitis/neuspoliepen;
- anatomische afwijkingen: septumdeviatie, conchahypertrofie, concha media bullosa, neusklepinsufficiëntie.

Niet-allergische rinitis

Beeld van ontsteking van het neusslijmvlies met zwelling en kleurverandering (rood, grijs, blauwig) met klachten van neusverstopping, hypersecretie, niezen en eventueel hyposmie dat niet veroorzaakt wordt door een infectieuze ontsteking (viraal, bacterieel) noch door een IgE-gemedieerde allergie.

Vroegere benamingen van niet-allergische rinitis

- Rhinitis vasomotori(c)a
- Hyperreactiviteit
- Hyperresponsiveness
- Idiopathische rinitis

Anamnese

➡ *Welke vragen zijn van belang om meer duidelijkheid over een oorzaak te krijgen?*

- Hoe lang bestaan de klachten, nemen de klachten toe?
- Zijn er perioden in het jaar dat er geen klachten zijn?
- Zijn de klachten aan één zijde of beide zijden van de neus?
- Is de neusverstopping continu of wisselend?
- Is de rinorroe waterig, muceus of mucopurulent?
- Zijn de klachten constant aanwezig?
- In welke omstandigheden zijn de klachten het ergst? Zijn er uitlokkende factoren (allergenen, niet-specifieke prikkels)?
- Zijn de klachten erger binnenshuis/buitenshuis, 's ochtends, 's middags, 's avonds, in bepaalde perioden van het jaar?
- Hoe is de woonsituatie (huisstofmijtexpositie, zijn er huisdieren)?
- Zijn er werkgerelateerde klachten (meer klachten door de week, minder in weekend of vakantie)?

- Zijn er niet-specifieke prikkels die de klachten verergeren (temperatuurwisseling, droogte, kou, verf- en andere luchtjes, rook, mist, spanning)?
- Wat is het effect van de klachten op de kwaliteit van leven (effect op slaap, dagelijkse activiteiten, sport, vrije tijd, werk, school, last van symptomen)?
- Intoxicaties, in het bijzonder roken?
- Zijn er klachten van hoofdpijn, drukgevoel achter de ogen?
- Is er sprake van reukverlies?
- Zijn er klachten van de onderste luchtwegen, hoesten/piepen/kortademigheid?
- Worden er medicijnen gebruikt?
- Komt allergie/rinitis/eczeem/astma in de familie voor?

> De klachten bestaan sinds enkele jaren. Eerst dacht de patiënte dat het een verwaarloosde verkoudheid was, maar het afgelopen jaar zijn de klachten er altijd geweest. Beide neusgaten zitten regelmatig verstopt; vooral 's nachts heeft zij veel klachten. Daarnaast is er muceuze tot mucopurulente rinorroe. Patiënte woont in een oud huis met nogal wat vochtplekken in de keuken, badkamer en kelder. Zij heeft nooit gemerkt dat zij klachten krijgt door huisstofmijtexpositie; in het bijzonder heeft zij geen klachten bij stoffen en bedopmaken. Wel moet zij vaak niezen als ze aan het dweilen is. Zij heeft een hond en twee katten. Ze werkt als receptioniste en heeft op haar werk niet meer klachten dan thuis. Behalve dat ze 's winters meer last heeft dan 's zomers, is haar niet opgevallen dat ze van bepaalde prikkels meer last heeft. Wel heeft zij 's winters altijd een loopneus op de fiets. De klachten hinderen haar erg; vooral 's nachts wordt zij vaak wakker met een droge mond en zij moet altijd een zakdoek meenemen. Bovendien vragen mensen die zij als receptioniste aan de telefoon krijgt altijd of ze verkouden is, dat irriteert haar mateloos. Zij hoest, vooral 's ochtends, en denkt dat dit door het roken komt. Zij gebruikt geen medicijnen, ook geen neusdruppels.

➡ *Welke zijn de belangrijkste differentiaaldiagnostische overwegingen? Hoe zijn deze verder te onderzoeken?*

Een belangrijke differentiaaldiagnostische overweging is of sprake is van allergie of niet. Dit kan onderzocht worden door middel van een huidtest of een RAST-test (meten van specifiek IgE tegen allergenen in het bloed).
Eerst is het echter van belang kno-onderzoek te verrichten. Bij niet-allergische rinitis is bij rhinoscopia anterior vaak sprake van sterke zwelling van het neusslijmvlies en wel vooral van de conchae nasales inferiores. Deze zijn vaak zo gezwollen dat ze tegen het septum aanliggen, terwijl de kop zich uitbreidt in het neusklepgebied, zodat de neusademhaling sterk belemmerd is. De kleur van het slijmvlies, in het bijzonder van de conchae nasales, varieert van rood tot blauwroze en bleek. Wanneer de aandoening langer bestaat, worden het slijmvlies en het submuceuze weefsel van de conchae hyperplastisch. Het secreet is meestal sereus of seromuceus. Het ontbreken van mucosale afwijkingen bewijst niet dat er geen afwijkingen bestaan. Er zijn regelmatig patiënten met sterk wisselende slijmvlieszwelling die bij

---

Tabel 16.1 *Oorzaken van niet-allergische rinitis.*

De oorzaak van niet-allergische rinitis is meestal onbekend

Oorzaken van niet-allergische rinitis kunnen zijn:
- Beroepsziekte
- Medicamenteus:
  - antihypertensiva
  - rinitis medicamentosa (neusdruppelmisbruik)
  - cocaïne
  - aspirine-intolerantie
- Hormonaal:
  - menstruatie, zwangerschap, puberteit
  - hypothyreoïdie, acromegalie
- Fysische en chemische factoren:
  - kou
  - luchtverontreiniging
  - vochtigheid
  - rook
- 'Inappropriate awareness of normal nasal symptoms' (neusklachten zonder afwijkingen, klachten van normale neusverschijnselen)

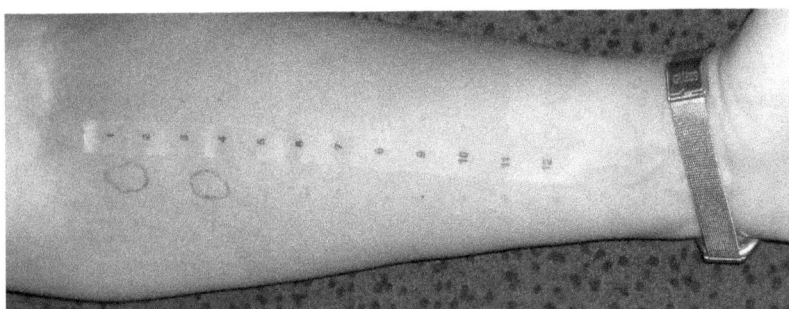

Figuur 16.1 *Huidtest*.

een eerste onderzoek geen afwijkingen hebben, maar ook aangeven op dat moment geen klachten te hebben. Een sterke discrepantie tussen de klachten van de patiënt en de bevindingen op het moment van het onderzoek maakt de kans op effectieve behandeling van de klachten kleiner. Een nasendoscopie moet bij voorkeur zowel in niet afgeslonken/verdoofde toestand met een dunne nasendoscoop als in afgeslonken/verdoofde toestand worden verricht. Dit geeft een goede indicatie van de mate van slijmvlieszwelling ten opzichte van andere anatomische afwijkingen. Vooral bij patiënten bij wie vroeger een operatie is verricht, is het van belang goed tot in de nasofarynx te kijken en te beoordelen of er geen obstruerende conchastaarten zijn of een vergroot adenoïd. Een mechanische oorzaak voor neusverstoppingsklachten, zoals septumdeviatie of klepinsufficiëntie, moet worden uitgesloten. Ook wordt informatie verkregen of sprake zou kunnen zijn van chronische rinosinusitis en/of neuspoliepen.

Bij kno-onderzoek wordt een neusseptum in de mediaanlijn gezien. Het vestibulum nasi is normaal. Ook bij geforceerde inademing collaberen de neusvleugels niet.
Het neusslijmvlies is gezwollen en opvallend rood. Er is wat muceuze rinorroe. Zonder afslinken is de neus niet goed te inspecteren. Na afslinken vertoont de middelste neusgang, afgezien van opvallend rood gezwollen slijmvlies, geen afwijkingen zoals poliepen of purulentie.
Er wordt een huidtest verricht waarbij een positieve sensibilisatie voor boompollen wordt gevonden. Gezien de anamnese lijkt deze sensibilisatie niet relevant. Er is dus geen relevante allergie voor de gebruikelijke luchtwegallergenen. Ook zijn er geen redenen om aan bijzondere – bijvoorbeeld werkgerelateerde – allergieën te denken.
Peak nasal inspiratory flow laat een peakflow zien van 70 ml/min.

Diagnose

De diagnose luidt: niet-allergische rinitis, waarbij waarschijnlijk het roken op zijn minst een rol speelt.

Behandeladvies

Patiënte wordt geadviseerd het roken te staken. Haar wordt hiervoor hulp aangeboden, zoals regelmatige gesprekken en eventueel medicamenteuze ondersteuning. Daarnaast wordt haar geadviseerd de neus dagelijks (na iedere sigaret als ze nog niet gestopt is) te spoelen met fysiologische zoutoplossing (NaCl 0.9%). Er wordt op dit moment geen lokale corticosteroïdspray voorgeschreven, omdat het effect als patiënte blijft roken zeer beperkt zal zijn.

Beloop

Het lukt patiënte te stoppen met roken. Na drie maanden vertelt zij dat de klachten minder zijn geworden, in het bijzonder de rinorroe en het hoesten, maar dat de neus nog steeds verstopt zit.

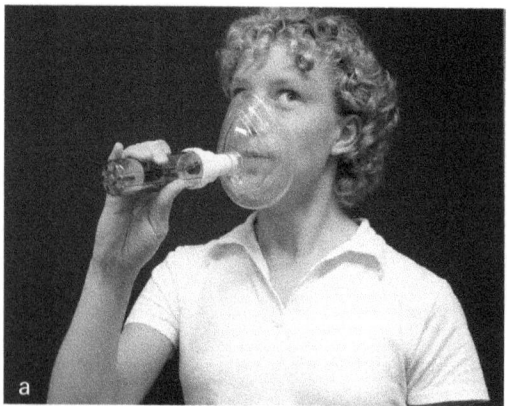 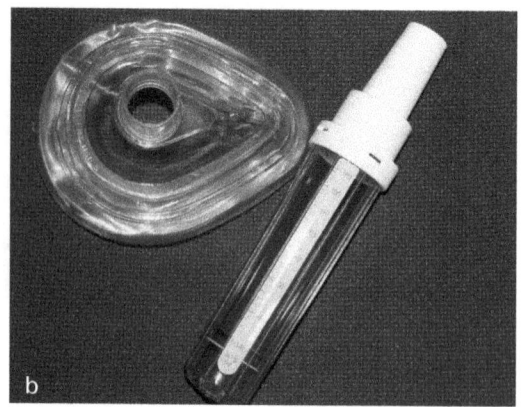

Figuren 16.2a en b *Peak nasal inspiratory flow.*

Diagnose: niet-allergische rinitis ('idiopatische rinitis').

Behandeladvies: lokale corticosteroïdhoudende neusspray en dagelijks spoelen van de neus met NaCl 0,9%.
Corticosteroïdhoudende neusspray is effectief bij ongeveer de helft van de patiënten met niet-allergische rinitis. Als dit niet effectief is, kan behandeling met capsaïcinespray worden overwogen. Ook kan bij voornamelijk neusverstoppingsklachten een reductie van de concha nasalis inferior worden overwogen.

Capsaïcine

Capsaïcine is het hete ingrediënt van rode peper en een effectief middel ter bestrijding van de klachten bij niet-allergische rinitis. Een 0,27 ml capsaïcineoplossing (0,1 mmol/l) wordt na lokale verdoving op één ochtend vijfmaal in de neus gesprayd met telkens een uur tussenpauze. Na een tijdelijke toename van de klachten nemen de klachten na enkele dagen tot weken aanzienlijk af. Over het algemeen houdt deze afname van klachten minimaal een jaar aan. De behandeling kan zonodig herhaald worden.

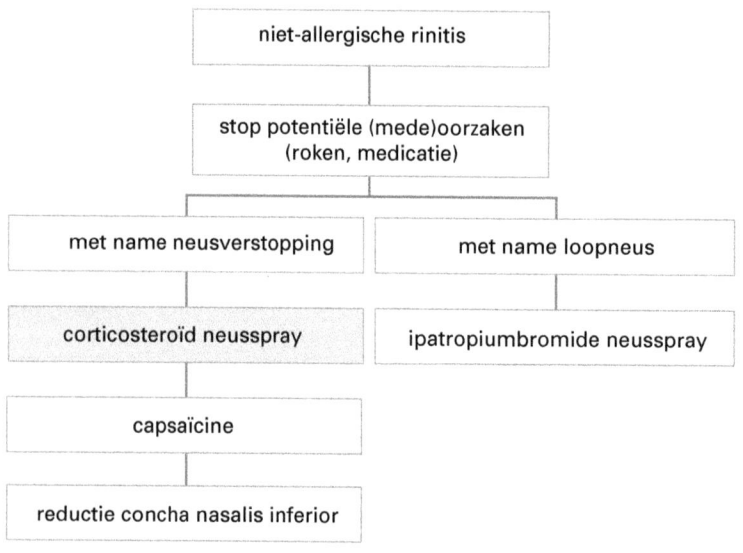

Figuur 16.3 *Behandeling van niet-allergische rinitis.*

17 Ik ruik niets meer sinds Kerstmis

W.J. Fokkens

Een 34-jarige vrouw bezoekt de kno-polikliniek vanwege sinds enkele maanden bestaande verminderde smaak en reuk. De klachten zijn begonnen tijdens een ernstige verkoudheid. In het begin zat haar neus ook volledig verstopt. Zij heeft enige tijd neusdruppels gebruikt, maar ook nu de verkoudheid verdwenen is, heeft zij nog steeds een verstopt gevoel.

➡ *Hebben de smaak en reukstoornis met elkaar te maken?*

> Smaak en reuk:
> Alleen de smaken zout, zoet, zuur en bitter worden geproefd.
> Alle andere 'smaak' is eigenlijk reuk.

➡ *Welke vragen zijn van belang om meer duidelijkheid over een oorzaak te krijgen?*

- Zijn de klachten veranderd/verminderd/verergerd?
- Welke dingen worden nog wel geroken/geproefd?
- Worden er nog steeds neusdruppels gebruikt?
- Waar zit het verstopte gevoel precies?
- Zijn de klachten aan één zijde of beide zijden van de neus?
- Is er sprake van neusuitvloed?
- Is er slijm in de keel?
- Is er aangezichtspijn?
- Is er hoofdpijn?
- Zijn er klachten van niezen, jeuk aan de neus of ogen?
- Zijn er klachten van de lagere luchtwegen zoals hoesten, kortademigheid of sputum opgeven?
- Zijn er neusklachten of kortademigheid na gebruik van aspirine of NSAID's?

De klachten zijn in de loop van de maanden verergerd. Eerst werden heftige prikkels zoals toiletreiniger en menthol nog wel waargenomen. De laatste tijd wordt niets meer geroken. Wel neemt de patiënte nog ammonia waar bij het schoonmaken. De eerste week na de verkoudheid heeft zij neusdruppels gebruikt, maar daarna niet meer (want er staat op de verpakking dat dit niet goed is). Het verstopte gevoel zit achter de neusrug, ogen en ook wel kaken. Meestal is het een drukkend gevoel, geen echte hoofdpijn. De klachten zitten aan beide kanten. Ze kan alleen nog door de neus ademen als ze rustig zit. Zodra ze wat gaat doen, is ze benauwd en moet ze door de mond ademen. 's Nachts wordt ze wakker met een droge mond en keelpijn. Er komt wel wat slijm uit de neus; het snuiten gaat moeizaam. Ze niest niet en heeft geen jeuk. Ook zijn er geen klachten van de lagere luchtwegen, behalve hoesten vooral 's ochtends na het opstaan. Ze gebruikt bij pijn altijd paracetamol en kan zich niet herinneren wanneer zij voor het laatst aspirine of NSAID's heeft gebruikt.

> Het waarnemen van ammonia berust op prikkeling van de nervus trigeminus, niet op een reuksensatie.

Wat is de differentiaaldiagnose van reuk/smaakverlies?

Perceptieve hyposmie/ anosmie:	Geleidings-hyposmie/ anosmie:
– virale rinitis	– polyposis nasi
– schedelbasisfractuur	– chronische rinosinusitis
– tumor voorste schedelgroeve (meningeoom)	– (allergische) rinitis

➡ *Past deze anamnese bij een geleidings- of bij een perceptieve reukstoornis?*

Deze anamnese past het meest bij een geleidingsreukstoornis, omdat er een geleidelijke toename van de reukstoornis is en er bijpassende klachten van neusverstopping en rinorroe zijn.

➡ *Wat is op basis van de nu verkregen gegevens de waarschijnlijkheidsdiagnose?*

De anamnese maakt de diagnose chronische rinosinusitis, al of niet met neuspoliepen, het meest waarschijnlijk.

Neuspoliepen en chronische rinosinusitis worden vaak beschouwd als één ziektebeeld. Voor een niet-kno-arts is de differentiatie ertussen niet gemakkelijk omdat ze beide worden gekenmerkt door neusverstopping, rinorroe, aangezichtspijn en verminderde reuk. Klachten van aangezichtspijn wijzen meer op chronische rinosinusitis, klachten van verminderde reuk zonder aangezichtspijn meer op neuspoliepen.
Beide ziektebeelden hebben een ernstige vermindering van kwaliteit van leven tot gevolg en behoeven serieuze aandacht.

Onderzoek

➡ *Wat moet verder worden onderzocht om de diagnose neuspoliepen te kunnen stellen?*

Kno-onderzoek is van belang om de diagnose chronische rinosinusitis met neuspoliepen te kunnen stellen.

➡ *Waar wordt naar gekeken bij kno-onderzoek?*

De neus: Is objectief sprake van neusverstopping? Dit kan beoordeeld worden door de patiënt (rustig en geforceerd) te laten in- en uitademen. Eventueel kan met behulp van een spiegeltje onder de neus tijdens de uitademing worden beoordeeld of een neushelft meer verstopt is dan de andere. Is bij rhinoscopia anterior en neusendoscopie sprake van mucopurulente rinorroe in de neus? Is het slijmvlies gezwollen? Zijn er neuspoliepen te zien? Een bleke gezwollen concha nasalis inferior kan gemakkelijk verward worden met poliepen. Door de neus te ontzwellen (met neusdruppels) is de differentiatie gemakkelijker. Alleen met behulp van nasendoscopie is het mogelijk de middelste neusgang, waar de poliepen ontstaan, goed te beoordelen. Poliepen ontstaan meestal in het ostiomeatale complex, dat wil zeggen lateraal van de concha nasalis media.

➡ *Welke andere onderzoeken kunnen worden gedaan?*

Reuk- en smaakverlies kunnen worden geobjectiveerd met behulp van een reuktest. Hiervan zijn er diverse in de handel, zoals de 'sniffing sticks'; twaalf viltstiften die geur afgeven die door middel van meerkeuzetests moeten worden geïdentificeerd. Een ervan is ammonia; dit wordt niet waargenomen via de nervus olfactorius, maar via de nervus trigeminus.

Neusverstopping kan gemakkelijk worden gemeten met een *peak nasal inspiratory flow* (PNIF)-meter. Een waarde onder de 100 is afwijkend (zie figuur 17.2). Daarnaast kan verder onderzoek worden gedaan naar neusverstopping met behulp van akoestische rinometrie en rinomanometrie.

Bij verdenking op chronische rinosinusitis is het van belang naast een goede allergologische anamnese ook allergiediagnostiek te verrichten. Dit kan gebeuren met een huidtest (voordeel: directe uitslag en goedkoop, nadeel: meer werk) of door middel van serologische diagnostiek, zoals een Phadiatop (mengsel RAST) of RAST-onderzoek naar relevante allergenen.

Röntgenonderzoek is bij de verdenking op chronische rinosinusitis al dan niet met neuspoliepen in eerste instantie niet geïndiceerd. De waarde van een X-sinus is zeer gering. Een CT-scan is alleen zinvol na onvoldoende reactie op adequate medicamenteuze therapie, als een indicatie bestaat voor chirurgische interventie, of als gedacht wordt aan complicaties.

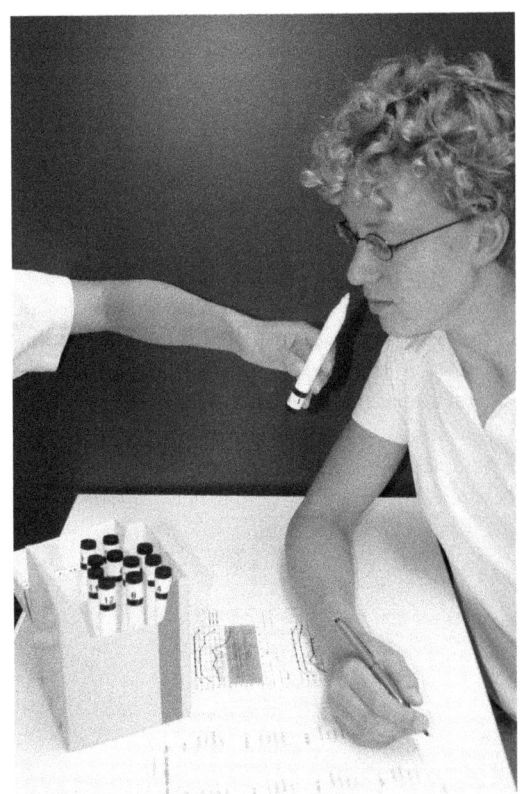

Figuur 17.1 *Sniffing sticks.*

> Bij rhinoscopia anterior wordt sterk gezwollen neusslijmvlies waargenomen en mucopurulente rinorroe. De neus is slecht doorgankelijk, de PNIF is 60. Na afslinken met xylometazoline blijkt de doorgankelijkheid verbeterd, maar de reuk is nog slecht. Hoewel bij rhinoscopia anterior geen neuspoliepen worden gezien, zijn deze bij nasendoscopie wel zichtbaar, zowel lateraal als mediaal van de concha nasalis media.
> Allergieonderzoek geeft geen aanwijzing voor sensibilisatie tegen aeroallergenen.

> De reuktest laat een ernstige hyposmie zien: slechts vier van de twaalf aangeboden geurstoffen worden goed aangegeven.

Hoewel neuspoliepen doorgaans een eosinofiel ontstekingsinfiltraat laten zien, is er meestal geen

---

Differentiatie tussen chronische rinosinusitis met en zonder neuspoliepen op basis van anamnese

Chronische rinosinusitis (zonder neuspoliepen)
Neusverstopping gedurende >12 weken
Rinorroe
Vaak aangezichtspijn
Vaak allergie
Meestal geen klachten over reukverlies
Regelmatig astma

Chronische rinosinusitis met neuspoliepen
Neusverstopping gedurende > 12 weken
Rinorroe
Vaak reukverlies
Meestal geen aangezichtspijn
Meestal geen allergie
> 50% heeft astma
circa 20% heeft aspirine-intolerantie

allergie. Allergie komt bij patiënten met neuspoliepen niet vaker voor dan bij de rest van de bevolking. Wel komt overgevoeligheid voor aspirine vaak voor (10-20% van de patiënten met polyposis nasi).

➥ *Wat zou nu uw eerste keuze voor de behandeling zijn?*

De behandeling bestaat uit vier weken lokale corticosteroïdhoudende neusspray, of liever nog corticosteroïdhoudende neusdruppels (nasules) en vervolgens controle. Bij onvoldoende resultaat zal de kno-arts CT-scanonderzoek laten verrichten om te beoordelen of verdere medicamenteuze behandeling zinvol is, of dat neusbijholtechirurgie moet worden verricht.

Bij controle na vier weken vertelt patiënte dat de klachten van neusverstopping en rinorroe aanzienlijk zijn afgenomen. De reuk is nog steeds sterk verminderd, maar ze heeft zo nu en dan het idee dat ze iets ruikt. De behandeling met corticosteroïdhoudende neusdruppels wordt daarom voortgezet. Patiënte krijgt langzamerhand haar reuk terug en de neusverstopping verdwijnt volledig. Na een jaar wordt de behandeling met de druppels veranderd in neusspray in verband met de gemakkelijkere toediening ervan. Na nog een jaar kan geprobeerd worden het gebruik van de neusspray langzaam te verminderen.

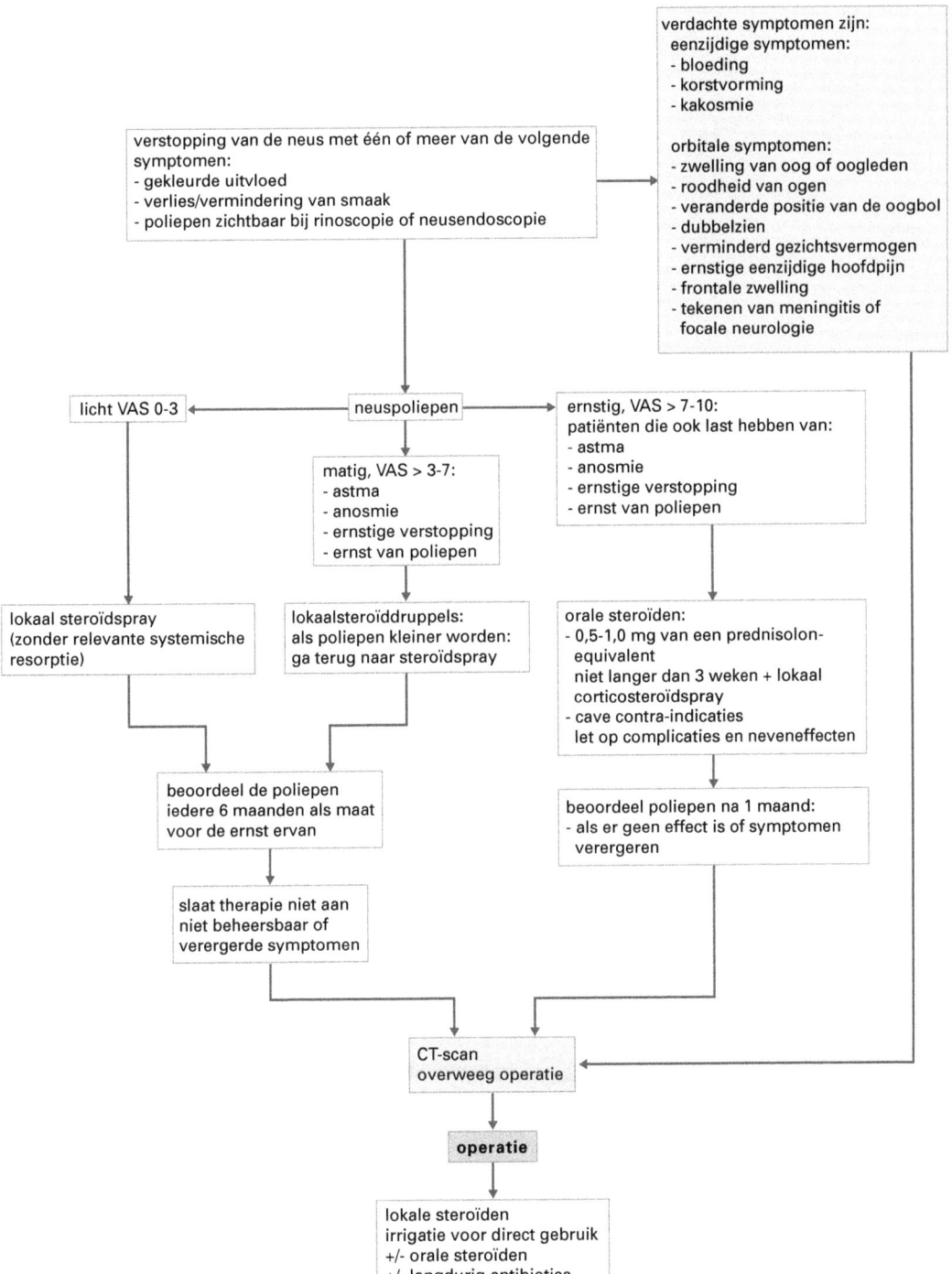

Figuur 17.2 *Behandelschema neuspoliepen.*

18 Een kok met recidiverende meningitis

N. de Vries

De kno-arts wordt op de afdeling Neurologie in consult gevraagd bij een 48-jarige man die voor de derde maal in vier jaar opgenomen is met meningitis. Er is eerder en ook nu geen oorzaak voor gevonden. Een CT-scan hersenen – waarop de bijholten slechts gedeeltelijk afgebeeld zijn – laat een gedeeltelijke sluiering van de etmoïden zien. De kno-arts wordt gevraagd kno-(focus)-onderzoek te verrichten. Bij inspectie van de trommelvliezen worden geen afwijkingen gezien. Bij inspectie van mondholte, oro- en hypofarynx en larynx evenmin. In de hals worden geen te grote of vaste lymfomen gepalpeerd. In de neus is sprake van een status na neusbijholtechirurgie, met een beperkt recidief neuspoliepen in de etmoïdregio.

Anamnese

De anamnese is aanvankelijk moeizaam want patiënt is erg ziek, suf en heeft veel hoofdpijn. Na enkele dagen is hij voldoende opgeknapt om de anamnese op te nemen. Patiënt is kok van beroep en hij blijkt vijf jaar geleden in verband met klachten van reukverlies en in mindere mate van verminderde neusademhaling, geopereerd te zijn aan neuspoliepen. De operatie is destijds succesvol en ogenschijnlijk ongecompliceerd verlopen. Zijn reuk is gedeeltelijk teruggekomen, wat in zijn beroep van groot belang is. Hij is niet langer onder controle bij zijn kno-arts.

➡ *Welke vraag is van belang om meer duidelijkheid over een oorzaak te krijgen?*

Heeft hij wel eens gemerkt dat er helder vocht uit zijn neus loopt?

Bij navraag blijkt hij inderdaad intermitterend – eens in de paar maanden, vooral bij persen en bij vooroverbuigen als hij zijn schoenen aandoet, of als hij iets moet pakken in de keuken – wel eens plotselinge afvloed van helder vocht uit het linker neusgat bemerkt te hebben. Omdat het alleen af en toe optreedt, en omdat het weer stopt, en omdat hij geen andere klachten heeft, heeft hij hier nooit veel aandacht aan besteed. Hij heeft het geïnterpreteerd als een onschuldig gevolg van zijn operatie. Van zijn huisarts krijgt hij een nasaal corticosteroïd voorgeschreven in de hoop recidief van de poliepen te voorkomen. Hij zou niet allergisch zijn en gebruikt geen verdere medicatie.

➡ *Is afgezien van de CT-scan van de hersenen verdere beeldvormende diagnostiek zinvol?*

Jazeker. Op een CT-scan hersenen wordt de schedelbasis onvoldoende nauwkeurig afgebeeld. Een aanvullende CT-scan sinus in coronale richting laat een defect in de schedelbasis zien, achter in het linker etmoïd (figuur 18.1). Tevens wordt een MRI-scan verricht; op T2-gewogen opnames kan namelijk wel eens liquor in de neus gezien worden, omdat dit een intrinsiek andere dichtheid heeft dan neusvocht. Op de MRI-scan wordt echter geen liquor waargenomen.

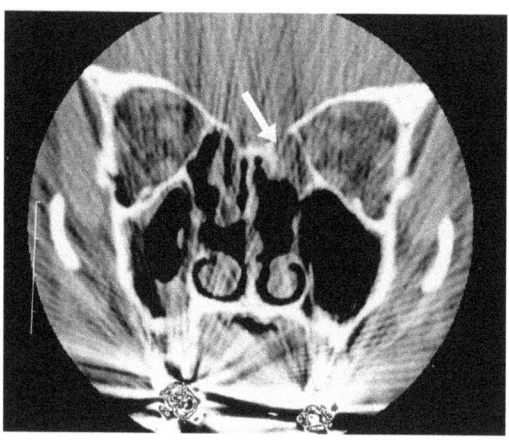

Figuur 18.1 *Een aanvullende CT-scan sinus in coronale richting laat een defect in de schedelbasis zien.*

Waarschijnlijkheidsdiagnose

Meningitis bij intermitterende liquorroe op basis van een schedelbasisdefect als gevolg van neusbijholtechirurgie.

➡ *Hoe kan de kno-arts aantonen of hier sprake is van liquorroe?*

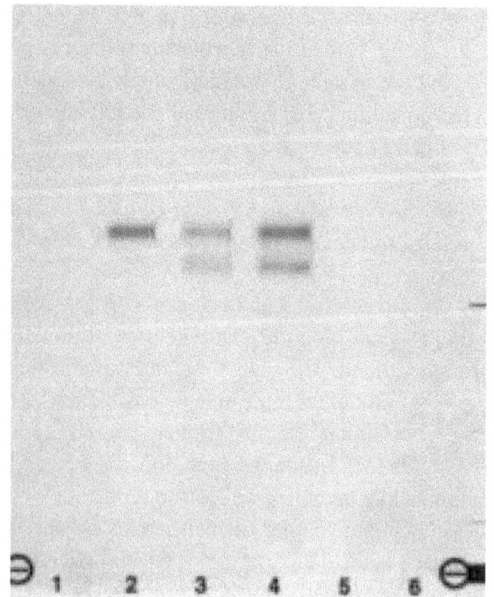

Figuur 18.2 *De bepaling op bèta-2-transferrine is negatief.*

Patiënt wordt tien minuten in knie-elleboog-houding geplaatst met een klein bakje onder de neus. Hem wordt bovendien gevraagd te persen. Na deze tien minuten komt er geen helder vocht uit de neus. De kno-arts verricht aansluitend een neusendoscopie. In de neus ziet hij wel beiderzijds een beperkte hoeveelheid neuspoliepen in het etmoïd, maar nergens aanwijzingen voor liquorroe. Er wordt nu een zogenaamde Meroceltampon in de neus achtergelaten. Deze tampon wordt na 24 uur verwijderd en in het in de tampon opgevangen neusvocht wordt een bepaling gedaan op bèta-2-transferrine (ook wel O-sialotransferrine of tau-fractie genoemd), een eiwit dat wel in liquor voorkomt, maar niet in neusvocht (figuur 18.2). Ook deze bepaling is negatief; de diagnose nasale liquorroe wordt hiermee niet bevestigd.

Beleid en behandeling

Er ontstaat een discussie met de hoofdbehandelaars, de neurologen en de consulent, de kno-arts. De neurologen stellen dat in hun ervaring een klein schedelbasisdefect als gevolg van fibrosering van de meningitis vaak spontaan sluit. Anderzijds zien zij ook in dat dit bij deze patiënt maar de vraag is, omdat dit zijn derde meningitis is, en er althans bij de vorige beide keren meningitis blijkbaar geen sluiting van het defect is opgetreden. Aan de andere kant is er nu na de derde maal meningitis, ook bij provocatie bij voorover-buigen, persen, MRI-onderzoek, neusendoscopie en bèta-2-transferrinebepaling, geen bewijs dat er nog steeds een open verbinding tussen de neusholte en de extracraniale (subarachnoïdale) ruimte bestaat.

Overwegingen

Liquorroe op basis van een klein schedelbasisdefect is een bekende maar zeldzame complicatie van neusbijholtechirurgie. De frequentie van voorkomen van nasale liquorlekkage (rhinorrhoea cerebrospinalis, *CSF-leakage*) is < 1%. Als de neusbijholtechirurg de complicatie *durante operationem* opmerkt, zal hij het defect direct sluiten. Liquorlekkage kan echter, zoals in deze casus, ook pas veel later manifest worden. Hoewel onder neurologen vaker gehoord wordt dat spontane sluiting wel zal optreden na meningitis, is hier in de literatuur toch weinig bewijs voor. Zij zijn blijkbaar tevens bezorgd over de morbiditeit van een operatieve interventie.

Het lijkt in deze situatie niet verstandig, gezien de ernst van de meningitiden, opnieuw het spontane verloop af te wachten. De in consult gevraagde neurochirurg legt uit dat sluiting 'van bovenaf' een grote operatie is met (eenzijdige) reukvermindering als gevolg. Bij iedereen, en zeker bij een kok, is dit een ingreep die tegenwoordig niet op de eerste plaats staat.

De resultaten van de extracraniale benadering voor het sluiten van een liquorfistel zijn goed. In de literatuur wordt een succespercentage genoemd van 86-100. De complicaties van de behandeling zijn niet anders dan die van endoscopische neusbijholtechirurgie in het algemeen; de complicatiefrequentie is laag. In alle gerapporteerde series komt de endoscopische techniek er zowel wat resultaten als complicaties betreft beduidend beter vanaf dan de intracraniale benadering. Er wordt besloten tot een endoscopische sluiting van onderaf, door de kno-arts.

Verder beloop

Onder algehele anesthesie worden de poliepen endoscopisch verwijderd. Vervolgens wordt een stukje slijmvlies van 2 bij 1,5 cm gewonnen van de concha nasalis inferior van de rechterzijde en dit slijmvlieslapje wordt met weefsellijm tegen de schedelbasis geplakt op de plaats waar op de CT-scan het defect gelokaliseerd is. Het slijmvlieslapje wordt ondersteund door een neustampon die vier dagen in situ blijft. Het reukvermogen neemt in de eerste weken postoperatief bovendien nog iets toe. In de vijf jaar na de operatie blijft patiënt onder controle. Hij gebruikt een nasale corticosteroïdspray. Recidief meningitis treedt niet meer op. Zijn reukvermogen blijft goed. Wel meent hij dat er soms toch nog wat vochtverlies optreedt, maar of dit zo is, of dat hij, getraumatiseerd door zijn eerdere ervaring, alleen ongerust is, is niet duidelijk.

19 Snuiten en hoesten

C.J. Brenkman

> Een 48-jarige vrouw wordt verwezen door de longarts. De laatste vijf jaar heeft zij toenemend last van hoesten met het opgeven van sputum. Zij reageerde aanvankelijk goed op bronchodilaterende medicatie, maar steeds vaker ontstaan exacerbaties en moet zij worden behandeld met hoge doseringen prednison. Het is haar tevens opgevallen dat ze steeds meer last heeft gekregen van neusverstopping en dat zij ook vaak een drukkend gevoel achter de ogen heeft. Van haar huisarts heeft zij een corticosteroïdhoudende neusspray gekregen; enkele malen per jaar krijgt zij antibiotica.

➥ *Wat kunnen redenen zijn dat deze patiënte naar de kno-arts is verwezen?*

Patiënte heeft klachten op kno-gebied die onvoldoende reageren op conservatieve therapie (corticosteroïdhoudende neusspray, antibiotica) van de huisarts. Verder kunnen de longklachten verergerd worden door een chronisch bovensteluchtweginfectie. Medicamenteuze behandeling van longproblemen kan bijzonder moeilijk zijn bij niet-adequaat behandelde bovenste luchtwegpathologie.

Relatie tussen de onderste en bovenste luchtwegen

> Deze patiënte heeft een anamnese van neusverstopping en mogelijke neusbijholteproblemen. Op zich is dit al een goede reden om haar naar een kno-arts te verwijzen. Er is echter nog een tweede reden:
> De laatste jaren is het steeds duidelijker geworden dat behandeling van – al dan niet allergische – ontstekingsprocessen in de bovenste luchtwegen bij een groot percentage (65-90%) van de patiënten een verbetering van de lagere luchtwegen geeft (minder symptomen, afgenomen behoefte aan longmedicatie of verbetering van longfunctieparameters).

Een overeenkomst tussen de bovenste en de luchtwegen is dat beide bekleed zijn met eenzelfde mucosa. De enige wezenlijke verschillen zijn een uitgebreid vaatbed in de neus (→ neusobstructie) en glad spierweefsel in de longen (→ bronchospasmen). Bij acute of chronische, allergische of niet-allergische ontsteking in de bovenste en in de onderste luchtwegen, spelen dezelfde immunologisch actieve cellen en dezelfde cytokinen een rol. Ontstekingen in de bovenste en in de lagere luchtwegen komen vaak samen voor. Zij kunnen worden beschouwd als een geheel van ontstekingsreacties in dezelfde tractus. 10-20% van de algehele populatie heeft wel eens een chronische rinosinusitis gehad; bij astmapatiënten is dit percentage 40-60.

Er is daarom sprake van een wederzijdse beïnvloeding in de zin dat zij elkaar kunnen versterken en dat behandeling van de een de ernst van de ander kan doen verminderen. Hierbij is de invloed van behandeling van pathologie in de hogere luchtweg (allergische rinopathie, rinosinusitis, polyposis nasi) op de longfunctie en medicijngebruik bij COPD of astma van veel meer klinische betekenis dan andersom. In de anamnese bij een patiënt met chronische rinosinusitis moet routinematig aandacht worden besteed aan longproblemen.

Voor de manier waarop rinosinusitis de longfunctie negatief beïnvloedt, worden diverse mechanismen genoemd:
- een nasopulmonale reflex, met afferente takken van de nervus trigeminus in de bovenste

luchtwegen en efferente takken van de nervus vagus in de lagere luchtwegen, met bronchospasme tot gevolg;
- directe besmetting van de lagere luchtwegen door afdaling van ontstekingsproducten (postnasal drip) vanuit de bovenste luchtwegen;
- indirecte besmetting via de verspreiding van cytokinen en bacteriële toxinen via de systemische circulatie;
- ontsteking in de bovenste luchtwegen maakt de lagere luchtweg minder gevoelig voor bèta-adrenerge farmaca.

Anamnese

➡ *Welke vragen zijn van belang om meer duidelijkheid over de oorzaak te krijgen?*

- Is er naast de neusverstopping ook sprake van neusuitvloed (rinorroe) en vermindering van reukvermogen?
- Is de neus ook wel eens helemaal open en zo ja, op welke momenten van de dag?
- Zijn er bepaalde omstandigheden die een positieve dan wel negatieve invloed hebben op de klachten?
- Is ooit wel eens allergie vastgesteld, komt dit voor in de familie en had de patiënte als kind eczeem?
- Gebruikt de patiënte medicamenten zoals neusdruppels of -spray, antibiotica, antihistaminica of corticosteroïden?
- Is de patiënte allergisch voor aspirine?
- Rookt zij?
- Wat is haar beroep?
- Heeft zij al eerder (als kind?) wel eens behandelingen aan de bovenste luchtwegen ondergaan?

Al veel jaren komt er secreet uit de neus. Meestal is dit slijmerig van consistentie, maar soms ook groenig. Tijdens een dergelijke periode heeft de patiënte ook meer last van een drukgevoel achter de ogen en longproblemen. Op advies van haar huisarts gebruikt zij al twee jaar een corticosteroïdhoudende neusspray. Zij heeft het gevoel dat die maar matig werkt. Haar reuk en smaak zijn duidelijk verminderd. Als zij prednison van de huisarts of longarts krijgt, worden de reuk en smaak veel beter, maar dit effect is helaas erg kortdurend.
Vroeger heeft zij veel gerookt, de laatste jaren rookt ze wisselend, maar gemiddeld toch nog zes sigaretten per dag.
Zij werkt in de weekenden regelmatig achter de bar in een drukbezocht café. De neusobstructie en de longproblemen nemen dan duidelijk toe. In haar kindertijd zijn haar neus- en keelamandelen verwijderd.

➡ *Welke diagnose is nu het meest waarschijnlijk?*

Chronische rinosinusitis al dan niet met neuspoliepen, bij een chronische astmatische bronchitis. Een en ander wordt versterkt door hyperreactiviteit van de bovenste en vermoedelijk ook van de lagere luchtwegen.

➡ *Wat moet verder worden onderzocht om tot een goede diagnose te komen?*

Een volledig kno-onderzoek met röntgendiagnostiek is hier aangewezen.

➡ *Waar wordt naar gekeken bij kno-onderzoek?*

De kno-arts zal kijken naar tekenen van infectie en naar eventuele anatomische verklaringen voor de neusverstopping en een eventuele verminderde drainage van neus en neusbijholten.

Kno-onderzoek bij verdenking op een rinosinusitis

Is bij rhinoscopia anterior sprake van zwelling van het slijmvlies en is er secreet zichtbaar? Hoe zien de slijmvliezen eruit? Zijn ze rood, is er purulentie zichtbaar en/of neuspoliepen? Veelal is het beter de neus vervolgens af te slinken met een lokaal werkend sympathicomimeticum (zoals xylometazoline). Hierdoor neemt vooral de zwelling van de onderste neusschelp af en is het mogelijk in de middelste neusgang te kijken.

➡ *Waarom is de kno-arts zo geïnteresseerd in de middelste neusgang?*

De neusbijholten die het meest zijn betrokken bij bovenste luchtwegproblemen, zijn de sinus maxillaris (kaakholte) en het voorste etmoïd (zeefbeen). Beide draineren in de middelste neusgang. De kno-arts kan door inspectie van de middelste neusgang zien of er een infectie bestaat (purulentie of poliepen) of afvloedbelemmerende factoren, zoals poliepen en een nauwe anatomie.

➡ *Waar kijkt de kno-arts nog meer naar?*

De kno-arts onderzoekt alle onderdelen van de bovenste luchtwegen op tekenen van infectie.
Orofarynx: Postnasal drip is een belangrijk verschijnsel bij een chronische bovensteluchtweginfectie. Deze slijmstroom kan gezien worden op de orofarynxachterwand. Tevens kunnen de slijmvliezen van de orofarynx er geprikkeld uitzien.
Hypofarynx-larynx: Ook hier kunnen tekenen van slijmstase zichtbaar zijn. Ook kan een laryngitis bestaan die zowel aan een bovenste- als aan een lagereluchtweginfectie gerelateerd kan zijn (chronisch hoesten).
Nasofarynx: Ook hier kan postnasal drip zichtbaar zijn. Neuspoliepen kunnen reiken tot in de nasofarynx. Door infectie kan sprake zijn van een reactieve adenoïdhypertrofie.
Inspectie van de trommelvliezen is van belang om eventuele secundaire otitis media met effusie (OME) op te sporen.

> De kno-arts constateert dat de middelste neusgang geheel gevuld is met poliepen. Ze reiken tot aan de bovenrand van de onderste neusschelp en blokkeren achterin deels de choanen (*plaat 19.1*).

➡ *Welk aanvullend onderzoek verricht de kno-arts?*

De kno-arts verricht neusendoscopie met een optiek en vraagt een CT-scan van de neusbijholten aan. Hierop is het beeld van een pansinusitis te zien met sluiering van alle neusbijholten (figuur 19.1). Als toevalsbevinding is bovendien nog sprake van een osteoom.

➡ *Welke mogelijkheden zijn er nog voordat de kno-arts besluit tot een operatie?*

Een patiënt met dergelijke klachten kan eerst conservatief (medicamenteus) op verschillende manieren worden behandeld. Ook bestaan er diverse vormen van operatieve behandeling, variërend van het eenvoudig verwijderen van de intranasale poliepen (poliepextractie) onder lokale verdoving tot een behoudende ingreep (endoscopische neusbijholtechirurgie, onder lokale dan wel algehele anesthesie) of in uitzonderingsgevallen een nog uitgebreidere operatieve behandeling onder algehele anesthesie.

> Omdat patiënte al geruime tijd met onvoldoende effect met lokale corticosteroïden is behandeld, voegt de kno-arts voor korte tijd

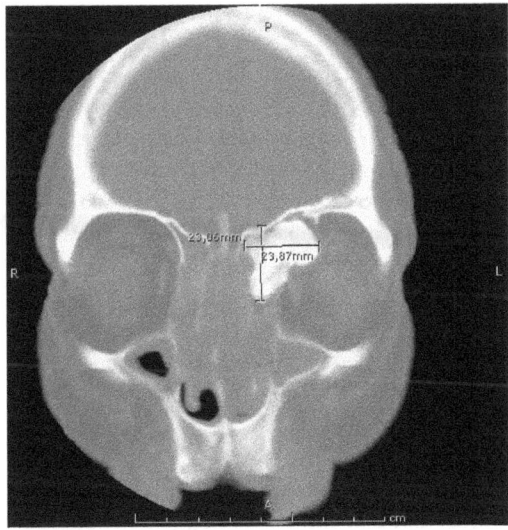

Figuur 19.1 *Op de CT-scan neusbijholten is het beeld te zien van een pansinusitis met sluiering.*

systemische corticosteroïden (vijf dagen 60 mg prednison, dan afbouwend met 10 mg per dag) aan de lokale behandeling toe.

Dit geeft tijdelijk wel enige verbetering, echter na drie maanden komt patiënte terug met de melding van toename van de klachten. Zij heeft nu tot haar verdriet totaal geen reuk meer (anosmie); zij proeft alleen nog zoet, zuur, zout en bitter. Bij onderzoek blijken de poliepen in de neus groter geworden; ze reiken nu zelfs tot aan de neusbodem. De kno-arts en patiënte besluiten tot een operatie.

Er bestaan meerdere methoden om de neusbijholten te opereren. Vroeger werd bij polyposis nasi vaak een eenvoudige poliepextractie verricht: hierbij werd – veelal onder lokale verdoving – met een snaar dat deel van de poliepen verwijderd dat goed in de neus zichtbaar was, echter zonder de bron in het etmoïd aan te pakken. Deze ingreep werd meestal als onaangenaam ervaren. De neuspassage verbeterde veelal (tijdelijk) wel, maar het afgenomen reukvermogen niet. Eenvoudige poliepextractie leidt sneller en vaker tot recidief dan de tegenwoordig vaker uitgevoerde ingrepen waarbij ook de ontstaansplaats van de poliepen, het etmoïd, wordt aangevat. Door de partiële verwijdering en het daardoor veelal snel optredende recidief werd poliepextractie bij sommige patiënten niet zelden vele malen verricht. De meeste patiënten vonden het steeds onaangenamer, en de poliepextractie is waarschijnlijk voor een groot deel verantwoordelijk voor de in de volksmond vaak gehoorde uitspraak: Je kunt poliepen wel laten weghalen, maar ze komen toch altijd terug. Steeds is men daarom blijven zoeken naar operatiemethoden die voor patiënt en arts voordelen bieden, in de zin van minder onaangenaam/pijnlijk, beter overzicht, beter resultaat en minder kans op complicaties. De ontwikkeling van de neusendoscopen heeft geleid tot de endoscopische neusbijholtechirurgie (zogenaamde *functional endoscopic sinus surgery*, FESS). Door het sterk verbeterde zicht in de neus kunnen ook kleinere afwijkingen worden opgespoord. Onder hetzelfde endoscopische zicht is het mogelijk te opereren. Vooral het etmoïd (de plaats waar poliepen ontstaan) is op deze manier goed te benaderen en omdat de kaakholte via deze holte draineert, kan bij reciverende of chronische sinusitis maxillaris ook de oorzaak van deze afvoerstoornis aldus worden verholpen. Indien de ingreep vooral bedoeld is om de afvoerweg van de kaakholte te verruimen, zal de ingreep maar in een beperkt deel van het etmoïd plaatsvinden, daar waar het afvoerkanaal van de kaakholte zich bevindt. Dit deel van het etmoïd wordt ook wel infundibulum genoemd; het openleggen ervan 'infundibulotomie'. Bij uitgebreide neuspoliepen moet (sub)totale etmoïdectomie plaatsvinden voor een optimaal resultaat en teneinde de kans op recidief van neuspoliepen zo klein mogelijk maken. Deze vorm van behandeling leidt tot minder recidief. Echter, ook nu komen recidieven ondanks de verbeterde chirurgische mogelijkheden en nabehandeling met lokale corticosteroïden in spray- of druppelvorm nog veelvuldig voor. Waarom de ene patiënt wel en de ander geen recidief ontwikkelt, is nog goeddeels onbekend.

De kno-arts verricht endoscopische neusbijholtechirurgie. Omdat het voor patiënte de eerste ingreep van de neusbijholten betreft, worden de poliepen verwijderd; het voorste zeefbeen wordt geopend, en in de middelste neusgang wordt een opening naar de sinus maxillaris gemaakt. Deze is aan beide kanten gevuld met sterk verdikt slijmvlies. Het achterste etmoïd wordt wel geopend, maar verder met rust gelaten omdat het alleen verdikt slijmvlies bevat.

Patiënte moet de eerste weken na de ingreep de neus goed spoelen in verband met korstvorming. Na een week begint zij met gebruik van corticosteroïdhoudende neusdruppels. Deze behandeling wordt langdurig voortgezet. Langzamerhand verminderen de klachten en gaat de neus goed open. Zij is vooral ook bijzonder gelukkig dat haar reuk en smaak na twee weken terugkeren en later nog verder verbeteren. Het hoesten neemt sterk af. Ook is de longarts tevreden. De longfunctie verbetert, en zij heeft minder longmedicatie nodig.

20 Steeds meer hoofdpijn

W.J. Fokkens

Een 55-jarige vrouw heeft sinds enkele maanden last van drukkende hoofdpijn links, frontaal en achter het oog. De pijn is continu aanwezig, dag en nacht. 's Ochtends bij het opstaan is hij het ergst, daarna zakt hij meestal wel wat af, maar in de loop van de dag neemt hij weer toe.
De pijn is langzamerhand ontstaan en wordt heel langzaam erger. Ze heeft tien jaar geleden chronische rinosinusitis gehad waaraan ze destijds is geopereerd. Sindsdien heeft ze nooit meer klachten gehad. Ze vindt dat deze pijn lijkt op die welke ze tien jaar geleden had.

➡ *Welke vragen kunnen van belang zijn voor het verder uitdiepen van de anamnese?*

- Heeft patiënte last van neusverstopping, zo ja aan welke kant?
- Heeft patiënte last van rinorroe en/of slijm in de keel?
- Heeft zij epistaxis, zo ja aan welke kant?
- Heeft zij ook wel eens pijn rechts?
- Heeft zij ook pijn op andere plaatsen in het hoofd/in de nek?
- Heeft zij last van dubbelzien?
- Zijn er klachten van het gebit, zoals pijn bij kauwen?
- Hoort zij bij het kauwen aan de rechterzijde wel eens een knapje?
- Zijn er klachten van de lagere luchtwegen zoals hoesten, kortademigheid of sputum opgeven?
- Wat heeft patiënte gedaan om de pijn te verminderen?
- Is patiënte eerder geopereerd aan de neusbijholten?
- Heeft patiënte een trauma van het hoofd/aangezicht gehad?

> Bij patiënten die eerder geopereerd zijn aan de neusbijholten of die een trauma van het aangezicht/hoofd hebben gehad, moet gedacht worden aan een mucokèle.

Patiënte heeft geen last van neusverstopping, rinorroe of epistaxis. Ook is er geen slijm in de keel. Ze heeft geen pijn aan de rechterzijde of in de rest van het hoofd. Wel heeft ze zo nu en dan zoveel pijn dat ze niet meer precies weet of de pijn in of achter haar oog zit, of in haar voorhoofd. Zij heeft het gevoel dat haar linker oog uit haar hoofd wordt gedrukt. Als ze veel pijn heeft, heeft ze het gevoel dat het oog naar opzij staat. Soms ziet ze dubbel. Er zijn geen uitlokkende factoren die de pijn kunnen doen ontstaan of verergeren. Er zijn geen klachten van het gebit; patiënte is recentelijk nog naar de tandarts geweest. Ook het kauwen is niet pijnlijk en ze hoort nooit een knapje in het kaakgewricht. Ze hoest niet en is niet kortademig. Ze slikt op de dagen dat ze moet werken (4 dagen in de week) twee- tot driemaal per dag een paracetamol, anders houdt ze het niet uit. De andere dagen gebruikt ze geen pijnstillers, omdat ze weet dat ze van dagelijks pijnstillers slikken hoofdpijn kan krijgen. Sinds kort heeft ze het gevoel dat er een bobbel op haar rechter voorhoofd komt als ze veel pijn heeft.

➡ *Welke is op basis van de nu verkregen gegevens de differentiaaldiagnose?*

De differentiaaldiagnose van eenzijdige continue aangezichtspijn is:
- chronische sinusitis (frontalis);
- midfaciale aangezichtspijn (vele oorzaken mogelijk);
- temporomandibulaire disfunctie (TMD);
- trigeminus neuralgie.

➡ *Welke aspecten van het lichamelijk onderzoek kunnen verder helpen bij de differentiaaldiagnose?*

Het onderzoek dat helpt bij de differentiaaldiagnose van eenzijdige aangezichtspijn is vooral gericht op de neus en het kaakgewricht.
Neus: Is er sprake van neusverstopping? Dit kan beoordeeld worden door de patiënte (rustig en geforceerd) te laten in- en uitademen, eerst door beide neusgaten, daarna door de neusgaten afzonderlijk. Is sprake van een scheefstaand neustussenschot, mucopurulente rinorroe? Is het slijmvlies gezwollen? Zijn er neuspoliepen te zien?
Neusbijholten: Kloppen op de neusbijholten is weinig zinvol. Wel kan geprobeerd worden met druk van de vingers op de verschillende holten te onderzoeken of er lokaal drukpijn is.
Kaakgewricht: De functie van het kaakgewricht kan beoordeeld worden door de patiënte de mond tegen een weerstand in te laten sluiten. Als deze manoeuvre niet pijnlijk is, is temporomandibulaire disfunctie niet erg waarschijnlijk. Naast het kaakgewricht wordt ook het gebit onderzocht. Kloppijn op de tanden of drukpijn op de gingiva kan wijzen op een wortelprobleem.
Ogen: is er exoftalmie, enoftalmie, zijn er geconjugeerde oogbewegingen?

Onderzoek

Bij onderzoek van de neus worden geen afwijkingen gezien. Het tussenschot staat recht, er is een goede passage en geen opvallende hoeveelheid slijm. Bij drukken op de kaakholten wordt geen pijn aangegeven. Bij drukken op de linker sinus frontalis en drukken op het linker oog wordt echter veel pijn aangegeven. Druk op de rechter sinus frontalis veroorzaakt geen pijn.
Het sluiten van de mond tegen druk is niet pijnlijk. Ook kloppen op de tanden en kiezen van het bovengebit geeft geen pijn. Wel geeft patiënte aan dat kloppen op de kiezen haar hoofdpijn links verergert.
Bij nasendoscopie wordt rustig neusslijmvlies gezien zonder mucopurulente rinorroe. Er is een status na functionele endoscopische neusbijholtechirurgie (FESS). Het ostiomeatale complex (de toegang naar de sinus maxillaris en de voorste etmoïdcellen) is aan beide zijden fraai open. Het slijmvlies van

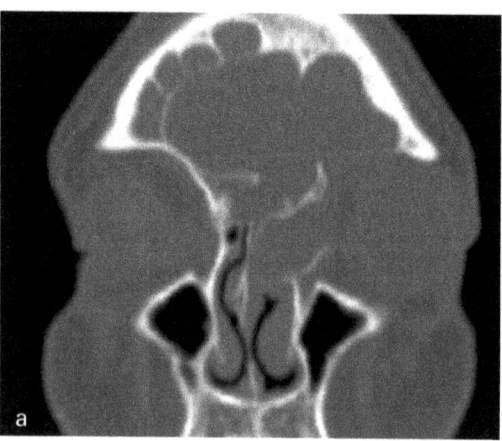

Figuur 20.1a *Axiale CT-scan van de neusbijholten voor de operatie.*

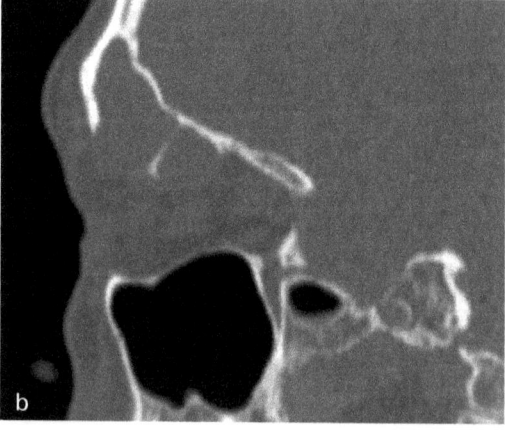

Figuur 20.1b *Sagittale CT-scan van de neusbijholten voor de operatie.*

de sinus maxillaris is rustig. Het linker etmoïd heeft een rustig aspect. In het rechter voorste etmoïd wordt verlittekening gezien.

➡ *Welk deel van de differentiaaldiagnose kan op basis van de nu verkregen gegevens onwaarschijnlijk worden geacht?*

Er zijn noch anamnestisch, noch bij onderzoek aanwijzingen voor temporomandibulaire disfunctie. Deze diagnose lijkt niet waarschijnlijk.

➡ *Wat is nu nodig om de diagnose te kunnen stellen?*

Gezien de ernst van de pijn en het feit dat patiënte eerder geopereerd is vanwege chronische rinosinusitis, is verwijzing naar een kno-arts aangewezen. Voor de differentiatie tussen een chronische sinusitis en chronische spanningshoofdpijn is CT-scanonderzoek noodzakelijk.

> Hoofdpijn/aangezichtspijn zonder relevante afwijkingen op de CT-scan wordt niet veroorzaakt door chronische rinosinusitis.

De CT-scan van de neusbijholten toont een volledige opvulling van de linker en rechter sinus frontalis met weke delen, die aan de linkerkant uitstulpt in de linker orbita terwijl de ossale begrenzing mediaal gedestrueerd is. Ook is er een wekedelenschaduw in de linker sinus ethmoidalis die eveneens uitstulpt richting de orbita. De oogbol is naar lateraal gedevieerd. Er zijn geen afwijkingen in de sinus maxillares. Het infundibulum is beiderzijds open. Het beeld past bij een mucokèle in de linker sinus frontalis en sinus ethmoidalis met intraorbitale uitbreiding en ossale destructie.

Diagnose

Mucokèle van de linker sinus frontalis en sinus ethmoidalis.

Behandeling

De behandeling van een mucokèle is marsupialisatie of verwijdering. Essentieel voor marsupialisatie is dat er een goede afvloed naar de neus ontstaat. Afhankelijk van de locatie van de mucokèle kan deze endoscopisch via de neus worden geopereerd dan wel van buitenaf.

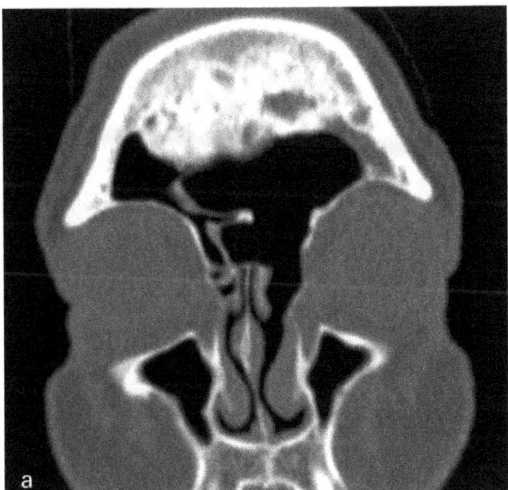

Figuur 20.2a *Axiale CT-scan van de neusbijholten na de operatie.*

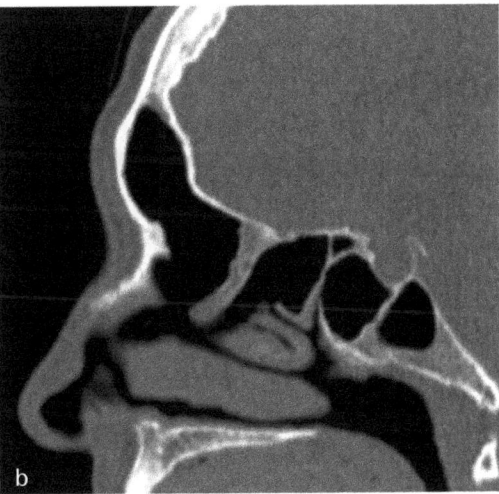

Figuur 20.2b *Sagittale CT-scan van de neusbijholten na de operatie.*

Bij patiënte wordt een operatie verricht waarbij de bodem van de linker sinus frontalis wordt verwijderd. De mucokèle wordt gemarsupialiseerd naar de neus.

Met de nasendoscoop kan nu poliklinisch gecontroleerd worden of er een goede verbinding tussen de sinus frontalis en de neus blijft bestaan.

De klachten van hoofdpijn en druk op het linker oog zijn geheel verdwenen.

Controle CT-scan van de neusbijholten toont een status na marsupialisatie mucokèle linker etmoïd. Hierdoor is een grote sinus frontalis links ontstaan, die een brede verbinding heeft met de uitgeruimde sinus ethmoidalis links.

21 Geleidelijk toenemende eenzijdig verminderde neuspassage

N. de Vries

Een 53-jarige man meldt zich op de polikliniek kno met sinds een half jaar progressieve klachten van verminderde neuspassage links. De neusdoorgankelijkheid is vrijwel geheel opgeheven. Ook heeft hij last van waterige en soms bloederige rinorroe. Er zijn geen klachten van hoofdpijn, verminderde reuk of smaak, niezen of bloedneuzen. Hij voelt zich niet ziek en heeft geen algemene klachten.

➡ *Aan welke oorzaken moet op grond van de anamnese worden gedacht?*

Anatomische oorzaken van eenzijdige neuspassagebelemmering zijn septumdeviatie en een sterk vergrote concha nasalis media (bullosa) of hypertrofie van de concha nasalis inferior. Deze anatomische afwijkingen zijn over het algemeen al langer aanwezig en geven geen klachten die in de loop van een half jaar ontstaan. Een septumdeviatie (ten gevolge van een fractuur), of septumhematoom kan ook na trauma ontstaan. Allergie kan aanleiding geven tot neusobstructie, maar deze geeft tweezijdige klachten. Ook variëren de klachten dan meestal in ernst. Een corpus alienum komt vrijwel alleen bij kinderen voor. Intranasale steenvorming (rinoliet) is uiterst zeldzaam. Op basis van de anamnese moet hier aan een nieuwvorming worden gedacht.

Differentiaaldiagnose van eenzijdige neusobstructie bij volwassenen

- Septumdeviatie
- Hypertrofie concha nasalis inferior
- Abnormaal grote concha nasalis media (concha nasalis media bullosa, een gepneumatiseerde middelste neusschelp)
- Corpus alienum (vooral bij kinderen)
- Polyposis nasi (meestal, maar niet altijd, dubbelzijdig)
- Antrochoanale neuspoliep
- Inverted papilloma
- Maligniteit

Anamnese

➡ *Welke vragen zijn van belang om meer duidelijkheid over de oorzaak te krijgen?*

Anamnese bij deze eenzijdige neusobstructie

- Hoe lang bestaan de klachten precies?
- Neemt de neusobstructie toe?
- Is de obstructie voortdurend aanwezig?
- Heeft een trauma plaatsgevonden?
- Is de patiënt allergisch?
- Is hij ooit behandeld voor neuspoliepen?
- Wat is zijn beroep, heeft hij met hout gewerkt (zie casus 44)?

De klachten bestaan sinds een half jaar en nemen gestaag in ernst toe. Tot een half jaar geleden heeft hij nooit klachten van verminderde neusademhaling of andere neusklachten gehad. Het is puur eenzijdig. De neusobstructie is voortdurend aanwezig, de neus is niet in wisselende mate open en geobstrueerd. Het wordt alleen maar erger. Er heeft geen trauma plaatsgevonden. Hij is nooit aan de neus geopereerd. Hij is niet eerder behandeld voor neuspoliepen. Hij is niet allergisch. Hij heeft een kantoorbaan.

➥ *Wat wordt gezien bij kno-onderzoek?*

Bij rhinoscopia anterior wordt links een gelobde polypeuze massa waargenomen die bijna tot in het vestibulum nasi reikt (*plaat 21.1*). Aan de rechterzijde worden geen afwijkingen gezien. Bij aanvullende neusendoscopie, wat met enige moeite lukt onder de massa door, blijkt de zwelling uit te gaan van de middelste neusgang.

Differentiaaldiagnose van een éénzijdige neuspoliep

- Eenzijdige neuspoliep
- Inverted papilloma
- Maligniteit: bijvoorbeeld lymforeticulaire maligniteiten, adenocarcinoom, (amelanotisch) melanoom

De meest voorkomende tumor in de neus is polyposis nasi. Polyposis nasi komt vrijwel altijd, maar niet exclusief, tweezijdig voor. Bij eenzijdige neuspoliepen moet gedacht worden aan het papilloma inversum, een goedaardige maar premaligne aandoening. Het klachtenpatroon is gewoonlijk dat van eenzijdige neusobstructie, minder vaak epistaxis en rinorroe en daarom niet specifiek. Het papilloma inversum is vrijwel altijd eenzijdig. Het inverted papilloma gaat vrijwel altijd (> 90%) uit van de laterale neuswand, met secundaire uitbreiding naar concha nasalis media, voorste etmoïd, sinus maxillaris, posterieure etmoïd en in mindere mate naar sinus sphenoidalis en sinus frontalis.

Het inverted papilloma kan ook samen met gewone poliepen voorkomen. Macroscopisch is sprake van een grijze tot rode massa, in de meerderheid van de gevallen op het moment dat de patiënt voor het eerst wordt gezien al vrij groot, en van een hardere en vlezigere consistentie dan een gewone neuspoliep. In de etiologie speelt het humaan papillomavirus (HPV) een rol. HPV, zowel low-risk (HPV subtypen 6 en 11) als high-risk subtypen (HPV 16 en 18), worden bij inverted papilloma in 76% van de gevallen gevonden.

Een antrochoanale poliep, die ook eenzijdig is, ontstaat in de sinus maxillaris op basis van een afgesloten slijmcyste en bij toenemende grootte puilt deze via het ostium van de sinus maxillaris in de middelste neusgang. Deze poliep bevindt zich meer posterieur in de neus en is niet gelobd. Bij neusendoscopie is zichtbaar dat een antrochoanale poliep uit de sinus maxillaris komt. Andere, zeldzamere tumoren zijn maligniteiten: lymforeticulaire aandoeningen, adenocarcinomen en melanomen.

Onderzoek

➥ *Wat moet verder worden onderzocht om de diagnose te stellen?*

Anders dan bij tweezijdige neuspoliepen, waar men op het klinische beeld kan varen, is bij een eenzijdige neuspoliep het nemen van een biopt aangewezen.

Het blijkt in dit geval te gaan om een inverted papilloma.

➥ *Welk onderzoek is nog meer geïndiceerd?*

Diagnose

Beeldvormende diagnostiek is geïndiceerd om de uitbreiding van het papilloom in kaart te brengen. Een CT-scan is van belang ter bepaling van de uitbreiding en voor de relatie tot de schedelbasis en de orbita. Botveranderingen duiden op een mogelijke maligniteit. Een nadeel van CT-scan is dat een uitspraak over de begrenzing van de tumor ten opzichte van de omliggende weke delen moeilijk en soms onmogelijk kan zijn door gelijke dichtheid van tumorweefsel en secretie op basis van obstructie. Anders dan bij gewone neuspoliepen, waar CT-scan voldoende is, heeft bij het inverted papilloma MRI-onderzoek soms ook waarde. Een inverted papilloma in de middelste neusgang kan volledige sluiering van de ipsilaterale sinus frontalis en maxillaris geven op een CT-scan (figuur 21.1). MRI-scan kan dan aantonen of de sluiering in sinus maxillaris of frontalis secundair (secreet, ontsteking) is, of dat sprake is van uitbreiding van het inverted papilloma (figuur 21.2). Tevens kan in zeldzame gevallen doorgroei naar intracraniaal (via de lamina cribriformis) of orbita worden aangetoond. Vooral T2-gewogen MRI is accuraat om onderscheid te maken tussen inverted papilloma en secreet/ontsteking. De uitbreiding heeft belangrijke consequenties voor de behandeling (zie figuur 21.1).

Beleid

➡ Welke behandeling moet aan deze patiënt aangeboden worden?

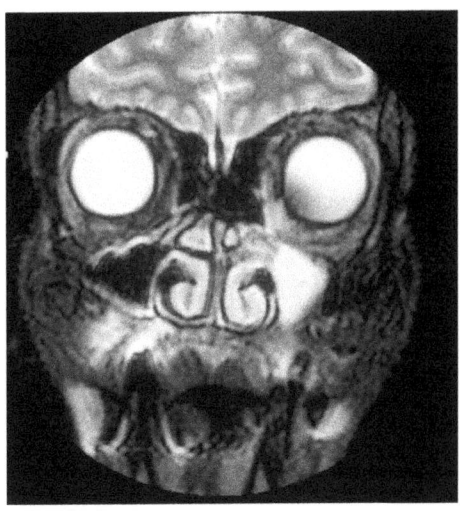

Figuur 21.2 *T2-gewogen MRI-scan. Het papilloom beperkt zich tot in het etmoïd, de sluiering in de sinus maxillaris berust op vochtophoping.*

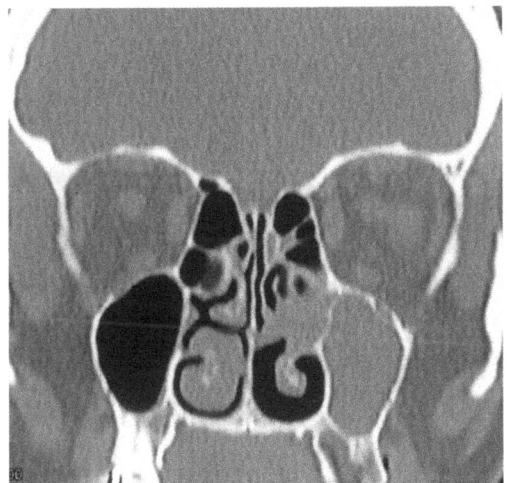

Figuur 21.1 *De CT-scan laat een partiële sluiering zien van het etmoïd en totale sluiering van de sinus maxillaris links. De benige begrenzingen zijn intact. Onduidelijk is hoever het papilloom zich uitbreidt in de sinus maxillaris.*

Medicamenteuze behandeling is niet mogelijk. Bij het inverted papilloma is chirurgische behandeling aangewezen, niet alleen op basis van de klachten maar ook omdat het een premaligne aandoening betreft. De kans op maligne ontaarding is 6%. Maligniteit kan zowel gelijktijdig voorkomen als later optreden. Bij eenvoudige verwijdering, zoals bij poliepextractie, is de kans op recidief zeer groot. Volledige verwijdering moet worden nagestreefd. Er is in de recente literatuur veel discussie over de chirurgische benadering en over hoe uitgebreid een resectie moet zijn. Belangrijke determinanten zijn locatie en uitbreiding van de tumor en natuurlijk eventuele gelijktijdige aanwezigheid van een maligniteit. Van consensus ten aanzien van de ideale chirurgische benadering, nationaal dan wel internationaal, is nog geen sprake.
Op basis van door middel van neusendoscopie en beeldvormende diagnostiek verkregen informatie over de uitbreiding kan de beste chirurgische benadering worden gekozen. Bij maligniteiten van de neusbijholten wordt vaak geopteerd voor een externe benadering via een zogenaamde laterale rinotomie, of *midfacial degloving*. Nadelen van laterale rinotomie zijn een litteken in het ge-

zicht, excessieve resectie van normale mucosa en van benige structuren, (foetide) korstvorming en kans op beschadiging van de ductus nasolacrimalis. De *midfacial degloving*-benadering leidt niet tot een uitwendig litteken, maar vestibulaire stenose, epiphora, subcutaan hematoom en een slechte toegang tot de sinus frontalis kunnen voorkomen. Ook andere, minder uitgebreide externe benaderingen worden bij het inverted papilloma wel toegepast. Voorstanders van relatief groot opgezette benaderingen wijzen op de hoge kans op recidief (30-70%), de kans op maligne ontaarding en het feit dat soms sprake is van multicentriciteit. Voorstanders van uitgebreide benaderingen gaan ervan uit dat dergelijke uitgebreide chirurgie minder kans op recidief heeft dan endoscopische lokale excisie. Alleen kleine papillomata zouden in deze visie endoscopisch kunnen worden verwijderd.

Het laatste decennium wordt het inverted papilloma in toenemende mate endoscopisch verwijderd. Negatieve selectiecriteria om voor endoscopische benadering in aanmerking te komen zijn agressieve tumoren, dysplasie en maligniteit en tumoren met een aanhechtingsplaats van aanzienlijke omvang, aanhechting in de laterale sinus-maxillariswand, uitbreiding in de sinus frontalis, of waar de tumorgrenzen niet duidelijk zijn.

Ervaring en voorkeur van de operateur spelen een grote rol. Bij goede patiëntenselectie blijken de recidiefpercentages van endoscopische verwijdering niet hoger te liggen dan bij externe benadering.

22 Een korstje op de neus dat niet wil genezen

K. Ingels

Een 50-jarige gezonde man heeft sinds vier maanden een 'korstje' op de kraakbenige neusrug dat 'maar niet wil genezen' *(zie plaat 22.1)*.

➡ *Hoe kan de afwijking in plaat 22.1 worden beschreven?*

Midden op het neusdorsum, ter hoogte van de supratip, bevindt zich een ulcus van 7 mm doorsnede, bedekt met een crusta. De randen zijn enigszins opgeworpen, en er bevindt zich een enkele telangiëctasie in de buurt. De huid van de neus vertoont purpura (= niet-wegdrukbare roodheid), en ziet er dik en hypertrofisch uit met een veelheid aan talgklieren.

Anamnese en voorgeschiedenis

Patiënt wordt door de dermatoloog behandeld voor rhinophyma met doxycyclinetabletten. De voordien regelmatig optredende talgklierontstekingen van de neushuid reageren hier goed op. Hij gaat regelmatig onder de zonnebank.

Differentiaaldiagnose

➡ *Wat is de differentiaaldiagnose op basis van het klinisch onderzoek?*

- Hypertrofische ontstoken talgklier;
- Basocellulair carcinoom (BCC);
- Plaveiselcelcarcinoom (PCC);
- Kerato-acanthoom.

Een ontstoken talgklier heeft veeleer het aspect van een nodulus en vertoont wegdrukbaar erytheem, in tegenstelling tot purpura dat niet wegdrukbaar is en het gevolg van extravasatie. De anamnese van zonexpositie doet echter veeleer een huid(pre)maligniteit vermoeden. Een BCC kan zich klinisch zeer verschillend uiten. Het klassieke beeld van een 'slecht genezend wondje', waarvan de rand iets onregelmatig is opgeworpen en waarbij nogal eens sprake is van een versterkte vaattekening, is niet constant. Er bestaan verschillende histologische vormen van BCC, en evenzoveel klinische verschijningen, wat de klinische diagnose bemoeilijkt. Ook onder nodulaire laesies met volledig intacte huid, al of niet gepigmenteerd, onregelmatige huiderosies eventueel met crustae of hoornprop, kunnen BCC's schuilgaan. Wanneer een ulcus plots ontstaat, snel progressief is, een hoornprop en verheven randen vertoont, moet ook aan een keratoacanthoom worden gedacht. Deze laesies kunnen soms even snel verdwijnen als ze gekomen zijn, doch zijn op klinische gronden nagenoeg niet te differentiëren van een PCC.

Onderzoek

De dermatoloog neemt een stansbiopt onder lokale anesthesie. De histologische diagnose luidt: BCC, morpheatype.

Het BCC is een in frequentie toenemende tumor (80% van alle huidtumoren), gerelateerd aan zonexpositie. BCC komt daardoor relatief vaker (75%) voor in het gezicht, en vooral in de 'H-zone': oren, temporaal-slaapstreek, zijkant wangen, oogleden, neus en kin. Er bestaan verschillende soorten basocellulair carcinoom, afhankelijk van de groeiwijze.

> **Soorten basocellulair carcinoom**
>
> - Nodulair
> - Oppervlakkig (superficieel)
> - Morphea
> - Micronodulair
> - Gemengd type
> - Gepigmenteerd

➥ *Welke aanvullende onderzoeken moeten bij de diagnose BCC worden verricht?*

Een BCC is weliswaar een maligne tumor van de cellen uit het stratum basale, echter gekenmerkt door een nagenoeg niet-bestaand metastaseringspatroon en relatief trage groei. Daarom is het niet nodig om de halslymfeklieren te onderzoeken (geen echo), een X-thorax te verrichten, of bloedonderzoek te laten doen. Alleen bij klinisch vermoeden van aantasting van de onderliggende structuren is bijvoorbeeld een CT-scan of MRI aangewezen.

Behandelvoorstel

➥ *Welke behandelingen zijn er voor BCC?*

Afhankelijk van de lokalisatie, grootte en diepte van de afwijking, en leeftijd zijn verschillende vormen van behandeling mogelijk. Een BCC kan worden behandeld met cryotherapie, elektrocoagulatie, cytostatische zalf (klein, nodulaire type) en radiotherapie. De meeste zekerheid wordt echter verkregen door middel van excisie.

> Een afspraak wordt gemaakt bij de kno-arts om de afwijking te laten verwijderen.

➥ *Welke marge dient bij de excisie van een BCC te worden aangenomen?*

Het is van belang geïnformeerd te zijn over het type BCC en de groeiwijze, alvorens de tumor te verwijderen. Bij vermoeden van sprieterige groei is een uitgebreidere resectiemarge aangewezen. Grofweg kan men stellen dat het nodulaire type met 3 mm gezondweefselmarge kan worden weggenomen, terwijl het morphea type BCC doorgaans met 5 mm moet worden weggesneden.

> De tumor wordt verwijderd met een marge van 5 mm onder lokale anesthesie. De wond wordt tijdelijk bedekt met een split-skin graft van het linker bovenbeen, in afwachting van de definitieve histologische diagnose. Twee weken later blijkt dat het preparaat niet volledig tumorvrij is bij de craniale rand. De naresectie gebeurt opnieuw onder lokale anesthesie, en is deze keer radicaal.

Bij het verwijderen van een BCC is het (zoals bij elke tumor) van belang zeker te zijn dat de tumor volledig is verwijderd. Dit kan alleen met hulp van de patholoog-anatoom. Beschikt men niet over de mogelijkheid om de afwijking direct, met de patiënt nog op tafel, te laten onderzoeken (vriescoupe), waarbij alle randen worden nagekeken (Mohs micrografische chirurgie; logistiek tijdsintensief), dan kan de wond in eerste instantie het beste worden opengelaten. In afwachting van de histologische diagnose die in de dagen op de incisie volgt, kan eventueel ook een split-skin graft op het defect worden gelegd.

➥ *Hoe kan het defect in plaat 22.1 het beste worden gesloten?*

> **Vormen van sluiten huiddefect op de neusrug**
>
> - Secundair laten dichtgranuleren: alleen op concave oppervlakken (laterale benige neus, bij mediale ooghoek)
> - Schuifplastiek: huid van glabella naar inferieur schuiven langs twee parallelle incisies mediaan op de neusrug, met 2 Burowdriehoekjes tussen de wenkbrauwen

- Bilobaire lap: bij defecten paramediaan of lateraal op de neus zeer geschikt
- Neusdorsum-glabellalap: geschikt voor defecten mediaan op neusrug; dit is in feite een rotatielap met een 'back-cut' ter hoogte van de glabella
- Voorhoofdslap: wordt vooral aangewend bij defecten van de neuspunt of neusvleugelrand

Bij patiënt wordt gekozen voor een neusdorsum-glabellalap. Het defect bestrijkt minder dan 30% van de *aesthetic subunit*: mediane neusdorsum. De incisie wordt 1-2 mm hoger gelegd dan de nasofaciale overgang rechts, zodat het litteken bij frontale aanblik minder opvalt. De ingreep gebeurt onder lokale anesthesie *(platen 22.2a t/m 22.2c)*. Wellicht mede ten gevolge van het feit dat de huid matig is van kwaliteit bij deze patiënt met rhinophyma, geneest het litteken slechts matig. Daarom wordt zes maanden postoperatief besloten tot een CO_2-laserbehandeling van de neus. Hiermee wordt zowel het reliëf van het litteken vervlakt, als een dermobrasie verricht van de huid van de gehele neus met rhinophyma *(plaat 22.2d)*.

23 Een wit vlekje in de mond

I. van der Waal

Een 45-jarige man heeft bij zichzelf een witte plek op de rand van zijn tong opgemerkt. Hij heeft er verder geen last van, maar vraagt zich af hoe deze witte plek is ontstaan en of het kwaad kan. Patiënt voelt zich voor het overige gezond. Hij rookt ongeveer tien sigaretten per dag en gebruikt incidenteel alcohol.

Mondonderzoek

Bij onderzoek van de mond wordt een niet-afveegbare witte verandering van het slijmvlies gezien op de linker tongrand *(plaat 23.1)*. Elders in de mond worden geen afwijkingen aangetroffen.

➥ *Wat is hier aan de hand?*

Differentiaaldiagnose van witteslijmvliesafwijkingen

Er zijn verschillende witte afwijkingen van het mondslijmvlies. De bekendste zijn lichen planus, witte veranderingen door regelmatig kauwen of zuigen op het slijmvlies ('morsicatio'), candidose, leukoplakie en, specifiek op de tong, lingua geographica. Lichen planus, candidose en witte veranderingen ten gevolge van morsicatio komen vrijwel altijd dubbelzijdig, min of meer symmetrisch voor.

Bij de patiënt is de afwijking eenzijdig; er waren immers elders in de mond geen afwijkingen geconstateerd. Bij candidose zou de witte verandering bovendien afveegbaar zijn geweest, hetgeen hier niet het geval is. Lingua geographica betreft veranderingen van de filiforme papillen van de tongrug en uit zich niet, zoals bij deze patiënt het geval was, op de tongrand. Van voornoemde differentiaaldiagnoses lijkt leukoplakie hier dus nog het meest waarschijnlijk.

Leukoplakie van het mondslijmvlies

Leukoplakie van het mondslijmvlies is door de Wereldgezondheidsorganisatie gedefinieerd als een witte of overwegend witte laesie die klinisch of histopathologisch niet herkenbaar is als een van de vele bekende witte slijmvliesentiteiten (zoals de al genoemde lichen planus en candidose). Het is dus een definitie bij uitsluiting. Er is een biopsie vereist om de diagnose met zekerheid te kunnen stellen. Het komt inderdaad wel eens voor dat een witte afwijking klinisch niet zonder meer herkenbaar is en dat uiteindelijk het histopathologische onderzoek tot een zekere diagnose leidt.

Leukoplakie is een premaligne aandoening die bij ongeveer 0,1% van de volwassenen voorkomt, vijfmaal vaker bij rokers dan bij niet-rokers. De meeste leukoplakieën veroorzaken geen klachten. Vooral wanneer er ook rode veranderingen optreden (erytroleukoplakie), kunnen klachten over pijnlijkheid of een schrijnend gevoel optreden en er is een grotere kans op maligne degeneratie. Leukoplakieën kunnen overal in de mond voorkomen. Verondersteld wordt wel eens dat leukoplakieën van de tongrand of de mondbodem vaker maligne ontaarden dan leukoplakieën op andere plaatsen in de mond. Over het algemeen worden de aanwezigheid en de mate van epitheeldysplasie in leukoplakie als de meest betrouwbare, maar niet als een absolute voorspellende factor voor het ontstaan van een plaveiselcelcarcinoom beschouwd.

Behandelbeleid

Bij een patiënt die rookt en zijn rookgewoontes weet op te geven, treedt niet zelden binnen enkele maanden volledige of gedeeltelijke regressie op. Het is dan ook redelijk om in eerste instantie niet direct een biopt te nemen, maar de patiënt aan te spreken op zijn rookgedrag en een controle na drie maanden af te spreken. Wanneer het klinische beeld onveranderd blijft na stoppen met roken of wanneer het om een patiënt gaat die in het geheel niet rookt, is het onwaarschijnlijk dat alsnog spontane regressie optreedt en dient zo mogelijk behandeling plaats te vinden, ook al is nooit bewezen dat behandeling het krijgen van een plaveiselcelcarcinoom in de mond daadwerkelijk voorkomt.

Bij een kleine leukoplakie – tot ongeveer 2 cm – kan meestal gemakkelijk onder lokale anesthesie een excisiebiopsie worden verricht met primaire sluiting van de excisiewond. Daarmee is dan tevens de behandeling uitgevoerd. Bij grotere leukoplakieën, die niet zonder meer in toto kunnen worden geëxcideerd, zal meestal worden gekozen voor een incisiebiopsie. Wanneer het histopathologische onderzoek geen verdere bijzonderheden oplevert – in zeldzame gevallen is al sprake van een onderliggend plaveiselcelcarcinoom of carcinoma in situ – zal in tweede instantie de gehele leukoplakie kunnen worden verwijderd, hetzij chirurgisch hetzij door middel van CO_2-laserverdamping. De resultaten van deze beide behandelmethoden zijn vergelijkbaar. Bij 10-20% van de patiënten treedt recidief op, meestal binnen een jaar na de behandeling.

➡ *Hoe is het onze patiënt vergaan?*

Patiënt heeft zijn rookgewoontes opgegeven. Bij controle na drie maanden blijkt het klinische aspect van de leukoplakie echter onveranderd. Mede op verzoek van de patiënt is vervolgens afgezien van een separate incisiebiopsie en is direct een excisiebiopsie onder plaatselijke verdoving uitgevoerd. Aangezien er op klinische gronden geen verdenking bestond op een onderliggend plaveiselcelcarcinoom, is de leukoplakie verwijderd met een marge van slechts enkele millimeters klinisch normaal weefsel. De wond is primair gesloten. Uit het histopathologische onderzoek blijkt dat sprake was van hyperkeratose zonder tekenen van epitheeldysplasie. Bij controle na zes weken blijkt de wond goed te zijn genezen en is de patiënt klachtenvrij *(plaat 23.2)*.

➡ *Is controle na behandeling zinvol?*

Na excisie of CO_2-laserverdamping treedt, zoals reeds opgemerkt, bij 10-20% van de patiënten een recidief op, zij het soms in beperkte mate. De meeste patiënten zijn dan niet gemotiveerd zich opnieuw te laten behandelen, mede omdat geen garantie kan worden gegeven dat zich niet opnieuw een recidief ontwikkelt.

Het is bekend dat patiënten die een leukoplakie van het mondslijmvlies hebben ontwikkeld, niet alleen het risico lopen op maligne ontaarding van deze leukoplakie, maar ook een verhoogd risico hebben op het krijgen van een plaveiselcelcarcinoom elders in de mond of in de bovenste voedsel- en luchtweg. Waarschijnlijk geldt dit verhoogde risico vooral voor mensen die veel roken en stevig drinken. Bij deze patiëntengroep is er bij leukoplakie van het mondslijmvlies dan ook reden om hen aan te spreken op de schadelijke effecten van roken en drinken.

De vraag of controle na behandeling van leukoplakie zinvol is, is niet eenduidig te beantwoorden. De hypothese is dat bij een gestructureerd controlesysteem – levenslang? – een eventueel in de mond of elders in het hoofd-halsgebied optredend plaveiselcelcarcinoom in een vroeg stadium kan worden gediagnosticeerd en dat daardoor de prognose voor de patiënt beter is dan wanneer een dergelijke tumor pas wordt ontdekt op het moment van klachten. Bewijzen voor deze hypothese ontbreken echter. De controleperiodes van de in de literatuur beschreven patiëntengroepen variëren van enkele maanden tot vele jaren. Grote, goed gecontroleerde studies over niet-behandelde patiënten met leukoplakie van het mondslijmvlies zijn er niet.

24 Een zweer op de tong

C.R. Leemans

Een 63-jarige vrouw wordt verwezen naar de kno-arts/hoofd-halschirurg met een zweer van de tongrand rechts.

Bij een dergelijk beeld is het van groot belang snel onderscheid te maken tussen benigne en maligne afwijkingen.

➡ *Welke aanvullende vragen kunnen onmiddellijk verder helpen bij het onderscheiden van de diagnose?*

Een patiënt van boven de 40 jaar met een ulcus op een van de slijmvliezen van de mond-keelholte heeft een verhoogd risico op een maligne aandoening. Dit is vooral het geval bij patiënten die roken en veel alcohol gebruiken.

Patiënte rookt al jaren twintig sigaretten per dag en heeft in het verleden veel alcohol gedronken.

Anamnese

➡ *Welke vragen zijn verder van belang?*

Anamnese bij slijmvliesulceraties in de mond

- Hoe lang bestaat de afwijking precies?
- Zijn er pijnklachten?
- Zijn opgezette halsklieren bemerkt?

Patiënte weet het niet precies, maar de afwijking is waarschijnlijk al weken, misschien wel maanden aanwezig. Pijnklachten heeft zij niet, wel geeft zij aan de laatste tijd wat vage oorpijn rechts te hebben. Zij heeft verder geen andere dingen opgemerkt, met name geen zwelling in de hals.

➡ *Waar zou de oorpijn op kunnen duiden?*

Patiënte kan natuurlijk eveneens een oorprobleem hebben, maar het is waarschijnlijker dat het hier gerefereerde oorpijn betreft. Dit is een symptoom van een buiten het oor gelegen aandoening, meestal een maligniteit in het hoofd-halsgebied. De oorzaak is nog niet helemaal opgehelderd, maar het wordt waarschijnlijk veroorzaakt doordat de hersenen (kernen en/of schors) impulsen vanuit bijvoorbeeld de sensibele takken van de linguale tak van de mandibulaire tak van de nervus trigeminus (= V3, nervus mandibularis) percipiëren als komend van de auriculotemporale tak van de V3, die een gedeelte van de oorschelp, de gehoorgang en het trommelvlies sensibel innerveert. In de farynx en de larynx doet dit fenomeen zich ook voor, maar dan via takken van de nervus glossopharyngeus en de nervus vagus.

Differentiaaldiagnose

➡ *Wat zijn relatief frequent voorkomende oorzaken van tongulceraties?*

Differentiaaldiagnose van ulceraties van de tong

- Virale infecties (herpes simplex, herpes zoster, aids)
- Aften

- Tumoren (vnl. plaveiselcelcarcinomen)
- Bacteriële ziekten (plaut-vincentstomatitis, lues)
- Radiotherapiegeïnduceerde mucositis
- Bijttrauma

➥ *Wat zijn zeldzaam voorkomende oorzaken van tongulceraties?*

Zeldzaam voorkomende oorzaken van ulceraties van de tong

- Arteriitis cranialis
- Granulomateuze ziekten
- Ziekten veroorzaakt door protozoën en mycosen
- Toxische exanthemen
- Insectenbeet
- Ziekte van Behçet
- Bulleuze dermatosen
- Lichen planus
- Systeemziekten (sclerodermie, dermatomyositis, systemische lupus erythematodes)
- Hypovitaminose (B1, B2, B6, B12, C)
- Premaligne afwijkingen, zoals leukoplakie

Aanvullend onderzoek

➥ *Gezien de leeftijd en de toxische invloeden dient gedacht te worden aan een maligniteit. Welk algemeen en specieel onderzoek dient nu verricht te worden?*

Onderzoek bij een patiënt met een afwijking in de mond, die suspect is voor een maligniteit

Uiteraard dient er een algemeen kno/hoofd-halsonderzoek plaats te vinden, met specifieke aandacht voor de afwijking zelf en de hals. Verder dienen de bovenste lucht- en voedselweg gecontroleerd te worden op afwijkingen die zouden kunnen duiden op een (tweede) maligniteit, waar patiënt tot dan toe geen last van heeft. In dit geval dient uiteraard ook het pijnlijke oor nauwkeurig onderzocht te worden.

Mond: Hoe ziet de afwijking eruit: aspect, kleur, grootte, homogeniteit? Zijn de tongbewegingen beperkt? Hoe voelt de afwijking aan bij palpatie? Die laatste kan het beste uitgevoerd worden door de uitgestoken tong vast te pakken met een gaas en met een gehandschoende vinger de laesie te palperen. Vooral de grootte en de dieptegroei dienen nauwkeurig te worden vastgelegd.

Hals: De verschillende gebieden in de hals dienen nauwlettend gepalpeerd te worden om vergrote of te vaste lymfeklieren te traceren. Indien deze aanwezig zijn, dienen de grootte, het aantal en de lokalisatie in de hals vastgelegd te worden. Bij iemand met een afwijking van de mobiele tong zullen halslymfeklieruitzaaiingen zich vooral in de submandibulaire en hoog- en midjugulaire regio's bevinden.

➥ *Waarom is het zaak hier alert zijn op andere tumoren dan de oorspronkelijke tumor waarmee patiënt het spreekuur bezoekt?*

Patiënten die een groot deel van hun leven gerookt hebben en/of overmatig alcohol hebben gebruikt en die een plaveiselcelcarcinoom hebben ontwikkeld in de mond-keelholte of het strottenhoofd, lopen een risico op het optreden van een tweede of zelfs meerdere primaire tumoren. Dit risico wordt geschat op zo'n 2-3% per jaar en is nog verder verhoogd indien patiënten blijven roken en drinken. Ook in de lagere lucht- en voedselweg (long en slokdarm) kunnen zich deze nieuwe tumoren voordoen en men dient dan ook altijd hierop bedacht te zijn en klachten te allen tijde zeer serieus te nemen. De reden van het frequent voorkomen van nieuwe tumoren is gelegen in het feit dat de toxische factoren gedurende langere tijd hun werking hebben kunnen uitoefenen op de mucosa van de gehele lucht- en voedselweg en dat de patiënt er blijkbaar gevoelig voor is, aangezien zich een tumor heeft ontwikkeld. Indien zich later een tweede tumor voordoet, is deze meestal minder goed te behandelen dan wanneer dit de eerste tumor zou zijn geweest. Dat komt doordat in het gebied reeds uitgebreide chirurgie en radiotherapie hebben plaatsgevonden en de mogelijkheden daardoor beperkt zijn.

> Er wordt een solitaire ulcererende laesie van bijna 2 cm in doorsnede waargenomen halverwege de rechter tongrand *(plaat 24.1)*. De dieptegroei lijkt beperkt tot minder dan 5 mm. Aan de randen van de afwijking is het slijmvlies op enkele plaatsen wit verkleurd. Aan de oren worden geen afwijkingen gezien. De stemvorkproeven zijn normaal. Aan de hals worden geen te grote of te vaste lymfeklieren gepalpeerd. Ook het overige onderzoek toont geen afwijkingen. De waarschijnlijkheidsdiagnose wordt gesteld op een maligniteit van de tong, waarschijnlijk een plaveiselcelcarcinoom.

➡ *Welk aanvullend onderzoek dient hier verricht te worden?*

> Op dit moment dient een biopsie plaats te vinden om de klinische diagnose te bevestigen en de exacte histologische diagnose te stellen. Als dit een plaveiselcelcarcinoom is, dan is er sprake van een kleine afwijking, waarbij de kans op halslymfkliermetastasen niet erg groot is. Beeldvormend onderzoek van de hals dient te worden verricht, bijvoorbeeld een echografie (eventueel met cytologische punctie).

Diagnose

> De histologische diagnose is plaveiselcelcarcinoom van de tong. Gezien de afmeting (kleiner dan 2 cm) en het ontbreken van suspecte halslymfklieren bij de echografie, wordt de tumor gestadieerd als T1 N0, stadium I.

➡ *Welke behandeling is aangewezen?*

Behandeling van tongcarcinoom

Chirurgie als lokale behandeling en een expectatief beleid van de klinisch/radiologisch negatieve hals, gevolgd door een strikte follow-up. Als de kans op (occulte) halslymfkliermetastasen verhoogd is, dient electieve behandeling (chirurgie of radiotherapie) van submandibulaire en hoog- en midjugulaire regio's plaats te vinden.

> Bij patiënte wordt binnen twee weken na het polikliniekbezoek een excisie van de tumor middels partiële glossectomie onder narcose verricht met een marge van 1 cm en primaire sluiting van de wond. Het excisiepreparaat bij histopathologisch onderzoek bleek een slecht gedifferentieerd plaveiselcelcarcinoom te bevatten. De resectieranden zijn ruim vrij van tumor met op één plaats lichte epitheeldysplasie. Er is geen perineurale groei aanwezig.
> Patiënte wordt na vier dagen ontslagen en is hierna onder regelmatige poliklinische controle gebleven, waarbij zich geen lokale en regionale recidieven hebben voorgedaan. Evenmin zijn er klachten geweest die kunnen wijzen op een tweede primaire tumor. Na vijf jaar wordt zij uit de controle ontslagen. Patiënte wordt geadviseerd opnieuw een specialist te bezoeken indien zich nogmaals verschijnselen van de mond-keelholte of het strottenhoofd voordoen.

25 Tijdens eten een zwelling in de hals

J. Claes

Een man van 36 jaar presenteert zich met een zwelling links submandibulair. Hij merkte hem zes maanden geleden voor de eerste maal op; sindsdien is hij licht in grootte toegenomen. Het volume lijkt echter wisselend.

➥ *Welke zijn met deze gegevens de eerste bedenkingen?*

De lokalisatie van de massa kan met de submandibulaire speekselklier overeenstemmen; er zijn echter ook lymfeklieren in deze streek die door infectieuze of tumorale oorzaken kunnen opzwellen.

Anamnese

➥ *Welke verdere informatie hebben we nodig?*

Anamnese bij een patiënt met een submandibulaire zwelling

- Is de zwelling (soms) pijnlijk?
- Is er volumetoename of pijn tijdens/na maaltijden?
- Heeft de patiënt ook andere zwellingen in de hals gemerkt? Zijn er klachten of letsels in de mond, de keel, de tong, de wangen of lippen? Is er dysfagie, dysfonie, keelpijn?
- Welke zijn de rook- en drinkgewoonten van de patiënt?
- Neemt hij/zij chronisch medicatie?
- Werd de patiënt vroeger heelkundig, medisch of met bestralingen behandeld in het hoofd-halsgebied?

Bij speekselklierstenen is er sprake van een vrij dynamisch ziekteverloop, met zwellingen en/of pijn die gebonden zijn aan maaltijden, met symptoomarme intervallen. Bij een infectie van de speekselklier is veeleer sprake van een acuut verlopend ziektebeeld, met meestal zeer pijnlijke en snelle toename van de zwelling.

De patiënt bevestigt bij navragen dat de zwelling tijdens maaltijden toeneemt of pijnlijker wordt en dat het dan meestal helpt om de zwelling te masseren.

Klinisch kno-onderzoek

➥ *Wat moet als eerste gebeuren?*

Gestart wordt met een inspectie van mond en keel, en niet met palpatie van de halsmassa. De aandacht gaat hierbij naar de papil van Wharton, die vooraan in de mondbodem, net naast het tongfrenulum zichtbaar is. Bij infectie is de papil dikwijls gezwollen, soms kan ook de mondbodem over het verloop van de gang van Wharton rood of gezwollen zijn, of er kan pus of mucoïd speeksel uit de papil verschijnen, spontaan of na lichte massage van de submandibulaire halsstreek. Let ook op evacuatie van bloed en steengruis.

Door uitwendige inspectie van de hals is het mogelijk de plaats en omvang van de halszwelling in te schatten en te vergelijken met de contralaterale zijde. Het is, zeker bij oudere en niet al te obese patiënten, niet ongewoon een normale submandibulaire speekselklier te zien uitpuilen, vooral wanneer de patiënt de hals licht strekt *(zie plaat 25.1)*.

Omvang, vorm en plaats van de eenzijdige zwelling worden vergeleken met de gezonde kant; let ook op mogelijke roodheid, infiltratie of fixatie van de huid aan de onderliggende massa.
Halspalpatie gebeurt bilateraal, staande achter de patiënt. Uiteraard wordt niet alleen de betreffende submandibulaire streek betast, maar ook de andere halsdriehoeken. Voor de patiënt staande is het mogelijk met één hand de zwelling te betasten om de beweeglijkheid ervan en de toestand van de overliggende huid te beoordelen. Van groot belang is ook de bimanuele palpatie, waarbij men met een vinger van de ene hand in de mond tussen tong en tandenrij de mondbodem betast, terwijl met de andere hand de mondbodem van uitwendig licht opwaarts wordt gedrukt. De linker- en rechterzijde worden aldus vergeleken. Zo kan het hele verloop van de gang van Wharton afgetast worden en wordt een speekselkliersteen gemakkelijk gevoeld, tenzij die zich in de hilus van de klier bevindt. Bij een acute infectie zal deze manoeuvre pijnlijk of niet mogelijk zijn.

➡ *Wat te doen als het niet de speekselklier is die gezwollen is?*

Het kno-onderzoek is natuurlijk pas volledig wanneer ook de keel, larynx, nasofarynx, neus en de huid van het gelaat bekeken zijn. Zowel in als rond de submandibulaire speekselklier bevinden zich lymfeklieren die soms in hun drainagegebied opzwellen. Zie ook onder 'Differentiaaldiagnose'.

Het klinisch onderzoek levert de vaststelling van een diffuus vergrote, niet-verharde, drukpijnlijke glandula submandibularis links

op. Er is geen speekselsteen in de mondbodem voelbaar; men kan normaal speeksel uit de papil van Wharton drukken.

Differentiaaldiagnose

Maligne tumoren komen meer voor bij oudere patiënten, infectieuze oorzaken meer bij jonge mensen. Pleiomorfe adenomen zijn de meest voorkomende goedaardige speekselkliertumoren. Bedenk evenwel dat een tumor van de submandibulaire klier frequenter maligne is dan een parotistumor, en dat maligne speekselkliertumoren meestal langzaam evolueren en klinisch niet van benigne te onderscheiden zijn.

Aanvullend onderzoek

➡ *Welke aanvullende onderzoeken moeten worden overwogen, en welke hebben geen of weinig zin?*

Beeldvorming is het meest aangewezen voor de verdere diagnostische uitwerking van deze casus. Altijd een goedkoop en snel eerste aanvullend onderzoek is de occlusale röntgenopname van de mondbodem. De radioloog plaatst een filmplaatje in de mond van de patiënt, die dit tussen beide tandenrijen klemt (vergelijkbaar met filmplaatjes die de tandarts gebruikt). Een axiaal gerichte standaardopname van de mondbodem toont dui-

Tabel 25.1 *Differentiaaldiagnose van submandibulaire klierzwelling.*

tumor	infectieus
benigne speekselkliertumor	acute sialadenitis
maligne speekselkliertumor	chronische sialadenose met acute opstoot
metastase van een primaire tumor in mond of tong	sialolithiase
lymfoom	lymfadenitis
(ranula)	atypische mycobacteriële lymfadenitis (bij kinderen)
vaste tumor, type hamartoom, neurinoom, lymfangioom	

delijk de gehele mondbodem met het verloop van de gang van Wharton en eventuele steenvorming, wanneer het om radio-opake stenen gaat.

> Speekselklierstenen bestaan uit calciumfosfaat, calciumcarbonaat en organisch materiaal, zoals mucopolysachariden, vetten en celelementen. De kalkinhoud maakt de steen radio-opaak. Systematisch onderzoek heeft uitgewezen dat kleine stenen dikwijls asymptomatisch voorkomen, en dat dit toeneemt met de leeftijd. Er is geen typische associatie met tumorale letsels bekend, wel met congenitale afwijkingen van de kliergangen (die meer in de parotis voorkomen).
> Van de speekselstenen komt 80% in de submandibulaire speekselklier voor, 20% in de glandula parotidea; in sublinguale en accessoire klieren vormen zij een grote uitzondering.

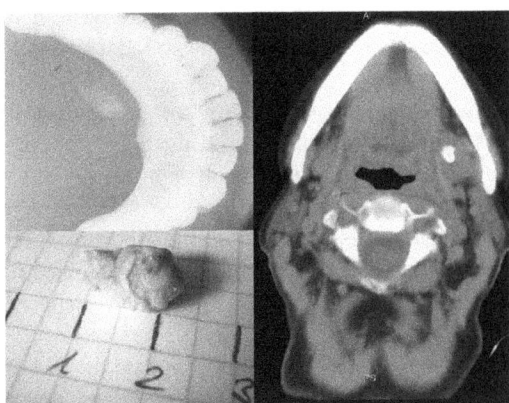

Figuur 25.1 *Occlusale opname van een speekselsteen die dicht bij de papil van Wharton is gelegen (linksboven), en dezelfde steen na verwijdering (linksonder). De speekselkliersteen is in de hilus van de submandibulaire klier gelegen (rechts). Merk ook het grotere volume van de klier op ten opzichte van links.*

Ongeveer 20% van de speekselstenen in de glandula submandibularis bevat zo weinig calcium dat ze niet zichtbaar zijn op een röntgenfoto. Echografie is daarom een goede methode om de diagnose te stellen. Doorgaans wordt echografie aanbevolen als het eerste onderzoek dat bij verdenking op speekselstenen dient te worden ingezet. Calculi met een diameter van 2 mm en meer kunnen hiermee met een grote mate van zekerheid worden aangetoond.

Met behulp van sialografie kan een steen als een uitsparing in het contrast in het gangenstelsel worden aangetoond. Om praktische redenen wordt dit onderzoek nog maar zelden gedaan. CT en MRI zijn zinvol indien ook andere pathologie wordt vermoed, bijvoorbeeld een tumor of lymfeklierzwellingen. Wanneer chirurgische verwijdering van de glandula submandibularis wordt overwogen, kunnen CT en MRI van bijkomstig belang zijn doordat hiermee een beeld van het operatiegebied kan worden verkregen. Dit kan voor de operateur van nut zijn.

Bacteriologisch onderzoek of bloedonderzoeken hebben weinig zin, hoewel men niet uit het oog mag verliezen dat een acute sialadenitis kan worden veroorzaakt door het bofvirus, een infectie met het cytomegalovirus, alsook door hiv. Dat kan dan ook om een geïsoleerde klierinfectie gaan. Patiënten in gedehydrateerde toestand kunnen bacteriële sialadenitis ontwikkelen door het stilvallen van hun basale speekselvloed.

Diagnose

Deze patiënt vertoont op de CT-beelden een duidelijke hilaire sialolithiasis met opzwelling van de achterliggende speekselklier.

Beleid

Aan de patiënt wordt een chirurgische resectie van de linker submandibulaire speekselklier voorgesteld. De ingreep kan electief gepland worden. Tot dat tijdstip kan de patiënt de speekselklier regelmatig masseren (bijvoorbeeld na de maaltijd) om de evacuatie van speeksel te bevorderen en het ontstaan van infectie te voorkomen.

➥ *Is heelkunde de enige behandeloptie?*

Voor wat betreft het beleid op lange termijn is chirurgische resectie zeker de enige behandeloptie.

Behandeling van sialolithiasis met lithotripsie is beschreven, maar wordt zeker niet algemeen toegepast en deze methode heeft zijn nut op lange termijn niet bewezen.

Speekselklierstenen die in de mondbodem voelbaar zijn of dicht bij de papil van Wharton liggen, kunnen makkelijk via de mondholte verwijderd worden.

Wanneer de steen in de hilus of in het klierparenchym gelegen is, is deze benadering niet mogelijk en wordt de speekselklier met daarin de steen via externe benadering weggenomen.

➡ *Wat zijn de gevolgen en risico's van een dergelijke ingreep?*

De laterale halsincisie valt samen met de natuurlijke huidlijnen, zodat het litteken na genezing in de meeste gevallen weinig opvallend is. De submandibulaire speekselklier ligt in de nabijheid van de ramus marginalis van de nervus facialis, de nervus hypoglossus en de nervus lingualis. Reeds bij de huidincisie kan de mandibulaire tak van de nervus facialis gekwetst worden, wat nadien een opvallende beperking in beweeglijkheid van de onderlip geeft, bijvoorbeeld wanneer de patiënt lacht. Diep van de klier moet de nervus hypoglossus herkend en bewaard worden, en de klierhilus alsook zijn parasympathische bezenuwing zijn nauw verbonden met de nervus lingualis. Kwetsuren van deze laatste resulteren vaak in blijvende paresthesieën of pijnklachten in mond of tong. Enkele bloedvaten doorkruisen de klier: de vena facialis moet meestal worden afgebonden. Na de ingreep is een wonddrainage nodig gedurende enkele dagen.

De submandibulaire en sublinguale speekselklieren zorgen, samen met de accessoire speekselkliertjes, voor een basale speekselproductie. Het zijn de parotisklieren die de productie sterk opdrijven wanneer dit nodig is (zoals bij maaltijden). De patiënt merkt na sialadenectomie hoegenaamd geen tekort aan speeksel door het ontbreken van één submandibulaire speekselklier.

26 Een knobbeltje ontdekt bij het scheren

K. Graamans

Een 48-jarige man ontdekt toevallig bij het scheren een enigszins hard plekje achter de rechter kaakhoek, net onder de oorlel. Wanneer hij eraan voelt, blijkt het te gaan om een vrij gemakkelijk afgrensbaar hard plekje, niet pijnlijk bij aanraking. Nadat hij dit heeft ontdekt, besteedt hij er verder geen aandacht meer aan. Hij heeft er immers geen last van. Een jaar verstrijkt. Vervolgens ontdekt hij in de spiegel dat zich op de betreffende plek een geringe zwelling heeft ontwikkeld. Er is dus sprake van iets dat er niet thuishoort en kennelijk ook nog groter is geworden. Hij heeft er echter nog steeds geen klachten van, met name geen pijn. De blik in de spiegel vormt voor hem uiteindelijk de reden om medische hulp te gaan zoeken.

Anamnese

De anamnese is nagenoeg blanco. Als kind heeft patiënt een adenotonsillectomie ondergaan. Patiënt is niet geopereerd, nooit in een ziekenhuis opgenomen geweest en gebruikt geen medicijnen. Desgevraagd geeft patiënt aan dat er geen operaties in het hoofd-halsgebied zijn geweest, met name geen ingrepen wegens huidtumoren.

Onderzoek

Bij inspectie valt een geringe verhevenheid op achter de kaak rechts, net onder de oorlel. Bij palpatie blijkt het te gaan om een gladde, vast-elastische, goed afgrensbare tumor, los van de huid en los van de onderlaag. De zwelling is niet pijnlijk bij aanraking, min of meer rond van vorm en heeft een maximale doorsnede van ongeveer 2 cm. Bij het verdere kno-heelkundige onderzoek worden geen afwijkingen waargenomen. De functie van de nervus facialis is symmetrisch normaal (House-Brackmann I). Bij zorgvuldige (bimanuele) palpatie van hals en speekselklieren kunnen geen andere afwijkingen worden vastgesteld.

Differentiaaldiagnose

➥ *Wat zijn hier de differentiaaldiagnostische overwegingen?*

Duidelijk is dat hier in de eerste plaats gedacht moet worden aan een afwijking uitgaande van de glandula parotidea. Een opgezette lymfeklier is eveneens een reële mogelijkheid. Het gaat hier waarschijnlijk om een benigne afwijking, gezien het geprotaheerde beloop van het ziekteproces, maar zeker is dit niet. Het ontbreken van pijn, andere zwellingen in de hals en uitval van de nervus facialis maakt de aanwezigheid van een maligniteit evenwel minder waarschijnlijk. Echter, benadrukt dient te worden dat de klinische manifestaties van maligne parotistumoren een sterke gelijkenis kunnen vertonen met die van de benigne processen. Met name de vast-elastische consistentie van de tumor is aanleiding tot verwarring: dit zou net zo goed kunnen passen bij een benigne proces – zoals het pleiomorf adenoom – als bij een maligne parotistumor. Echter, in de glandula parotidea komen benigne tumoren veel vaker voor dan maligniteiten.

Het klinisch beeld doet hier dus in de eerste plaats denken aan de aanwezigheid van een benigne parotistumor, met name het pleiomorf adenoom. Niettemin dient nadrukkelijk gesteld te worden dat een carcinoom ook een reële mogelijkheid is.

> De klinische manifestaties van maligne parotistumoren kunnen een sterke gelijkenis vertonen met die van de benigne processen. Met name de vast-elastische consistentie van de tumor is aanleiding tot verwarring: die zou goed kunnen passen bij zowel een benigne proces – zoals het pleiomorf adenoom – als bij een maligne parotistumor. Echter, in de glandula parotidea komen benigne tumoren veel vaker voor dan maligniteiten.

Aanvullend onderzoek

➦ *Waar moet het aanvullend onderzoek op gericht zijn?*

In de eerste plaats dient de aard van de aandoening vastgesteld te worden, in het bijzonder of het gaat om een benigne dan wel maligne aandoening. In de tweede plaats is het van belang geïnformeerd te zijn over de grootte en de uitbreiding van de afwijking. Aanvullend onderzoek heeft hier eigenlijk uitsluitend tot doel de mogelijkheid van een andere diagnose – met name een maligniteit – uit te sluiten.

➦ *Wat is het nut van de kennis van de histopathologische diagnose, vooral in het licht van de mogelijke therapeutische consequenties?*

Bij deze patiënt gaat het dus waarschijnlijk om een pleiomorf adenoom. De diagnose pleiomorf adenoom betekent hier een indicatie tot chirurgische verwijdering, in kwestie een (oppervlakkige) parotidectomie. Chirurgische verwijdering is hier geïndiceerd, omdat het gaat om een meestal progressieve aandoening die tevens een – zij het beperkte – kans op maligne ontaarding heeft:

carcinoom ex pleiomorf adenoom. Het aantreffen van een benigne tumor van een ander type zou in principe tot dezelfde operatie leiden, althans indien operatieve therapie in aanmerking zou komen. Aanvullend onderzoek zal hier dus in het algemeen geen gevolgen hebben voor het verdere beleid. Dit geldt evenwel niet voor de situatie waarin sprake is van een maligne parotistumor. Wanneer preoperatief wordt aangetoond dat het om een maligne tumor gaat, zal de chirurgische therapie weliswaar eveneens bestaan uit chirurgische verwijdering met zo mogelijk sparen van de nervus facialis. Echter, preoperatief zal dan moeten worden gezocht naar eventuele metastasen en de operatie zal in voorkomende gevallen moeten worden uitgebreid.

➦ *Welk aanvullend onderzoek is gecontra-indiceerd?*

Een open biopsie is gecontra-indiceerd, omdat hierdoor de latere chirurgische behandeling wordt bemoeilijkt en de recidiefkans sterk wordt vergroot. Dit geldt voor zowel benigne als maligne processen.

➦ *Welke onderzoeksmethode is het meest aangewezen?*

De meest toepasselijke onderzoeksmethode is hier de dunnenaaldbiopsie met cytopathologisch onderzoek. Aangenomen mag worden dat de sensitiviteit van dit onderzoek voor het vaststellen van de diagnose boven de 90% ligt.

Diagnose

| Bij deze patiënt kan op deze wijze de diagnose pleiomorf adenoom worden gesteld.

➦ *Is beeldvormend onderzoek hier nuttig en nodig?*

Beeldvorming heeft in het algemeen tot doel de ligging en uitbreiding van het proces te documenteren. Aangezien het hier gaat om een oppervlakkig gelegen goed palpabel en bij palpatie goed afgrensbaar ruimte-innemend proces, is de toegevoegde waarde van beeldvorming gering. Sialografie is een onderzoeksvorm die tegenwoordig nog maar weinig wordt toegepast. Hierbij wordt een röntgenfoto gemaakt nadat het gangenstelsel van de speekselklier is gevuld met contrastmiddel. De tumor is dan als een uitsparing in het beeld van het gangenstelsel zichtbaar. Zeker bij het pleiomorf adenoom heeft sialografie geen nut. Echografie, CT en MRI worden wel toegepast, maar in een casus als deze mag het praktische nut ervan worden betwijfeld. Wanneer bij palpatie de tumor vast blijkt te zitten aan de onderlaag, is er verdenking op uitbreiding in de diepe kwab van de glandula parotidea. Dit is te meer het geval indien de laterale farynxwand naar mediaal is verplaatst. Met MRI kan dan nuttige informatie worden verkregen over de uitbreiding.

| Bij deze patiënt zijn er geen aanwijzingen voor uitbreiding in de diepe kwab. Hier is beeldvormend onderzoek dus niet nuttig of zinvol. De enige toepasselijke aanvullende onderzoeksmethode is hier dus de dunnenaaldbiopsie.

Beschouwing

Het pleiomorf adenoom is de meest voorkomende benigne tumor van de glandula parotidea. Deze tumor is gemakkelijk te herkennen.

| De behandeling van deze patiënt bestaat uit een oppervlakkige parotidectomie waarbij het gezwel op geleide van de nervus facialis in toto wordt verwijderd. De diagnose pleiomorf adenoom is in het operatiepreparaat bevestigd.

De functie van de nervus facialis was postoperatief ongestoord. De nauwe relatie tussen het pleiomorf adenoom en de nervus facialis maakt dat er na de oppervlakkige parotidectomie een (gedeeltelijke) uitval van deze zenuw kan optreden. Bij ervaren operateurs is deze kans op blijvende uitval van deze zenuw echter vrijwel nihil, reden waarom deze operatie gecentraliseerd dient te worden.

| Ruim een halfjaar na de operatie ontdekt de patiënt dat in het gebied rond het operatielitteken roodheid en zweten ontstaan tijdens de maaltijd. Patiënt ondervindt hiervan echter nauwelijks enige hinder en raakt er na enige tijd aan gewend.

➥ *Wat is hier aan de hand?*

Hier is sprake van het freysyndroom, ook wel *gustatory sweating* genoemd. De oorzaak hiervan is waarschijnlijk aberrante regeneratie van parasympathische zenuwvezels die bij de operatie zijn doorgesneden. In ernstige gevallen kan een behandeling met botulinetoxine worden overwogen.

27 Een pijnlijke zwelling onder het oor

K. Graamans

Een 53-jarige vrouw heeft sinds ongeveer een jaar last van perioden met een pijnlijke zwelling achter de kaakhoek, vlak onder het oor, meestal aan de linkerzijde maar soms ook dubbelzijdig. Vaak duurt dit enkele dagen en dan wordt het geleidelijk weer minder. Tweemaal heeft het zelfs enkele weken aangehouden, bovendien vergezeld van heftige pijn. Zij gaat dan meestal naar de huisarts en krijgt antibiotica. De pijn is gewoonlijk zeurderig, soms stekend en vaak verergerend tijdens het eten.

➥ *Gezien de lokalisatie van de aandoening gaan de gedachten uit naar een aandoening van de glandula parotidea. Welke anamnestische gegevens zijn hierbij vooral van belang?*

Anamnese bij speekselklieraandoeningen

- Pijn: aard, duur, lokalisatie
- Zwelling: aard, duur, lokalisatie
- Droge mond/speekselvloed/droge ogen
- Predisponerende momenten/eten en drinken
- Algehele gezondheidstoestand
- Geneesmiddelengebruik

Desgevraagd geeft patiënte aan geen andere klachten op keel-, neus- en oorheelkundig gebied te hebben, met name zijn eten en drinken verder ongestoord. Er zijn geen klachten van droge mond of droge ogen. Het begin van de klachten was destijds spontaan; ook anderszins zijn er geen predisponerende momenten aanwijsbaar.

Onderzoek

Beiderzijds is het gebied vlak achter de kaakhoek gezwollen, links meer dan rechts. Het betreffende gebied is bij palpatie enigszins drukpijnlijk. Het betreft een beiderzijds aanwezige enigszins diffuse zwelling, ook bij bimanuele intra- en extraorale palpatie niet goed afgrensbaar. Bij massage van de glandulae parotideae komt beiderzijds helder speeksel te voorschijn uit de ductus parotideus. Het aspect van de slijmvliezen in mond en keel is normaal.

➥ *Welke differentiaaldiagnostische mogelijkheden komen hier in aanmerking? Wat zijn hierbij de overwegingen?*

Gezien het intermitterende karakter van de aandoening is de aanwezigheid van een nieuwvorming niet erg aannemelijk. Ook de diagnose acute parotitis is niet van toepassing. Sialolithiasis is betrekkelijk zeldzaam in de glandula parotidea en lijkt ook hier niet waarschijnlijk. Zoeken naar deze drie aandoeningen lijkt bij deze patiënte in eerste instantie niet zinvol.
Het sjögrensyndroom zou hier een mogelijkheid kunnen zijn. In het hoofd-halsgebied zijn hierbij een droge mond (xerostomie) en droge ogen (keratoconjunctivitis sicca) in het oog springende symptomen. Voorts komen hierbij voor vasculitis, interstitiële nefritis en pneumonitis; dit betreft dan de zogenaamde extraglandulaire manifestaties. Bij de secundaire vorm van het sjögrensyndroom is er ook sprake van een systemische bindweefselaandoening. Wat bij deze patiënte allereerst tegen de aanwezigheid van het sjögrensyndroom pleit, is de

afwezigheid van xerostomie en verschijnselen van keratoconjunctivitis sicca.
Een tweede belangrijke differentiaaldiagnostische mogelijkheid is de sialadenose. De zwelling van de glandula parotidea is hierbij gewoonlijk pijnloos; het betreft meer een 'strak gevoel'. Bij deze patiënte is er wel duidelijk sprake van pijn, hetgeen dus tegen de diagnose sialadenose pleit. Er is een aantal aandoeningen waarbij deze speekselklierafwijking voorkomt. Genoemd kunnen worden eiwit-, vitamine- en andere voedseldeficiënties, anorexia nervosa, diabetes mellitus, hyperthyreoïdie en andere hormonale stoornissen, alcoholabusus met levercirrose en afwijkingen in het autonome zenuwstelsel. Bij deze patiënte zijn er geen aanwijzingen voor de aanwezigheid van een van deze aandoeningen.
Een derde belangrijke differentiaaldiagnostische mogelijkheid is de chronisch recidiverende parotitis. Dit is een vrij karakteristiek klinisch beeld en van de drie in aanmerking komende aandoeningen is dit de meest waarschijnlijke. Dit ten eerste omdat chronisch recidiverende parotitis de meest voorkomende aandoening van de glandula parotidea is en ten tweede omdat de klinische verschijnselen bij deze patiënte (intermitterende pijnlijke zwelling van de glandulae parotideae) hier het best bij passen.

> De exacte etiologie van chronisch recidiverende parotitis is niet bekend. De aandoening begint waarschijnlijk als een acinaire secretiestoornis, gevolgd door een ontsteking en verloopt vervolgens met exacerbaties en remissies. Tijdens exacerbaties kan purulente afvloed uit de ductus parotideus slechts incidenteel worden waargenomen. Door interstitiële fibrose ontstaan op den duur irreversibele veranderingen in het gangenstelsel in de vorm van vernauwingen en verwijdingen, respectievelijk stricturen en sialo-ectasieën. Dit geeft weer aanleiding tot sialostase, veranderingen in samenstelling van het speeksel en voortschrijdende ontstekingen.

➤ *Welke aanvullende diagnostische onderzoeken dienen hier te worden uitgevoerd?*

Uit het voorafgaande is duidelijk dat hier differentiaaldiagnostisch de volgende volgorde van toepassing is: chronisch recidiverende parotitis, sialadenose en sjögrensyndroom van Sjögren. Chronisch recidiverende parotitis kan goed worden vastgesteld met de sialografie.

Sialografie

Sialografie is een onderzoeksmethode in het algemeen die de laatste jaren enigszins in onbruik is geraakt doordat de procedure bewerkelijk is en nogal onaangenaam voor de patiënt. Ook is het indicatiegebied van dit onderzoek door de komst van nieuwe beeldvormende technieken enigszins ingekrompen. Bovendien zouden aan de sialografie ook risico's en nadelen kleven: doordat het contrastmiddel met enige druk retrograad in het gangenstelsel wordt gespoten, kan verspreiding van infectieus materiaal of tumorcellen het gevolg zijn. Niettemin is de sialografie nog steeds het enige onderzoek waarmee de morfologie van het gangenstelsel van speekselklieren goed zichtbaar gemaakt kan worden.

De veranderingen in de morfologie van het gangenstelsel zijn bij langdurig bestaande chronisch recidiverende parotitis zeer karakteristiek, te weten verwijdingen en vernauwingen.
Bij chronisch recidiverende parotitis zijn op den duur karakteristieke *sausage-string*- of colontype-beelden te zien (figuur 27.1).

Hoewel dit dus karakteristiek is voor de chronisch recidiverende parotitis, bestaat er toch ook een zekere overlap met de sialografiebeelden die bij het sjögrensyndroom kunnen ontstaan.

> Bij chronisch recidiverende parotitis ontbreken die verschijnselen die zouden kunnen wijzen op een van de twee andere differentiaaldiagnostische mogelijkheden, de sialadenose en het sjögrensyndroom. Dit was ook bij deze patiënte het geval.

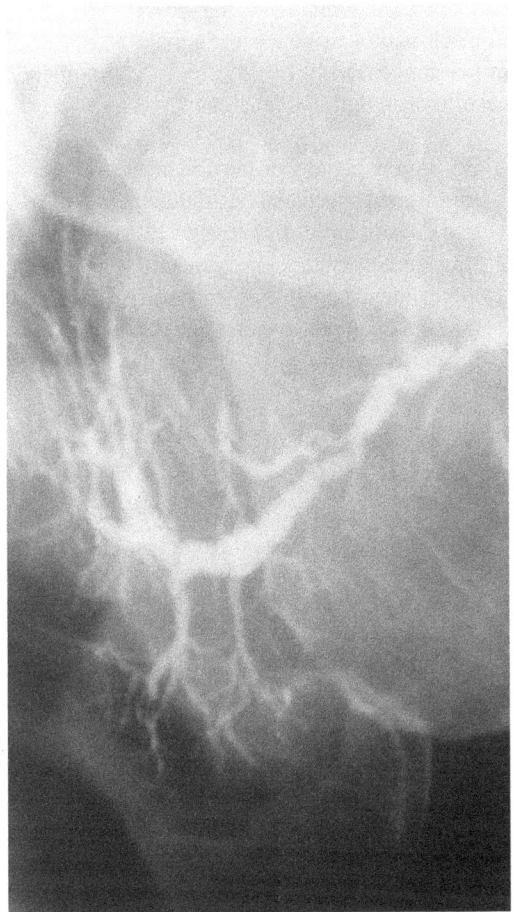

Figuur 27.1 *Voorbeeld van sialogram bij een patiënt met een langdurige voorgeschiedenis van chronisch recidiverende parotitis. Multipele insnoeringen en verwijdingen in het gangstelsel zijn zichtbaar.*

➥ *Sialografie is geleidelijk in onbruik geraakt. Wat zijn de alternatieven?*

Voor het afbeelden van schade aan het gangenstelsel is er nog steeds maar één methode en dat is de sialografie. De vraag is evenwel of het afbeelden van het gangenstelsel een voorwaarde is voor het stellen van de diagnose chronisch recidiverende parotitis. Deze vraag kan meestal ontkennend worden beantwoord. De klinische verschijnselen ervan zijn immers zeer karakteristiek: recidiverende pijnlijke zwellingen van de glandulae parotideae.

De toegevoegde waarde van andere beeldvormende technieken zoals CT en MRI is bij deze casus waarschijnlijk nihil. De diagnose chronisch recidiverende parotitis kan meestal gemakkelijk worden gesteld uitsluitend aan de hand van de anamnese en het klinische beeld. Wel kan de toepassing van scintigrafie nog worden overwogen. Bij chronisch recidiverende parotitis en het sjögrensyndroom is de opname van ^{99m}Technetium-pertechnetaat gering. Bij sialadenose is het tegendeel het geval. Echter, de toegevoegde waarde van scintigrafie bij een patiënte als deze is in de praktijk zeer gering en de toepassing ervan is meestal slechts van academisch belang.

Diagnose

De diagnose chronische recidiverende parotitis wordt gesteld.

➥ *Wat is hier de waarde van het kweken van speeksel afkomstig van de ductus parotideus?*

De naam parotitis suggereert de aanwezigheid van een infectieus proces. Echter, bij chronisch recidiverende parotitis kan de aanwezigheid van bacteriën en virussen met (elektronen)microscopie meestal niet worden aangetoond. Verder is het speeksel in de glandula parotidea bij deze aandoening vaak steriel. Een negatieve of positieve kweekuitslag zegt niets over de ernst van de aandoening. Hoewel een – betrekkelijk zelden voorkomende – positieve kweekuitslag in principe enige informatie zou kunnen geven over het verwekkende micro-organisme en het erbij behorende resistentiepatroon, valt het nut ervan in de praktijk toch te betwijfelen.

Behandeling

In het beginstadium van chronisch recidiverende parotitis kan het proces met antibiotica tot stilstand gebracht worden. In meer gevorderde stadia, wanneer er sprake is van irreversibele veranderingen in het parenchym en het gangenstelsel, is chirurgische therapie – parotidectomie – soms nodig. Aan deze operatie kleven ook risico's en nadelen. Er is een zeker risico op schade aan de functie van de nervus facialis. Echter, bij ervaren operateurs is het risico op blijvende uitval praktisch nihil. Bij velen – volgens sommigen wel tot bij 50% van de patiënten – treedt naderhand gustatoir zweten op, het freysyndroom. De keuze aan welke zijde de operatie dient te worden uitgevoerd ligt soms niet voor de hand.

Het stellen van de indicatie tot operatie is bij chronisch recidiverende parotitis dus niet eenvoudig en behoort in feite de resultante te zijn van een zorgvuldig afwegingsproces. Het sialografisch aantonen van irreversibele afwijkingen in het gangenstelsel kan hierbij in voorkomende gevallen een bijdrage leveren.

> Bij deze patiënte worden de klachten en verschijnselen succesvol bestreden met antibiotica en salivantia. In hoeverre deze verbetering standhoudt, is de vraag. Het is niet uitgesloten dat op enig moment in de toekomst toch operatieve therapie overwogen zal moeten worden.

28 Altijd met de mond open

G.J. Hordijk

Op het spreekuur van de huisarts komt een 2 ½ jaar oud meisje met haar ouders. De ouders vinden dat hun dochtertje te vaak ziek is. Tijdens de periodes van ziek zijn, waarmee de ouders episodes van neusverkoudheid met snotneuzen en neusverstopping, verhoging en hangerig zijn bedoelen, slaapt het meisje onrustig en hoest vaak 's nachts en snurkt als een 'oude man'. Hoewel ze het beeld wel herkennen, vertoont hun jongste dochtertje dit duidelijk vaker dan hun andere kinderen, die twee en drie jaar ouder zijn.

➥ *Aan welk ziektebeeld is dit complex van symptomen en klachten hoogstwaarschijnlijk toe te schrijven?*

Bovenstaande combinatie van veelvoorkomende klachten en symptomen zijn typerend voor recidiverende bovensteluchtweginfecties bij kinderen bij wie een recidiverend ontstoken en daardoor hypertrofische neusamandel (adenoïd) een belangrijk onderdeel vormt. Een adenoïditis/adenoïdhypertrofie is derhalve geen geïsoleerd ziektebeeld, maar kan wel een onderdeel zijn van frequente infecties van zowel bovenste als onderste luchtwegen.

Anamnese

➥ *Welke vragen zijn van belang om meer duidelijkheid over het ziektebeeld te verkrijgen?*

Ziektespecifieke vragen naar frequentie van voorkomen en klachtenpatroon

- Purulente rinorroe (snotneus), verstoorde neusademhaling met als gevolg mondademhalen en snurken?
- Nachtelijk hoesten, in verband met postnasal drip?
- Periodes van, subfebriele, temperatuurverhogingen?
- Oorproblemen:
  - gehoorstoornissen op basis van otitis media met effusie
  - episodes van otitis media acuta?

Mogelijke oorzaken van het frequente recidiveren

- Crèchebezoek, school
- Rokende ouders (vooral het rookgedrag van moeder)
- Zwemmen in 'chloorhoudend' zwemwater
- Broertjes en zusjes
- Seizoensinvloeden

Bij verder navragen blijkt dat er in het afgelopen halfjaar vier periodes zijn geweest dat het meisje last had van snotneuzen, neusverstoppingen en mondademhaling. 's Nachts moest ze vaak hoesten, ook snurkte ze hoorbaar. Opvallend was dat ze dan ook minder goed leek te horen. De laatste tijd blijft ze echter ook tussen deze periodes door vaak door de mond ademhalen; het lijkt wel of haar neus, ook in de periodes dat ze geen snotneuzen heeft, chronisch verstopt is. Ze is verder een gezond meisje, ze lijkt deze infectieperiodes zelf goed de baas te kunnen. Het is vooral het frequent voorkomen dat haar en haar ouders hindert.

➡ *Kan op grond van bovenstaande gegevens de diagnose adenoïdhypertrofie/adenoïditis worden gesteld?*

Op grond van nu bekende gegevens kan de diagnose recidiverende adenoïditis als onderdeel van recidiverende bovensteluchtweginfecties worden gesteld. Of het adenoïd ook is vergroot, kan eigenlijk alleen vastgesteld worden met spiegelend onderzoek van de nasofarynx. Hoewel de grootte van het adenoïd maar van beperkt belang is voor de herhaalde infecties, kan een vergroot adenoïd wel van belang zijn voor het verstoren van de neusademhaling.

➡ *Welk aanvullend onderzoek kan de diagnose adenoïditis/adenoïdhypertrofie bevestigen?*

Hoewel een goede anamnese veelal voldoende is, is onderzoek van de neus, inspectie naar purulentie in de neusgangen en nasofarynx (soms mogelijk met behulp van dunne fiberendoscopen door de neus), inspectie van de orofarynx (postnasal drip) en palpatie van de hals (lymfekliervergroting, vooral hoog in de achterste halslymfeklierketen aan de voorwand van de musculus trapezius) van belang. Ook vastgestelde oorafwijkingen bij trommelvliesinspectie onderbouwen de klinische diagnose. Een laterale röntgenopname van de hals kan ook behulpzaam zijn.

Omdat het afnemen van een kweek veelal geen extra informatie geeft, wordt slechts in uitzonderlijke gevallen, zoals immunodeficiëntie of frequente infecties op zeer jonge leeftijd (jonger dan 6 maanden), gezocht naar de bacteriële verwekkers. Ook in deze uitzonderlijke situaties worden veelal de bekende verwekkers gekweekt: *Streptococcus pneumoniae*, bètahemolytische streptokokken, *Moraxella catarrhalis* en *Haemophilus influenzae*.

Beleid

De diagnose recidiverende adenoïditis/adenoïdhypertrofie als onderdeel van recidiverende bovensteluchtweginfecties wordt gesteld op grond van de ziektegeschiedenis en de bevindingen bij onderzoek. Er is hierbij sprake van multipele vergrote lymfekliertjes in de hals, vooral aan de voorwand van de musculus trapezius, aanwijzingen voor otitis media met effusie (trommelvliesbeeld) en een wisselende openmondademhaling.

Nadat het ziektebeeld met de ouders is besproken, vragen de ouders welke maatregelen genomen kunnen worden om de hoge frequentie van voorkomen te doen verminderen.

➡ *Welke behandeladviezen kunnen worden geboden?*

De behandeling is primair gericht op het vermijden van risicofactoren. Vooral het stoppen met roken van de ouders en het tijdelijk beperken van het crèchebezoek blijken belangrijke adviezen. Het goed schoon en open houden van de neus, en druppelen met fysiologisch zout of xylometazoline neusdruppels worden als verlichtend ervaren.

Gezien de ernst van de luchtweginfecties en ook omdat het beeld van de otitis media met effusie aanwezig is en het meisje, bij navragen, toch al een hele tijd een verminderd gehoor heeft en niet meer geïnteresseerd lijkt te zijn als ze wordt voorgelezen, wordt besloten ook een antibioticum voor te schrijven.

Beloop

Na de kuur met het antibioticum lijkt het enige tijd goed te gaan. Ook het goede zomerweer werkt mee. Bij het invallen van de herfst echter zijn er weer kort achter elkaar twee infecties. Ze ademt nu bijna permanent door de mond, snurkt bijna elke nacht, slaapt onrustig en lijkt ook weer minder goed te horen. Bij onderzoek wordt wederom een permanent purulente rinorroe gezien, er zijn weer veel lymfekliertjes in de hals te palperen en ook de middenoren lijken vochthoudend. De ouders zien met zorg de winter tegemoet, omdat de ervaring hen heeft geleerd dat juist in de winterperiodes de infecties vaak voorkomen. De huisarts bespreekt de mogelijkheid van een adenotomie.

➥ *Wat zijn de indicaties voor adenotomie?*

Indicaties voor adenotomie

Absolute indicaties
- Aanwijzingen voor het obstructief slaapapneusyndroom op basis van adenoïdhypertrofie

Relatieve indicaties
- Frequent voorkomende luchtweginfecties
- Slecht reageren op conservatieve therapie
- Obstructie van neusademhaling waardoor chronisch mondademhalen, onrustig slaappatroon
- Heftig snurken, hyponasale spraak
- Bovensteluchtweginfecties en adenoïdhypertrofie als medeoorzaak van:
  - recidiverende acute otitis media
  - persisterende otitis media met effusie met gehoorverlies

Contra-indicaties voor adenotomie
- Geen goede indicatie
- Stollingsstoornis (cave aspirinegebruik)
- Palatumafwijkingen, waaronder:
  - gecorrigeerde palatoschisis
  - submuceuze spleet en te kort palatum molle

Beloop

Na overleg met de ouders wordt een afspraak gemaakt met de kno-arts.
Bij tympanometrie wordt het vermoeden van de OME bevestigd. Het vermoeden van adenoïditis/adenoïdhypertrofie kan worden versterkt door palpatie van de hals (lymfomen hoog in de achterste halsdriehoek) en eventueel een laterale röntgenopname van de hals. Gelet op de komende wintermaanden en de ziektegeschiedenis wordt in overleg met de ouders besloten tot het uitvoeren van een adenotomie. Eerst wordt nog gevraagd naar het vóórkomen van een bloedstollingsstoornis. Dit is van belang omdat de meest frequente complicatie van een adenotomie een nabloeding is. Er zijn anamnestisch geen aanwijzingen voor het bestaan van een stollingsstoornis.

Nabloedingen na adenotomie

Hoewel het de meest frequent voorkomende complicatie is, komt een nabloeding na adenotomie slechts in minder dan 1% van de gevallen voor. Omdat het adenoïd geen kapsel heeft en er derhalve altijd restjes achterblijven, is een heradenotomie vaak aangewezen bij een nabloeding uit de nasofarynx. Stollingsstoornissen dienen te worden uitgesloten. Van belang is de ouders te wijzen op het advies de dagen voor de ingreep geen kinderaspirine te geven.

De adenotomie wordt in dagbehandeling uitgevoerd; het meisje mag een paar uur later naar huis. Wanneer zij na enige maanden weer op het spreekuur komt, vertelt ze vrolijk dat het nu goed met haar gaat. De ouders vinden hun dochtertje enorm opgeknapt. Ze is nog wel eens verkouden, maar heeft daar weinig last van, ze slaapt goed en snurkt niet meer.

29 Hangerig en vaak keelpijn

G.J. Hordijk

Mark is 4 jaar. Hij komt met zijn ouders op het spreekuur van de huisarts. Over Mark is de arts een aantal malen telefonisch geconsulteerd in verband met periodes met koorts, keelpijn en verminderde eetlust. Omdat de klachten nooit zo ernstig leken dat een huisvisite noodzakelijk leek, is dit de eerste maal dat de huisarts het kind ziet. Reden van het, tijdens het laatste telefonisch consult gesuggereerde, bezoek is dat in de afgelopen maanden kort achter elkaar drie van voornoemde episodes zijn voorgevallen.

➥ *Voor welk ziektebeeld zijn de gepresenteerde klachten typerend?*

Koorts, gepaard met keelpijn en verminderde eetlust zijn veelvoorkomende klachten bij jonge kinderen. Ze kunnen passen bij recidiverende, veelal virale, ontstekingen van de tonsillae palatinae of van het farynxslijmvlies.

Anamnese

Vragen van belang om de waarschijnlijkheidsdiagnose recidiverende tonsillitis te onderbouwen

- Frequentie van voorkomen van episodes van keelpijn, koorts en eetlustvermindering?
- Duur van de episodes?
- Is er ook sprake van slechte adem (foetor ex ore/halitosis) tijdens deze koortsperiode?
- Is er schoolverzuim/crècheverzuim tijdens deze periode?
- Snurken en nachtelijke onrust?
- Toename van voorkomen na het gaan naar de basisschool/crèche?

De ouders vertellen dat hen was opgevallen dat vooral na de gang naar de kindercrèche, waar Mark op 3-jarige leeftijd voor het eerst heen ging en later het basisonderwijs, de koortsperiodes zijn toegenomen. Het lijkt wel alsof hij, als er maar een kind in de buurt verkouden is, gemakkelijk infecties overneemt. Hij is dan hangerig, klaagt over keelpijn, slaapt slecht, wordt vaak wakker en plast in deze periodes soms in zijn bed. Ook is het de moeder opgevallen dat de laatste maanden het gewicht niet is toegenomen. Hoewel hun zoontje graag naar school gaat, heeft hij in verband met de klachten afgelopen jaar al twaalf dagen de school verzuimd. Het is de ouders opgevallen dat hij meer snurkt.

➥ *Kan met deze gegevens de diagnose recidiverende tonsillitis worden gesteld?*

De diagnose recidiverende tonsillitis is een diagnose die vooral gesteld wordt aan de hand van de ziektegeschiedenis. Onderzoek in de acute fase kan de diagnose bevestigen, zeker als er in deze fase ook een keelkweek wordt afgenomen en deze het vermoeden van een, op de virale tonsillitis volgende, bacteriële infectie bevestigt.

Kenmerkende symptomen van recidiverende tonsillitis

- Keelpijn
- Slikpijn, soms uitstralend naar de oren

- Algemeen ziek-zijn
- Koorts
- Slechte adem
- Tijdens een infectieperiode verandering/verslechtering slaappatroon
- Mondademhaling, snurken
- Verminderde eetlust (soms gelijk blijven in gewicht of afvallen)
- Dagen school/crècheverzuim in verband met infecties

➡ *Wat moet verder onderzocht worden om de diagnose recidiverende tonsillitis te onderbouwen?*

Onderzoek

Het onderzoek tussen de infectieperiodes door levert veelal weinig specifieke bevindingen op, in tegenstelling tot de bevindingen bij de acute episodes. Bij twijfel aan de diagnose recidiverende tonsillitis moet dan ook altijd de volgende episode worden afgewacht om het onderzoek uit te voeren.

Bevindingen bij onderzoek in de acute fase van tonsillitis

- Rode, vergrote tonsillen met beslag
- Rood farynxslijmvlies met beslag
- Foetor ex ore (halitose)
- Pijnlijk vergrote lymfeklieren in de hals (met name onder de kaakhoek)
- Algemeen ziek-zijn: temperatuurverhoging

Bevindingen bij onderzoek tussen de acute fasen van tonsillitis (vooral bij chronische recidiverende tonsillitis)

- Vergrote maar rustige tonsillen met débris in de tonsilcrypten
- Vergrote lymfomen in de hals, vooral onder de kaakhoek
- Lichte foetor ex ore/halitose

➡ *Dient het algemeen lichamelijk onderzoek nog te worden uitgebreid met laboratoriumonderzoek?*

Indien twijfel bestaat aan de diagnose bacteriële tonsillitis/faryngitis of een infectie met groep-A-streptokokken dient te worden uitgesloten/bevestigd, is een keelkweek aangewezen.

Chronische tonsillitis

Belangrijk is na te gaan of tussen de episodes van infecties de klachten verdwijnen. Indien tussen de acute episodes toch klachten blijven bestaan van chronische keelpijn, malaise, vermoeidheid en bij onderzoek vergrote tonsillen en débris in de tonsilcrypten worden gezien met blijvende foetor ex ore en palpabele klieren in de hals, dringt het beeld van chronische tonsillitis op. Over het al dan niet bestaan van het ziektebeeld chronische tonsillitis bestaat discussie.

Beleid

➡ *Welke behandeladviezen kunnen de ouders worden geboden?*

In het algemeen bestaat behandeling van recidiverende tonsillitis uit adequate pijnstilling, rust en aanpassing van de voeding. Antibiotica zijn in de meeste gevallen niet geïndiceerd. Alleen bij kinderen met een verhoogde kans op complicaties (kinderen met pre-existente afwijkingen aan hartkleppen en/of nieren) van een infectie met groep-A-streptokokken zijn antibiotica aangewezen.

Omdat kinderen met bestaande ziektebeelden, waaronder diabetes, hartafwijkingen, stapelingsziekten, kinderen met aangeboren afwijkingen, kinderen met het downsyndroom, enzovoort nooit in vergelijkende studies zijn opgenomen, is het niet zeker of ook voor hen een algemeen afwachtend en ondersteunend beleid zoals boven beschreven verantwoord is.

Omdat Mark de laatste jaren deze periodes zo regelmatig heeft gehad, wordt de mogelijkheid van een tonsillectomie besproken maar wordt, omdat antibiotica nog nooit zijn voorgeschreven, besloten voorlopig nog af te wachten en bij de eerstvolgende periode een breedspectrumantibioticum te geven. Het doel van de behandeling is de frequentie van de recidiverende tonsillitis te doen verminderen.

➡ *Waarom een breedspectrumantibioticum?*

Bij recidiverende tonsillitiden is gebleken dat, na de initiële fase, niet alleen streptokokken de ziekmakende bacteriën zijn, maar ook *Haemophilus influenzae* en *Moraxella catarrhalis* kunnen worden gekweekt.

Als Mark na zes weken weer hetzelfde ziektebeeld toont, wordt zoals afgesproken een antibioticum voorgeschreven. Hoewel de ouders het idee hebben dat deze periode van keelinfectie iets minder lang duurt, verzuimt hun zoontje toch weer drie dagen van school. Na herstel is Mark weer fit en gaat hij opnieuw gewoon naar school. Als na twee maanden echter weer een koortsperiode plaatsvindt met keelpijn en sterk verminderde eetlust, wordt de kno-arts verzocht zijn oordeel te geven.
Omdat Mark de afgelopen jaren een groot aantal infecties (5) heeft doorgemaakt, het beeld kenmerkend is voor recidiverende tonsillitis waarvan één periode door de huisarts is geobjectiveerd en omdat een adequate behandeling met antibiotica de frequentie van voorkomen niet heeft doen verminderen, adviseert de kno-arts een tonsillectomie.

Deze wordt vervolgens uitgevoerd. Zoals gebruikelijk bij kinderen op deze leeftijd wordt hierbij ook het adenoïd verwijderd. Bij Mark was er immers ook sprake van een gestoorde neusademhaling en snurken.

Indicaties voor een tonsillectomie

Absolute indicaties
- Obstructief slaapapneusyndroom door tonsilhyperplasie

Bewezen nuttige indicaties
- Zeer frequente tonsillitiden (7 in het afgelopen kalenderjaar, 5 à 6 in de twee tot drie jaren ervoor)

Nuttige en veel gehanteerde relatieve indicaties
- Frequente tonsillitiden: drie of meer per jaar

Contra-indicaties
- Ontbreken van een goede indicatie
- Verhoogde bloedingsneiging of stollingsstoornis waardoor verhoogde kans op postoperatieve bloeding
- Palatumafwijkingen (gecorrigeerde schisis, submuceuze spleet, te kort palatum molle) waardoor verhoogde kans op hypernasaliteit

Onderzoek heeft aangetoond dat bij minder frequent voorkomende infecties (2 à 3 per jaar) het gunstige resultaat op korte termijn na (adeno)-tonsillectomie beperkt is en dat er na twee jaar geen verschil is in vergelijking tot een controlegroep waarin geen (adeno)tonsillectomie is uitgevoerd. Naarmate het aantal infecties toeneemt, is de winst na (adeno)tonsillectomie groter, al dient als er geen absolute of bewezen nuttige indicatie is, de (adeno)tonsillectomie altijd te worden afgewogen tegen een meer afwachtend beleid. Een belangrijk element hierbij is ook dat het vaak moeilijk is nauwkeurig vast te stellen hoe vaak er sprake is geweest van een tonsillitis, onder andere doordat de tonsillitis in subklinische vorm kan voorkomen of onderdeel kan zijn van rinitis of andere luchtweginfecties waarvan de symptomen die van tonsillitis overschaduwen.

30 Keelpijn en een mond die niet meer goed opengaat

B. Kremer

Een vrouw van 20 jaar bezoekt samen met haar partner de huisarts. Zij heeft heftige keelpijn ('angina'), slikken is extreem pijnlijk, speeksel wordt niet meer doorgeslikt en de mondopening is beperkt. Zij heeft een 'hot potato voice'. Patiënte voelt zich ziek. Zij is niet bekend met andere ziekten, rookt niet en drinkt zelden alcohol.

Anamnese

➡ *Welke vragen zijn van belang om het verdere beleid te bepalen?*

Anamnese bij acute keelpijn

- Hoe lang bestaan de klachten precies?
- Waar zit de pijn en is er uitstraling van de pijn?
- Is de pijn eenzijdig of aan een kant erger?
- Neemt de pijn toe met slikken?
- Heeft de patiënt koorts?
- Is de mondopening beperkt?
- Zijn er (lymfeklier)zwellingen in de hals?
- Zijn er bijkomende klachten?
- Is sprake van algemene malaise?
- Heeft al (antibiotische) behandeling plaatsgevonden?
- Indien ja, hoe lang en waarmee?
- Is er huiduitslag?

De klachten bestaan drie dagen en zijn sinds de vorige dag sterk toegenomen. De pijn zit achter in de keel, straalt uit naar de oren en neemt bij slikken sterk toe. De pijn is rechts nog erger dan links. Patiënte heeft 39 °C koorts, kan de mond bijna niet meer openen en voelt zich heel ziek. Haar zijn pijnlijke zwellingen beiderzijds in het gebied van de kaakhoeken opgevallen. Behandeling heeft nog niet plaatsgevonden en er is geen huiduitslag.

➡ *Waar dient op basis van deze anamnestische gegevens allereerst aan te worden gedacht?*

Bij patiënten met keelpijn die hun mond nauwelijks meer kunnen openen en die vast voedsel, dranken en speeksel niet meer doorslikken, gaan de gedachten in de eerste plaats uit naar een peritonsillair abces. Hoge koorts, lymfeklierzwellingen in de hals en algemene malaise zijn andere hiervoor verdachte symptomen.

Differentiaaldiagnose infectieuze keelaandoeningen

- Acute faryngitis
- Virale tonsillitis
- Bacteriële tonsillitis (angina follicularis, angina lacunaris)
- Peritonsillair infiltraat

- Mononucleosis infectiosa (ziekte van Pfeiffer)
- Scarlatina (roodvonk)
- Angina van Plaut-Vincent
- Angina herpetica
- Difterie
- Specifieke ontstekingen van de tonsil (tuberculose, lues)

Bij acute faryngitis zijn de tonsillen niet aangedaan, bij virale tonsillitis is er geen beslag op de tonsillen en bij bacteriële tonsillitis is het palatum molle niet aangedaan. In alle drie gevallen is het ziektebeeld minder ernstig dan bij een peritonsillair abces. Bij een peritonsillair infiltraat is er weliswaar sprake van roodheid en zwelling van het palatum molle, er is echter geen fluctuatie en de uvula is hierbij gewoonlijk niet verplaatst. De mondopening is meestal nog niet ernstig beperkt. Mononucleosis infectiosa wordt gekenmerkt door confluerende witte beslagen op beide tonsillen, het palatum is niet aangedaan en er zijn vaak sterke lymfeklierzwellingen in alle regio's van de hals. Bij scarlatina is er (ernstige) algemene malaise en zijn de tonsillen dieprood. Er is exantheem van de huid en roodheid van de tong (frambozentong). Angina van Plaut-Vincent is eenzijdig met een ulcus en wit beslag op één tonsil en er zijn vaak lymfeklierzwellingen aan de aangedane kant. Angina herpetica betreft vooral kinderen en wordt gekenmerkt door blaasjes op tonsillen, wangen en gehemelte. Difterie is in West-Europa extreem zeldzaam. Er zijn witgrijze, confluerende beslagen die op de onderlaag vastzitten en na verwijderen een bloederig oppervlak achterlaten. Specifieke ontstekingen (bijvoorbeeld tuberculose) van de tonsillen ontstaan in het verloop van de primaire infectie en gaan meestal gepaard met symptomen daarvan.

Aanvullend onderzoek

➡ *Welke onderzoeken zijn nodig om de diagnose peritonsillair abces te stellen?*

Een peritonsillair abces is een klinische diagnose. Inspectie van de mondholte en farynx geeft de nodige informatie. Hierbij worden een sterke zwelling en roodheid van tonsil, palatum molle en uvula gezien, waarbij de uvula naar de niet aangedane kant is verplaatst. Bij palpatie van tonsil en palatum is er sterke drukpijn en fluctuatie. Eventueel kan, na lokale verdoving, met een proefpunctie pus worden geaspireerd. In het bloedbeeld worden tekenen van een acute ontsteking gevonden. Bij extreme zwelling van tonsillen en omgeving kan benauwdheid optreden.

➡ *Wat zijn mogelijke verwekkers van een bacteriële tonsillitis en van een peritonsillair abces?*

Verwekkers van een bacteriële tonsillitis en een peritonsillair abces zijn meestal bètahemolytische streptokokken groep A, soms stafylokokken, pneumokokken, *Haemophilus influenzae* of colibacteriën.

➡ *Wat zijn mogelijke complicaties van een peritonsillair abces?*

Het ontstekingsproces kan zich uitbreiden naar de parafaryngeale ruimte, waarin de vena jugularis (trombose), nervus vagus (uitval) en arteria carotis (sepsis, zeer zelden: arrosie) lopen. Het proces kan zich naar craniaal (parotitis, orbitaflegmone, meningitis, sinuscavernosustrombose, hersenabces) of naar caudaal (halsflegmone, mediastinitis) uitbreiden.
Systemische complicaties zijn, behalve de genoemde: sepsis, reumatische koorts (polyarthritis rheumatica acuta), endo-, myo-, pericarditis en acute glomerulonefritis, die ook na een 'gewone' bacteriële tonsillitis kunnen ontstaan.

Diagnose

Bij de patiënte wordt de diagnose peritonsillair abces gesteld. De inspectie van mond- en keelholte is moeilijk, omdat de mondopening van patiënte beperkt is. Er is een ontstekingsbeeld van de linker tonsil met beslag. Aan de rechterkant is de tonsil nog meer gezwollen en is ook het palatum molle sterk gezwollen. De uvula is naar links verplaatst. Bij palpatie van de hals zijn er aan beide kante vergrote lymfeklieren. Het hoofd van patiënte is naar rechts gedraaid.

Beleid

Patiënten met (verdenking op) een peritonsillair abces moeten naar de kno-arts worden doorverwezen. Het peritonsillair abces dient in alle gevallen gedraineerd of herhaald gepuncteerd te worden, hetgeen poliklinisch onder plaatselijke verdoving mogelijk is. De hierbij verkregen pus kan voor bacteriologisch onderzoek worden opgestuurd. Aanvullend wordt een breedspectrumantibioticum (eventueel aangepast na kweek) gegeven. In verband met het risico op recidief wordt soms geadviseerd na ongeveer zes weken een electieve tonsillectomie uit te voeren. Ook kan direct voor een tonsillectomie (à chaud) gekozen worden. Deze behandeling garandeert optimale drainage van het abces en voorkomt het optreden van een recidief.

➡ *Wat zijn mogelijke complicaties van een (abces)tonsillectomie?*

De belangrijkste complicatie na tonsillectomie is een nabloeding. Bijna altijd betreft het een primaire nabloeding in de eerste uren na de ingreep. Secundaire nabloedingen treden op na vijf tot tien dagen, wanneer het fibrinebeslag in de tonsilnis loslaat. De kans op een secundaire nabloeding neemt toe door infectie van het wondbed. De behandeling van een nabloeding bestaat uit herinspectie en coagulatie of doorsteking onder narcose. In extreme en uitzonderlijke gevallen kunnen takken van de arteria carotis chirurgisch onderbonden of angiografisch afgesloten (coiling) worden.

31 Een snel toenemende zwelling van de tong

N. de Vries

Een 73-jarige man meldt zich op de afdeling Spoedeisende hulp (SEH) met een sinds enige uren bestaande, toenemende zwelling van de tong. Hij is (nog) niet benauwd. Hij heeft een uur geleden thuis op aanraden van de huisarts al een tablet desloratadine (een antihistaminicum) genomen, zonder effect; de zwelling neemt toe. Bij inspectie wordt intraoraal een sterk gezwollen tong gezien (figuur 31.1). Bij flexibele laryngoscopie via de neus wordt een licht oedeem van de vrije rand van de epiglottis waargenomen. Een week geleden heeft hij tijdelijk een zwelling van het wangslijmvlies gehad, die spontaan is verdwenen.

➥ *Aan welke oorzaken moet worden gedacht?*

Plotseling optredende zwellingen in het hoofd-halsgebied (aangezicht, mondholte en orofarynx) treden op bij angioneurotisch oedeem en bij allergische reacties.

Differentiaaldiagnose van plotseling optredend oedeem in het hoofd-halsgebied

- Idiopathisch angio-oedeem; hierbij worden geen biochemische afwijkingen gevonden
- Angio-oedeem als bijwerking van een geneesmiddel
- Angio-oedeem ten gevolge van een allergische reactie
- C1-esteraseremmerdeficiëntie (komt voor bij 1 op de 10.000 tot 150.000 personen. Bij 85% van de patiënten is sprake van een C1-esteraseremmertekort, bij de overige 15% van een verminderde activiteit van het enzym)
- Verworven angio-oedeem (komt voor als paraneoplastische afwijking en kan ook voorkomen bij auto-immuunziekten)

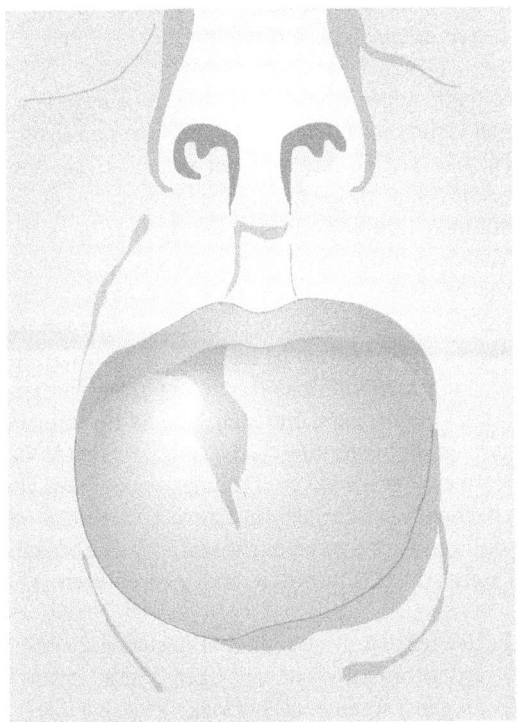

Figuur 31.1 *Zwelling van de tong.*

Anamnese

▸ *Welke vragen zijn van belang om meer duidelijkheid over de oorzaak te krijgen?*

Anamnese bij plotseling optredend oedeem in het hoofd-halsgebied

- Hoe lang bestaat de zwelling precies?
- Neemt de zwelling toe?
- Heeft de patiënt het wel eens vaker gehad?
- Welke geneesmiddelen gebruikt hij?
- Hoe lang gebruikt hij deze geneesmiddelen al?
- Is de patiënt allergisch, bijvoorbeeld voor insectenbeten?
- Heeft een trauma plaatsgevonden?
- Heeft de patiënt iets vreemds gegeten, zijn er voedingsallergieën, bijvoorbeeld voor noten, schaal- en schelpdieren?
- Komt het in de familie voor?
- Zijn er predisponerende factoren?

Predisponerende factoren

- Fysische factoren: mechanische druk, lichamelijke inspanning, temperatuursverandering, trauma
- (Tand)heelkundige ingrepen
- Insectenbeten
- Voedingsmiddelen (en toevoegingen)
- Infectie
- Stress
- Hormonale verandering (zwangerschap, orale anticonceptiva)

De klachten bestaan drie uur. De zwelling van het wangslijmvlies die hij een week eerder gehad heeft, was de eerste maal. Deze duurde echter maar kort en verdween spontaan na een uur. De medicatie die hij gebruikt bestaat uit enalapril en bloedverdunners, een en ander in verband met hypertensie en status na myocardinfarct. Deze medicatie gebruikt hij al enige maanden. Hij is voor zover hij weet niet allergisch. Insectenbeten worden ontkend. Een trauma heeft niet plaatsgevonden. De familieanamnese voor soortgelijke zwellingen is blanco. De zwelling neemt snel in grootte toe: tijdens het verblijf op de SEH-afdeling zwelt de tong verder op en hij kan de tong niet langer in de mond houden. Hij begint benauwd te worden. Bij herhaling van de flexibele laryngoscopie wordt nu ook oedeem van de tongbasis, laterale farynxwanden en de farynxachterwand gezien, dat een halfuur eerder nog niet aanwezig was.

▸ *Kan met deze gegevens meer gezegd worden over de waarschijnlijke oorzaak?*

Angio-oedeem door gebruik van enalapril is hier de waarschijnlijkheidsdiagnose. Angio-oedeem is meestal idiopathisch. Minder vaak is sprake van een allergische genese. Slechts 1% berust op een erfelijke deficiëntie of disfunctie van het enzym C1-esterase. De afwezigheid bij deze patiënt van eerdere symptomen vroeger, de afwezigheid van predisponerende factoren zoals trauma of (voedings)allergieën en de afwezigheid van een insectenbeet, maken deze andere oorzaken minder waarschijnlijk.

Van alle geneesmiddelen die angio-oedeem kunnen veroorzaken, zijn de angiotensine-converting enzyme (ACE)-remmers het bekendst. De frequentie van angio-oedeem ten gevolge van ACE-remmergebruik wordt geschat op 0,1 tot 0,2%. Van de gevallen van angio-oedeem bij gebruik van ACE-remmers treedt 60% op binnen de eerste week van behandeling, vaak zelfs binnen 48 uur na aanvang van de therapie. Echter, de bijwerking kan zelfs pas na tal van jaren van gebruik voor het eerst optreden. Alle ACE-remmers kunnen de bijwerking geven, er zijn geen ACE-remmers die het vaker of minder vaak geven. De zwelling kan zeer snel in omvang toenemen en tot levensbedreigende luchtwegobstructie leiden. Fatale afloop is meerdere malen beschreven.

Het feit dat deze patiënt al maanden enalapril gebruikt, pleit niet tegen allergie voor dit geneesmiddel als oorzaak van de aandoening.

Ernst en lokalisatie van angio-oedeem

Angio(neurotisch)-oedeem is een acuut optredend, circumscript, non-pitting, niet-jeukend, erythemateus oedeem van huid en subcutis, en (sub)mucosa. Het komt meestal voor in het aangezicht, en de slijmvliezen van het hoofd-halsgebied: mondholte, larynx, oro- en hypofarynx. Ook de extremiteiten en genitalia kunnen zijn aangedaan, maar dat is niet potentieel levensbedreigend. Daarnaast kan ook het maag-darmstelsel aangedaan zijn, met koliekachtige buikpijn, braken en diarree als gevolg. De symptomen ontstaan klassiek in enige uren en duren onbehandeld meestal drie tot vijf dagen. Angio-oedeem ten gevolge van ACE-remmergebruik is meestal relatief gering en gelokaliseerd in aangezicht, mondholte en orofarynx. In 20% van de gevallen is er sprake van een snel progressief oedeem, met potentieel levensbedreigende luchtwegobstructie.

> De anamnese en de bevindingen bij kno-onderzoek zijn klassiek en suspect voor angio-oedeem door een ACE-remmer. De patiënt moet als zodanig worden behandeld.

Onderzoek

➡ *Wat moet verder worden onderzocht om de ernst te kunnen vaststellen?*

Kno-onderzoek is noodzakelijk om de mate van bedreiging van de luchtweg in kaart te brengen. Veelal is de zwelling van de tong dermate uitgesproken dat inspectie van de lagere luchtweg via de mond niet mogelijk is. Transnasale flexibele laryngoscopie (en bij toename van de zwelling herhaling ervan) is nodig om de mate van obstructie op orofaryngeaal, hypofaryngeaal en laryngeaal niveau vast te stellen.

➡ *Welk onderzoek is nog meer geïndiceerd?*

Angio-oedeem door ACE-remmers is een klinische diagnose. Beeldvormende diagnostiek is niet aangewezen; veelal ontbreekt de tijd en men kan bovendien door de snelle progressie van het oedeem 'achter de feiten aan lopen'. Door middel van bepaling van serumcomplementfactoren tijdens het acute moment kan hereditair angio-oedeem voor C1-esteraseremmers worden uitgesloten, maar deze bepaling kost tijd.

Beleid

➡ *Welke behandeling moet deze patiënt geboden worden?*

> De patiënt krijgt adrenaline 0,5 mg subcutaan. Dit is iets wat in de acute fase wordt gegeven, zeker bij twijfel over de genese; het is zeer twijfelachtig of dit zinvol is. Toediening van antihistaminica, wat in de praktijk eveneens vaak gebeurt, heeft ook vrijwel zeker geen zin, omdat het geen histaminegeïnduceerd mechanisme betreft. Over het al dan niet toedienen van corticosteroïden bestaat in de literatuur geen eenstemmigheid. Klinische observatie, eventueel op een medium- of intensivecareafdeling, zo nodig met zuurstofsaturatiemonitoring is aangewezen. Het belangrijkst is zorg te dragen voor een niet-bedreigde luchtweg. Bij een sterk gezwollen tong en hypofarynx is orale intubatie vaak niet mogelijk. Ook nasale intubatie met een tube over een flexibele laryngoscoop lukt lang niet altijd. (Spoed)tracheotomie onder lokale anesthesie kan nodig zijn om de hoger geobstrueerde luchtweg te 'bypassen'. Het gebruik van alle ACE-remmers dient te worden gestaakt en voor de behandeling van de hypertensie dient naar een alternatief te worden gezocht.

32 Lesgeven gaat niet meer

P.H. Dejonckere

Patiënte is kleuteronderwijzeres, 29 jaar, gehuwd, 2 kinderen: 2 en 4 jaar.
Mevrouw oefent dit beroep nu uit sinds zes jaar. Haar grootste probleem is dat zij sinds enkele weken regelmatig op school aan het eind van de middag praktisch geen stem meer heeft. Dit gaat gepaard met algemene vermoeidheid en psychische spanning. De kinderen op school worden steeds lastiger, en 's avonds thuis, wanneer zij met haar eigen kinderen bezig is, kan zij niet eens meer iets zingen of een sprookje voorlezen. Ook in het koor kan zij niet meer meezingen omdat zij de hoge tonen niet meer kan halen. Dat vindt zij erg, omdat zij van die kooractiviteit heel veel hield. De dirigent heeft haar eerst bij de alten geplaatst, maar zelfs dat wordt nu moeilijk. Een jaar of drie, vier geleden ging het met de stem nog aanzienlijk beter tijdens het weekend en tijdens de vakantie, waardoor zij zich niet al te veel zorgen maakte. Nu echter wordt de stem alleen nog enigszins beter tijdens de zomervakantie. Mevrouw voelt ook veel spanning in de keel, maar het is niet echt pijn. Slikken brengt enig soelaas. De algemene conditie is goed. In het afgelopen jaar is zij wel – op advies van de huisarts – twee keer een week thuis gebleven om wat rust te hebben, zowel op stemniveau als algemeen. Mevrouw rookt niet, gebruikt minimaal alcohol en neemt – behalve de pil – geen medicijnen in. Mogelijk is zij vaker verkouden dan destijds.

➥ *Welke vragen kunnen relevante aanvullende informatie leveren?*

– Hoe zwaar is de stembelasting op dit moment? Zowel binnen het beroep als bij extraprofessioneel stemgebruik? Hoe zijn de werkomstandigheden (akoestiek van het klaslokaal, straatlawaai, enz.)?
– Hoe was de stem als kind? Kon/mocht patiënte als kind meezingen op school?
– Wanneer en in welke omstandigheid zijn de eerste stemklachten ontstaan?
– Had patiënte eerder een perfect normale stem?
– Zijn er andere factoren dan het stemgebruik op school? Allergie bovenste luchtweg?
– Is patiënte bekend met astma? Gebruikt zij inhaleermedicijnen?
– Werd patiënte (herhaaldelijk) geïntubeerd?
– Zijn er ook slikklachten? Adembenauwdheidsklachten?
– Is patiënte bekend met reumaproblematiek?
– Heeft patiënte last van zuurbranden?
– Heeft patiënte een verhoogd risico voor een maligniteit (roken, drinken)?
– Zijn er aanwijzingen voor psychische problemen?
– Is de algemene conditie goed gebleven?

De moeder van patiënte is ook onderwijzeres geweest. Zij is hiermee gestopt toen zij dertig was omwille van haar kroostrijke gezin, maar ook zij had stemproblemen. Er is echter nooit een exacte diagnose gesteld.
Als kind had patiënte een heel mooie stem en zij zong zelfs in het openbaar bij feestjes. Tijdens haar middelbareschooltijd was patiënte al zeer actief in het kader van een jeugdbeweging, en kwam toen al regelmatig met een hese stem naar huis terug.
Behalve een adenotonsillectomie (5 jaar) en een keizersnede (27 jaar) is er geen chirurgische voorgeschiedenis. Patiënte is niet bekend als astmatisch of allergisch, zij lijdt niet aan reuma en neemt geen medicijnen in

(m.n. geen inhaleermedicijnen). Zij is geenszins verdacht voor larynxcarcinoom. Niets wijst op primaire gedragsstoornissen, maar het persoonlijkheidsprofiel is uitgesproken extravert en communicatief. In het begin heeft zij haar beroep van kleuteronderwijzeres met veel enthousiasme uitgeoefend. Nu, met name door de stemproblemen, treedt meer en vaker vermoeidheid op.

➥ *Welke diagnoses kunnen op basis van deze gegevens afgevoerd/weerhouden worden?*

De anamnese laat duidelijk een relatie met de stembelasting vermoeden. Er kan gedacht worden aan:
- reële overbelasting van een normale larynx (door combinatie van professionele en extra-professionele activiteiten) met secundaire weefselreacties op niveau van de stemplooien, zoals noduli vocales;
- primaire minimale congenitale afwijking, of een constitutioneel dysplastische ('zwakke') larynx, waardoor de larynx meer vatbaar is voor vermoeidheidsverschijnselen door belasting;
- primair verworven organische afwijking, waardoor eveneens de larynx meer vatbaar is voor vermoeidheidsverschijnselen door belasting.

In de twee laatste situaties kan door de patiënte een aanzienlijke hoeveelheid energie besteed worden aan adaptatie- en compensatiemechanismen. Een chronische infectieuze laryngitis door een mycobacterie of een schimmel is zelden een geïsoleerd verschijnsel.

Zuurreflux, astma en gebruik van inhaleermedicijnen, met name corticosteroïden, kunnen de stemplooien gevoeliger maken voor effecten van stembelasting, maar dit lijkt bij deze patiënte niet zo te zijn. In dit geval zijn er blijkbaar geen primaire psychologische problemen. Het komt wel voor dat stemproblemen die bij jonge volwassenen een nadelige repercussie hebben op de carrièreperspectieven secundair ten grondslag liggen aan psychogene klachten.

➥ *Welke elementen van het kno-onderzoek verdienen bijzondere aandacht?*

Goed luisteren naar het stemgeluid en indirecte laryngoscopie zijn belangrijk. Bij een aangehouden /a/ zijn er aanwijzingen voor hoorbare wilde lucht door insufficiënte glottissluiting. Het hoest- en kuchgeluid is normaal. Soms (vooral bij langer bestaande en gefibroseerde noduli) is er een subharmonische toon te horen met diplofone momenten.

De indirecte laryngoscopie (keelspiegel, rigide optiek of flexibele scoop) in ademhalingstoestand en tijdens fonatie levert hier de diagnose stemplooiknobbeltjes ofwel noduli vocales: twee kleine symmetrische zwellingen aan de vrije rand van de ware stemplooien, op een derde lengte van de ventrale commissuur. Opvallend is de insufficiënte dorsale glottissluiting tijdens aangehouden fonatie, terwijl er vaak een korte complete glottissluiting waar te nemen valt bij steminzet.

Aanvullend onderzoek

Videolaryngostroboscopie kan belangrijke aanvullende informatie geven. Met stroboscopische belichting wordt een kenmerkend zandlopervormig trillingspatroon gezien, met een beperkt contact tussen de twee stemplooien (*plaat 32.1*). Dit contact vindt alleen plaats op het niveau van de noduli, waar ook slijmophoping tijdens de trilling waar te nemen is. Verder is de mobiliteit normaal en zijn er geen ontstekingsverschijnselen. In de beginstadia wordt een lichte vorm van submucosaal oedeem gezien, met een perfecte soepelheid. Bij verdere stadia van de ontwikkeling ziet de afwijking er vaster en duidelijk minder soepel uit, en vaak ook minder breed gesteeld.
Alleen stroboscopische belichting maakt een belangrijke differentiaaldiagnose mogelijk: tussen noduli en een kleine eenzijdige cyste met een contactreactie op de rand van de

> contralaterale stemplooi: de cyste bepaalt meestal een lokale rigiditeit van de stemplooi, met mogelijk een separate trilling van het ventrale en het dorsale deel van de stemplooi (en resulterende bitonaliteit).

Diagnose

De diagnose stemplooiknobbeltjes wordt gesteld. (NB. altijd tweezijdig!)

Verder beleid

Adequate informatie van de patiënt, logopedische begeleiding en training zijn hier essentieel. Patiënte moet goed geïnformeerd worden over de pathogenese van noduli vocales: deze ontstaan door een focale weefselreactie op een combinatie van een niet-optimale stemtechniek (zandlopervormig trillingspatroon dat ontstaat door o.a. een insufficiënte dorsale stemplooisluiting) en de relatieve functionele overbelasting van de stem. Stemrust heeft bijna altijd een (tijdelijk) gunstig effect, maar is meestal niet compatibel met de professionele carrière. Een betere stemhygiëne (spreiding c.q. reductie van de belasting, gebruik van een individuele stemversterker) en een meer adequate stemtechniek leiden meestal tot een acceptabel compromis, waardoor na enkele maanden het laryngostroboscopische beeld duidelijk beter kan worden. Wat resteert aan zwelling op niveau van de stemplooirand – en dan meestal in verband is met een lichte epitheelhyperplasie en eventueel enige subepitheliale fibrosering – kan dan via microlaryngoscopie zorgvuldig verwijderd worden. Zonder behandeling van de oorzakelijke factoren treedt er na alleen chirurgie quasi-systematisch recidief op.

33 Een hese amateurzanger van het levenslied

H.F. Mahieu

Een 54-jarige man bezoekt de polikliniek Keel-, neus- en oorheelkunde in verband met een ongeveer vier maanden bestaande heesheid. In het verleden had hij altijd een goede stem en tot voor kort trad hij met wisselende frequentie in het weekeinde op als amateurzanger van het levenslied in een lokale horecagelegenheid. Hij heeft in verband met zijn stemproblemen deze activiteit de laatste weken niet meer kunnen ontplooien. De relatieve stemrust van de afgelopen periode heeft zijn stem niet doen verbeteren; de stem lijkt eerder slechter te zijn geworden. Hij bemerkt ook een irritatie in de keel en moet de keel frequent schrapen. Het slikken is normaal en niet pijnlijk. Hij verslikt zich niet. De ademhaling is ongestoord. Hij rookte vanaf zijn 17e jaar tot voor kort twee pakjes sigaretten per dag, maar heeft dat een half jaar geleden teruggebracht naar een pakje per dag. De aanleiding hiervoor was het overlijden van zijn broer aan een longcarcinoom. Zijn alcoholgebruik bedraagt doordeweeks twee tot vier glazen bier per dag, maar in de weekeinden af en toe het dubbele. Hij heeft als automonteur sinds enkele jaren een eenmansbedrijfje. Hij had eigenlijk al eerder naar zijn huisarts willen gaan, maar in verband met de drukte op zijn bedrijf kon hij daar moeilijk de tijd voor vrijmaken. Omdat zijn heesheid al veel langer bestond dan drie weken, heeft de huisarts hem direct doorgestuurd naar de polikliniek kno.

➥ *Waardoor ontstaat heesheid?*

Heesheid is het gevolg van onvolledige sluiting van de stemplooien tijdens fonatie of van belemmering van de trillingen van de stemplooien, bijvoorbeeld door een stemplooizwelling. De oorzaak moet dus primair in de larynx of in de innervatie van de larynx gezocht worden.

Anamnese

➥ *Welke vragen zijn van belang om meer duidelijkheid te krijgen over de oorzaak van de heesheid?*

Anamnese bij heesheid

- Hoe lang bestaat de heesheid?
- Is de heesheid continu aanwezig of is deze wisselend van aard?
- Zijn de klachten plotseling of geleidelijk ontstaan?
- Zijn er uitlokkende momenten, zoals verkoudheid, overbelasting van de stem of emotionele factoren?
- Hoe is de stembelasting in het dagelijkse leven?
- Zijn er begeleidende symptomen zoals keelpijn, slikproblemen, keelschrapen, stridor?
- Rookt patiënt of heeft hij dit gedaan? Zo ja, hoeveel en hoe lang al?
- Gebruikt patiënt regelmatig alcohol? Zo ja, hoeveel?
- Heeft de patiënt een zwelling in de hals bemerkt?

Differentiaaldiagnose

De differentiaaldiagnose van op volwassen leeftijd ontstane heesheid

- Acute (virale) of chronische, of refluxlaryngitis
- Stemplooipoliep en knobbeltjes
- Subepitheliale inclusiecysten of sulcus glottidis
- Overbelasting van de stem, psychogene dysfonie
- Stilstaande larynxhelft door fixatie cricoarytenoïdgewricht
- Parese of paralyse van de nervus recurrens of nervus vagus
- Contactgranuloom
- Laryngokèle of supraglottische cyste
- Larynxpapillomatose
- Slijmvliesdysplasie, larynxcarcinoom

Kenmerken die de verdenking op een larynxcarcinoom doen toenemen

- Langer dan drie weken bestaande heesheid
- Geleidelijk ontstaan van heesheid
- Toename van heesheid
- Afwezigheid van uitlokkende momenten of overmatige stembelasting
- Keelpijn
- Uitstraling van pijn naar het oor
- Slikproblemen
- Irritatie in de keel
- Langdurig en intensief rookgedrag
- Bovenmatige alcoholconsumptie
- Aanwezigheid van een zwelling in de hals
- Leeftijd boven de 40 jaar

Hoe meer van de bovenstaande kenmerken aanwezig zijn, des te groter de kans dat de heesheid een symptoom is van een larynxcarcinoom.

Afgezien van de diagnose acute laryngitis, die gezien het ontbreken van begeleidende symptomen en de duur van de heesheid onwaarschijnlijk is en de diagnoses stemplooiknobbeltjes en overbelasting, die onwaarschijnlijk zijn vanwege het progressieve karakter van de heesheid ondanks relatieve stemrust, zijn alle andere diagnoses bij deze 54-jarige man mogelijk.

Bij heesheid die langer dan drie weken bestaat of bij keelpijn of slikstoornissen die langer dan zes weken bestaan dient een larynxcarcinoom te worden uitgesloten.

➡ *Welke kenmerken moeten doen denken aan een larynxcarcinoom?*

De progressieve en al langer bestaande heesheid van de patiënt, zijn leeftijd, zijn langdurige en intensieve rookgedrag en zijn belaste familieanamnese maken dat een larynxcarcinoom hoog in de differentiaaldiagnostische lijst staat.

➡ *Is heesheid altijd het eerste symptoom van een larynxcarcinoom?*

Nee, de initiële symptomen van een larynxcarcinoom zijn afhankelijk van de plaats waar het larynxcarcinoom zich ontwikkelt. De meeste larynxcarcinomen ontstaan op glottisch niveau (ter plaatse van de ware stemplooien) of op supraglottisch niveau (ter plaatse van de epiglottis en valse stemplooien). Larynxcarcinomen die primair subglottisch (onder de ware stemplooien) ontstaan, zijn uitermate zeldzaam.

Het initiële symptoom van een glottisch larynxcarcinoom is heesheid. Glottische carcinomen geven vroeg klachten en kunnen daarom in een vroeg stadium gediagnosticeerd worden indien de initiële klacht van heesheid serieus genomen wordt. Twee derde van de larynxcarcinomen in Nederland en België zijn primair glottische carcinomen. Pijn bij slikken duidt op uitbreiding naar het supraglottische gebied. Benauwdheid ontstaat pas in een laat stadium, als de tumormassa de luchtweg gaat obstrueren.

Supraglottische larynxcarcinomen ontwikkelen zich in een gebied waar de tumor vaak pas veel later klachten geeft. De initiële klacht is dan vaak keelpijn of pijn bij slikken, die kan uitstralen naar het oor (referred pain). Soms zijn er echter helemaal geen duidelijke klachten en is de eerste uiting van het larynxcarcinoom een halslymfkliermetastase. Heesheid bij een supraglottisch larynxcarcinoom is een teken van uitbreiding naar de ware stemplooien of van fixatie van de larynxhelft. Benauwdheid ontstaat ook bij het supraglottische carcinoom pas in een laat stadium, als de tumormassa de luchtweg gaat obstrueren (tabel 33.1).

Onderzoek

➡ *Hoe wordt een larynxcarcinoom uitgesloten?*

Bij heesheid die langer dan drie weken bestaat, of keelpijn of slikstoornissen die langer dan zes weken bestaan, dient uitgebreid onderzoek van de larynx plaats te vinden (op zijn minst indirecte laryngoscopie of flexibele laryngoscopie, maar idealiter laryngostroboscopie) en zorgvuldige palpatie van de hals. Indien hierbij de verdenking bestaat op een larynxcarcinoom, dient endoscopisch onderzoek onder algehele anesthesie plaats te vinden, met waar nodig het nemen van biopten.

Daarbij dient dan ook tegelijkertijd het slijmvlies van de oro- en hypofarynx nauwkeurig geïnspecteerd te worden in verband met een verhoogde kans op een tweede synchrone tumor. Om die reden dient ook een X-thorax te worden vervaardigd om een tweede tumor in de longen uit te sluiten.

Als een larynxcarcinoom histologisch bevestigd is, kan ter nadere stadiëring een MRI of CT-scan verricht worden, om aantasting van het larynxskelet en halslymfkliermetastasen op te sporen. Ook kan bij bepaalde stadia en tumorlokalisaties (bijvoorbeeld supraglottisch) de a-priorikans op halslymfkliermetastasen zo groot zijn, dat echografisch onderzoek van de hals aangewezen is, eventueel met echogeleide cytologische puncties, om niet-palpabele halslymfkliermetastasen op te sporen. Bij beperkte glottische larynxcarcinomen is dit niet nodig, omdat de kans op halslymfkliermetastasen zeer klein is.

Laryngostroboscopisch onderzoek toont een normale mobiliteit van beide larynxhelften en een irregulair proces op de rechter ware stemplooi, dat het trillingspatroon van de stemplooi ernstig verstoort. Aangezien er nog wel enige trilling in de stemplooi aanwezig is, wordt vermoed dat het proces niet erg diep infiltreert. Aan de hals zijn geen

Tabel 33.1 *Symptomen bij de verschillende lokalisaties van het larynxcarcinoom.*

	heesheid	pijn bij slikken	zwelling hals	dyspneu
glottisch	presenterend	laat	laat	laat
supraglottisch	intermediair	presenterend	presenterend	laat

zwellingen palpabel. De X-thorax toont geen afwijkingen. Endoscopisch onderzoek onder algehele anesthesie *(plaat 33.1)* laat een ulceroproliferatief proces zien, dat zich nog juist beperkt tot de rechter ware stemplooi. Het overige slijmvlies in de larynx is gaaf, evenals in de orofarynx en hypofarynx. Er worden biopten genomen.

Diagnose

➡ *Hoe wordt de diagnose larynxcarcinoom gesteld?*

De biopten van de rechter ware stemplooi tonen een matig gedifferentieerd plaveiselcelcarcinoom. Aangezien het proces bij endoscopisch onderzoek beperkt is tot de rechter ware stemplooi, luidt de stadiëring: T1a glottisch larynxcarcinoom rechts.
Na het vernemen van de diagnose vraagt patiënt of hij hieraan komt te overlijden. Hem wordt verteld dat er verscheidene goede behandelingmogelijkheden zijn, die weliswaar zijn kwaliteit van leven in meer of mindere mate kunnen beïnvloeden, maar dat bijna uitgesloten is dat hij aan dit larynxcarcinoom zal komen te overlijden.

Behandelvoorstel

➡ *Wat zijn de gebruikelijke behandelmogelijkheden van een beperkt glottisch larynxcarcinoom?*

> Beperkte glottische larynxcarcinomen (T1) komen in principe in aanmerking voor radiotherapie of endoscopische resectie met een CO_2-laser (tabel 33.2).

De kans op genezing is bij beide behandelingen gelijkwaardig. Voor de stem na laserresectie geldt over het algemeen: hoe uitgebreider de resectie, hoe slechter de stem. Ook na radiotherapie wordt de stem nooit meer helemaal normaal, maar wel vaak beter dan na uitgebreide laserresectie. Radiotherapie geeft tot enkele weken na de behandeling slikklachten en beschadiging van de huid. Radiotherapie duurt enkele weken. Laserresectie vindt onder algehele anesthesie plaats in een circa dertig minuten durende endoscopische operatie. In geval van recidief na laserbehandeling zijn nog alle behandelopties mogelijk, inclusief herhaalde laserbehandeling. In geval van recidief na bestraling is hernieuwde bestraling niet mogelijk, terwijl ook laserbehandeling niet meer in aanmerking komt.

➡ *Hoe wordt de behandelkeuze gemaakt?*

De behandelkeuze zal veelal op individuele gronden gemaakt worden, uiteraard mede afhankelijk van de uitgebreidheid van het carcinoom.

> Na uitvoerig overleg besluit patiënt tot een endoscopische laserbehandeling vanwege de korte behandelduur, zodat hij zijn bedrijfsactiviteiten niet lang hoeft te staken. Ook vindt hij de mogelijkheid voor hernieuwde behandeling in geval van recidief zwaarder wegen dan het mogelijk wat slechtere stemresultaat.

Tabel 33.2 *Kenmerken van endoscopisch laserresectie en radiotherapie voor beperkte glottische larynxcarcinomen.*

	kans op genezing van de tumor	stem	morbiditeit	duur	in geval van recidief
endoscopische laserresectie	> 85%	matig	gering	1 dag opname	alle behandelopties nog aanwezig
radiotherapie	> 85%	redelijk	aanzienlijk	2 maanden	slechts beperkte behandelopties aanwezig

→ *Hoe is de prognose van een T1a glottisch larynxcarcinoom?*

De prognose van een T1a glottisch larynxcarcinoom is gunstig (> 85% genezing na de primaire behandeling), vooral omdat deze beperkte tumor op glottisch niveau vrijwel nooit halslymfekliermetastasen veroorzaakt. Bovendien zijn er verscheidene goede behandelmogelijkheden, zelfs in geval van een recidief.

Beloop

Na een radicale endoscopische laserresectie herstelt patiënt spoedig. Na enkele maanden blijkt zijn stem voldoende hersteld om zijn activiteit als amateurzanger te hervatten, zij het met kortere optredens. Hij wordt gedurende twee jaar elke twee à drie maanden poliklinisch gecontroleerd via laryngostroboscopie. Nu, vijf jaar na behandeling, zijn er nog steeds geen tekenen van recidief *(plaat 33.2)* en hij is tevreden met zijn stem.

34 Plotseling geen stem meer

M. De Bodt

De patiënte is een 19-jarige vrouw die een opleiding volgt tot medisch secretaresse. Haar klacht is een plotseling opgetreden verlies van de stem. Zij rookt niet, er is geen allergie, astma of reflux. Er zijn wel frequent optredende verkoudheden. Er waren nooit stemproblemen in het verleden. Patiënte meldt dat zij een drietal maanden geleden voor een ernstige heesheid en discrete tekenen van verkoudheid (droge hoest, neusverstopping, vermoeidheid, geen koorts) behandeld is door de huisarts, die haar geruststelde en een hoestsiroop en een decongestivum voorschreef. In het verleden zouden er geen stemproblemen zijn geweest. Na initiële verbetering van de symptomen is een nieuwe periode van verkoudheid opgetreden, nu met totale afonie tot gevolg. Patiënte consulteerde op eigen initiatief een logopediste, die haar heeft doorgestuurd naar een kno-arts.

➥ *Wat kan de oorzaak zijn van een totale afonie?*

Een totale afonie is eerder zeldzaam. De meeste laryngeale problemen resulteren in lichte tot ernstige heesheid, verminderd stemvolume, beperkt toonhoogtebereik enzovoort. Het plotseling en volledig wegvallen van de stem kan wijzen in de richting van een bilaterale stemplooiparalyse, een heel ernstige laryngitis of een psychogene afonie. In de eerste twee gevallen gaat de afonie vergezeld van andere symptomen (slikproblemen, pijn, koorts, enz.). Dit is niet het geval bij een psychogene afonie.

Onderzoek en eerste behandeling

Een indirecte laryngoscopie met larynxspiegel toont een normale larynx en stemplooien, maar geen trilling bij poging tot fonatie. Er zijn geen tekenen van ontsteking. De kno-arts schrijft een logopedische behande-

---

Kenmerken en differentiële diagnose van psychogene afonie

psychogene afonie
Heesheid of het totaal wegvallen van de stem ten gevolge van een belangrijke stressfactor of emotionele gebeurtenis. Meestal treedt het vrij acuut op, maar het kan zich ook chronisch opbouwen. Patiënten leggen zelf meestal een oorzakelijk verband met een gebeurtenis die samengaat in tijd (verkoudheid, vermoeidheid, enz.). Zelden wordt stress als oorzaak aangegeven. De diagnose kan pas worden gesteld na uitsluiting van elke andere mogelijke verklaring.

differentiaaldiagnose
- psychogeen mutisme
- spasmodische dysfonie
- laryngitis
- stemplooiparese
- neurologische uitval
- algemene lichamelijke uitputting

ling voor met een vermoeden van psychogene afonie met overmatige spanning op het niveau van de glottis (duur: 20 sessies; frequentie: tweemaal per week). Patiënte start deze logopedische stemtherapie in de directe omgeving van haar woonplaats. Na enkele sessies wordt de behandeling op initiatief van de logopediste stopgezet wegens het uitblijven van enig stemgeluid, met welke vorm van stimulatie dan ook. In overleg met de verwijzende kno-arts wordt patiënte verwezen naar een gespecialiseerde stemkliniek.

Anamnese

Patiënte klaagt niet over pijn, enkel over het stemprobleem. Op de vraag of stress een invloed zou kunnen hebben antwoordt zij expliciet negatief. Patiënte kan alleen fluisteren en is niet in staat stemgeluid te produceren. Zij geeft vanaf het begin een oorzakelijke relatie aan tussen de stemproblemen (die inmiddels een drietal maanden oud zijn) en de verkoudheden enkele maanden geleden. Bij grondige controle van haar medisch dossier blijkt dat zij de voorbije maanden ook al is gezien op de afdeling neurologie wegens al dan niet vermeende spraakproblemen (onder meer nasaliteit, maar geen kauw- of slikproblemen). Even bestond het vermoeden van een polyneuropathie, maar dit kon niet worden bevestigd. Zij wordt hiervoor wel verder tweejaarlijks opgevolgd. Van dysartrische spraakproblemen, eigen aan deze ziekte, zijn bij het onderzoek helemaal geen kenmerken aanwezig. Opvallend is dat de neuroloog het nodig vond in het verslag te vermelden dat 'het bestaan van majeure stressfactoren door de patiënte ten stelligste wordt ontkend'. Het valt de onderzoeker op dat de patiënte vergezeld wordt door haar moeder tijdens de gehele duur van het onderzoek (videolaryngostroboscopie, functioneel stemonderzoek), wat enigszins vreemd overkomt voor een volwassen vrouw die vanuit haar opleiding vertrouwd is met de gezondheidszorg.

Resultaten van het stemonderzoek

Laryngovideostroboscopie: normale stemplooien maar hyperadductie bij poging tot fonatie, waardoor geen trilling totstandkomt.

Functioneel stemonderzoek:
- perceptuele beoordeling: afonie; enkel fluisterspraak;
- aerodynamische metingen: vitale capaciteit 2500 cc (een ietwat geringe waarde voor een volwassen vrouw); maximale fonatietijd: 0 seconden;
- fonetogram: niet registreerbaar wegens afwezigheid stemgeluid;
- akoestische metingen: idem;
- Voice Handicap Index: 25/120; dit is een quasi-normale score die niet in overeenstemming is met de ernst van de stemstoornis. De score voor de emotionele subschaal is 0, wat wijst op een totale ontkenning van enige psychologische impact;
- aanvullende observaties: patiënte kan hoesten met stemgeluid, ook neuriën is mogelijk en bij insisteren is ook een glijtoon mogelijk. Een en ander resulteert in een flinke huilbui. Patiënte noch haar moeder is enthousiast over de mogelijkheid om een stemgeluid te produceren. Wanneer de onderzoeker wijst op de positieve perspectieven die dit biedt inzake behandeling, reageert de patiënte met de klacht dat ze door de stemproductie pijn in de halsstreek veroorzaakt.

De videolaryngostroboscopie moet uitsluiting geven over een mogelijke organische oorzaak. Het functionele onderzoek is vooral bedoeld om de mate van stoornis te meten en de functionele mogelijkheden te bepalen. De perceptuele beoordeling door de onderzoeker is nog steeds de gouden standaard, maar deze indruk moet verder ondersteund worden met metingen, zoals een fonetogram (stemveldmeting) en akoestische metingen (ruismetingen en perturbatiemetingen). De Voice Handicap Index is een instrument om de mate van psychosociale impact van een stem-

stoornis in te schatten. Normale scores zijn 0-20; 40-60 wijst op een matige impact en een resultaat hoger dan 60 op een ernstige impact. Er zijn drie subschalen die respectievelijk de functionele, fysiologische en emotionele beperkingen meten.
Bij het vermoeden van een psychogene afonie is het belangrijk de niet-communicatieve stem te observeren: zoals bij lachen, hoesten, huilen en neuriën. Wanneer de stem in deze omstandigheden goed klinkt, is dat een bevestiging van de diagnose.

Aanvullend onderzoek

Er worden geen aanvullende onderzoeken voorgesteld omdat de resultaten overtuigend wijzen in de richting van een psychogene problematiek.

Soms wordt een elektromyogram (emg) van de stemplooien overwogen om een parese/paralyse van de nervus recurrens objectief te kunnen uitsluiten. Dergelijke onderzoeken zijn voor de patiënt een bevestiging van de zwaarwichtigheid van het probleem, terwijl we bij dit soort problemen eigenlijk het tegenovergestelde willen bewerkstelligen.

Diagnose en behandelvoorstel

Op basis van de symptomen en na uitsluiting van elke andere mogelijke organische verklaring voor het stemprobleem, wordt besloten tot de diagnose psychogene afonie. Tijdens het afsluitende gesprek wordt ten aanzien van patiënte een relativerende, maar geen banaliserende houding aangenomen. Patiënte wordt gerustgesteld dat er geen ernstige organische problemen zijn. De stoornis wordt uitgelegd als een overmatige spanning op de stemplooien die elke trilling belemmert. Die spanningen kunnen het gevolg zijn van een belangrijke stressfactor of sterke emotie. De aanwezigheid van stemgeluid bij niet-communicatieve fonatie is een geruststelling dat stemgeving zeker mogelijk is.

Een intensieve stemtherapie die meteen ingaat, wordt aan de patiënt voorgesteld en door haar geaccepteerd. Over psychotherapie wordt in dit afsluitende gesprek geen gewag gemaakt wegens de sterke ontkenning van patiënte. Het is wel de bedoeling dit in het verloop van de therapie gaandeweg te berde te brengen.

Verder beloop

De stemtherapie wordt gestart met een frequentie van twee sessies van dertig minuten per week. Er wordt aanknoping gezocht bij het neuriën, wat tijdens het onderzoek reeds aanleiding gaf tot een behoorlijk stemgeluid. Het lukt de patiënte goed om dit geluid uit te breiden naar lettergrepen en woorden, maar op zinsniveau vervalt ze aanvankelijk telkens opnieuw in fluisterspraak. In de volgende sessies komt ze makkelijker tot spreken met stem en komen ook de persoonlijke problemen van patiënte spontaan aan bod. Recente relatieproblemen blijken zwaar door te wegen op persoonlijk, familiaal en sociaal vlak. De therapeut suggereert de mogelijkheid van psychologische begeleiding, evenwel zonder succes. De stem evolueert tijdens de daaropvolgende weken in de goede richting.

Een nieuw stemonderzoek wordt uitgevoerd na twaalf sessies, met de volgende resultaten:
- perceptuele beoordeling: lichte tot matige heesheid met vooral gebrek aan kracht;
- aerodynamische metingen: vitale capaciteit 2600 cc; maximale fonatietijd: 16 seconden;
- fonetogram: toonhoogtebereik van 11 halve tonen en dynamiek van 15 dB;
- akoestische metingen: verhoogde jitter (4%);
- laryngovideostroboscopie: volledig normale stemplooien; longitudinale gap tijdens fonatie;
- Voice Handicap Index: 34/120 met een score voor de emotionele subschaal van 2, wat nog steeds zeer gering, maar tenminste niet meer ontkennend is.

De behandeling wordt afgebouwd gedurende de daaropvolgende maand. De patiënte komt er niet toe psychologische of psychiatrische begeleiding te nemen, maar de stemmogelijkheden worden gaandeweg beter. Na vier maanden wordt de therapie stopgezet. De stem is niet helemaal helder, maar dat bleek vroeger ook niet het geval geweest te zijn. Patiënte is relatief tevreden met het bereikte resultaat.

35 Griep en heesheid

P.H. Dejonckere

Patiënte is huisvrouw, 39 jaar, gehuwd en drie kinderen. Mevrouw is sinds vijf weken ernstig dysfoon. Het is plotseling ontstaan. Zij had al een paar dagen een soort griepachtige toestand, met hoest, lichte koorts, hoofdpijn en wat spierpijn in de schouders. Daarvoor heeft zij paracetamol ingenomen. De stemverandering viel op bij het wakker worden. De huisarts dacht aan acute laryngitis, heeft patiënte na zes dagen een kuur antibioticum gegeven en haar laten stomen met eucalyptustinctuur. Dit hielp echter niet echt. Mevrouw kan sindsdien ook niet meer normaal hoesten. Zij is in rust wel goed verstaanbaar, maar kan haar stem niet verheffen. Zodra er wat omgevingslawaai is, is zij moeilijk te begrijpen. Zij moet ook veel moeite doen om te spreken. Af en toe voelt het wat raar in de keel, aan de linkerkant. Het is alsof daar een brok slijm zit – met name na het eten – en zij kan het niet ophoesten. Na die griepachtige toestand is de algemene conditie weer normaal geworden. Er is veel wilde lucht hoorbaar wanneer zij spreekt. Zij forceert ook bij het stemgeven. Er is neiging tot hyperventileren. Af en toe heeft zij een indruk van ademtekort.
Behalve een tonsillectomie in de kinderjaren is er niets bijzonders te vermelden in de medische voorgeschiedenis. Zij heeft een normaal gewicht en is niet afgevallen. Zij stopte met roken toen zij zwanger werd van haar eerste dochter.

➥ *Welke vragen zijn hier van belang?*

- Hoe acuut was werkelijk het ontstaan?
- Klonk de stem echt normaal voor deze episode?
- Was er een duidelijke context van verkoudheid/griep of ontsteking van de bovenste luchtweg?
- Is er partieel herstel opgetreden?
- Is patiënte bekend als allergisch?
- Is er sprake geweest van overmatig/afwijkend stemgebruik?
- Was er vóór het optreden van de stemstoornis een narcose? Een halsoperatie?
- Heeft patiënte zich in het begin ook verslikt? Waren er hoestbuien bij het drinken?
- Is er een werkelijke inspanningsdyspneu, of gaat het eerder om hyperventilatie, vooral bij het langdurig spreken?
- Heeft een dergelijk verschijnsel zich reeds eerder voorgedaan?
- Is patiënte bekend met reumaproblematiek?
- Neemt patiënte medicijnen in?
- Heeft patiënte een verhoogd risico voor een larynxcarcinoom?
- Zijn er aanwijzingen voor psychische problemen?

Bij de anamnese blijkt het ontstaan werkelijk acuut te zijn, zonder traumatische of chirurgische context. Wel zijn er aanwijzingen voor een virale ontsteking (griepachtige toestand, koorts, malaise, myalgie). Patiënte is niet bekend als allergisch, lijdt niet aan reuma en neemt geen medicijnen in. Zij wordt a priori niet verdacht voor larynxcarcinoom. Niets wijst op emotionele of gedragsstoornissen. Zij had wel een paar keer, kort na het ontstaan van de dysfonie, een flinke hoestbui tijdens de maaltijd, maar de hoest is minder krachtig, en heeft ook een iets ander geluid dan voorheen.

➡ *Welke diagnoses kunnen op basis van deze gegevens afgevoerd/weerhouden worden?*

Een infectieuze laryngitis duurt hoogstens twee weken, en niet vijf weken zoals hier.
Allergisch larynxoedeem en weefselreacties op (fono)trauma lijken uitgesloten. Larynxcarcinoom, rheumatoïde artritis en psychogene dysfonie zijn bij deze patiënte onwaarschijnlijk.
Daartegenover wijzen verslikepisodes en veranderd hoestgeluid op een stoornis in de sfincterfunctie van de larynx.

➡ *Welke elementen van het routine kno-onderzoek verdienen bijzondere aandacht?*

Het aandachtig luisteren naar het stemgeluid op een aangehouden /a/ is belangrijk. Hiermee kan een aanwijzing verkregen worden voor de aanwezigheid van wilde lucht door insufficiënte glottissluiting. Dit was het geval bij deze patiënte. Door de luchtlekkage moet zij bij het houden van een gesprek ook frequent inademen. Het hoestgeluid is verzwakt, bij kuchen wordt niet altijd een complete onderbreking van de luchtstroom gehoord.

Allereerst dient een indruk te worden verkregen over het stemgeluid. Verder zijn bij het kno-onderzoek vooral van belang de indirecte laryngoscopie en de inspectie en palpatie van de hals.

> De indirecte laryngoscopie (keelspiegel, rigide optiek of flexibele scoop) in ademhalingstoestand *(plaat 35.1)* en tijdens fonatie *(plaat 35.2)* levert hier de oorzaak van de klachten: een eenzijdige, linker stemplooistilstand, met een iets uitgeholde linker stemplooi in intermediaire stand, enige endoluxatie van het linker arytenoïd en wat slijm/speekselstase, vooral in de linker sinus piriformis. Er is geen ontsteking noch een tumor. Bij fonatie is er een gebrekkige stemplooisluiting. Er stroomt wilde lucht door de glottis, en deze turbulente stroming is duidelijk herkenbaar. Een zorgvuldige palpatie van de hals, op zoek naar een zwelling in de schildklier of van lymfklieren die op de zenuw zou kunnen drukken, is in dit geval negatief. De overige craniale zenuwen lijken een normale functie te hebben.

➡ *Welke zijn de mogelijke etiologieën van een eenzijdige stemplooiverlamming?*

Etiologie eenzijdige stemplooiverlamming op niveau van de nucleus

- Vasculair accident
- Amyotrofe laterale sclerose
- Multipele sclerose
- Syringobulbie

Etiologie eenzijdige stemplooiverlamming op het traject van de nervus vagus/recurrens

- Hals- en thoraxchirurgie
- Tumoren in het hoofd-halsgebied, vooral tumoren uitgaande van de schildklier
- Schwannoom, neurofibromatose en andere zeldzame tumoren in hals en schedelbasis
- Trauma van hals en schedelbasis
- Aneurysma (aortae)
- Cardiomegalie
- Mediastinale tumoren (maligne lymfomen, bronchuscarcinoom, oesofaguscarcinoom)
- (Mono)neuritis

NB. De linkerkant is significant frequenter aangetast dan de rechter, dit in verband met het verschillende anatomische traject en met het feit dat de linker nervus recurrens ongeveer 10 cm langer is dan de rechter.

➡ *Welk aanvullend onderzoek dient aangevraagd te worden?*

Een CT-scan van schedelbasis tot en met mediastinum, om het gehele traject van nervus vagus/recurrens te visualiseren, en een compressieve oorzaak aan te tonen of uit te sluiten.

> Bij deze patiënte worden op de CT-scan geen afwijkingen gevonden.

➥ *Zijn er nog andere relevante onderzoeken?*

Met behulp van elektromyografie van de musculus vocalis kan onderscheiden worden of het gaat om een zenuwuitval, of om bijvoorbeeld een ankylose van het cricoarytenoïdgewricht. Met elektromyografie van de musculus cricothyroideus is eveneens aan te tonen of ook de nervus laryngeus superior aangetast is, wat aanvullende informatie levert voor de topografische diagnose. Verder bepaalt het elektromyografische beeld of de uitval totaal of partieel is, en of er eventueel collaterale regeneratie of re-innervatie is opgetreden.

> Bij deze patiënte is er (twee maanden na ontstaan van de dysfonie) met behulp van elektromyografie een subtotale uitval vastgesteld die beperkt is tot de linker nervus recurrens, met – naast de fibrillatiepotentialen – enkele sterk polyfasische potentialen die wijzen op collaterale regeneratie.

Diagnose

> Enkelzijdige recurrensuitval links, waarbij we er vooralsnog van uitgaan dat hier sprake is van een mononeurale neuritis in het kader van een virale infectie.

Verder beleid

Bij deze patiënte gaat het eigenlijk om een uitsluitingsdiagnose. Nader serologisch onderzoek is hier niet zinvol omdat hiervan geen consequenties zijn te verwachten voor de therapie. Patiënte kan hiermee wel gerustgesteld worden. Er bestaat een redelijke kans tot spontaan (partieel) functieherstel, meestal na drie tot zes maanden.

Rekening houdend met het feit dat patiënte de neiging heeft tot compensatoir forceringsgedrag, is het zaak logopedische begeleiding te bespreken. Hiermee kan worden vermeden dat er een valse stemplooistem ontstaat, en vaak is er hierdoor ook een gunstig effect op nevenklachten zoals ademtekort en hyperventilatie.

Het beleid is expectatief, met controle een keer in de drie maanden. Als er na twee controles geen gunstige ontwikkeling is, en de stem redelijk dysfoon blijft, is er de indicatie om door middel van fonochirurgie de stilstaande stemplooirand te medianiseren (thyreoplastiek of autoloog lipotransplantaat in de verlamde stemplooi). Bij forse sluitingsdefecten verdient de thyreoplastiek de voorkeur; bij meer beperkte sluitingsdefecten, en/of wanneer er een duidelijke uitholling is van de paralytische stemplooi, kan een augmentatieplastiek met autoloog vet het sluitingsdefect compenseren.

36 Een ziek en benauwd kind

P. Delaere

Een bezorgde Congolese vrouw meldt zich om 6.45 uur op de afdeling Spoedeisende Hulp met haar 3-jarige zoontje. Beiden zijn op familiebezoek voor enkele weken. Het jongetje is angstig en onrustig, zijn mondje hangt open en het speeksel loopt over zijn onderlip naar beneden. Hij ademt snel en duidelijk hoorbaar (stridor). De verpleegster meet hoge koorts (40,3 °C) met een oorthermometer.

Mogelijke *infectieuze* oorzaken van acute stridor bij kinderen

- Acute epiglottitis
- Acute laryngitis
- Acute laryngotracheobronchitis
- Acute subglottische laryngitis (pseudokroep)
- Laryngeale difterie (kroep)
- Pertussis (kinkhoest)
- Retrofaryngeaal en peritonsillair abces

Anamnese

➥ *Welke vragen zijn van belang om meer duidelijkheid over de oorzaak van de stridor te krijgen?*

(Hetero)anamnese bij een ziek kind met stridor

- Hoe lang bestaan de klachten al?
- Hoe snel evolueert de last?
- Is er geassocieerde stemlast?
- Is er geassocieerde sliklast?
- Is er een dwangstand van het hoofd?
- Heeft het kind wellicht een caustisch product of vreemd voorwerp ingeslikt?
- Werd hij ooit geopereerd aan neus of keel?
- Is er een voorgeschiedenis van allergie of anafylactische reacties?
- Is hij gevaccineerd tegen *Corynebacterium diphtheriae*, *Bordetella pertussis* en *Haemophilus influenzae* type B?

De peuter zelf is te onrustig om te praten. Volgens de moeder was haar zoontje de laatste dagen wel wat grieperig, maar is zijn toestand pas vannacht sterk verergerd. Eerst was er huilen en rillen. Het luid ademen is pas een uur geleden begonnen. Het jongetje heeft de voorbije nacht niet veel meer gesproken; zijn stem klonk de voorbije dagen wel normaal. De laatste twaalf uren heeft hij niets meer gegeten of gedronken, en nu slikt hij ook zijn speeksel niet meer door. Een dwangstand van het hoofd heeft ze niet opgemerkt. Ze heeft het grootste deel van de nacht bij haar zoontje doorgebracht, en weet zeker dat hij geen caustische stof of een vreemd voorwerp heeft ingeslikt. Er is geen voorgeschiedenis van neus- of keeloperaties zoals een (adeno)tonsillectomie. Haar zoontje heeft ook geen bekende allergie of astma, en heeft nog nooit dergelijke klachten gehad. Hij neemt geen medicijnen en heeft een blanco medische voorgeschiedenis. Haar zoontje is in Congo gevaccineerd tegen difterie, pertussis, tetanus, polio, tbc en de mazelen. Ze vermoedt dat een vaccinatie tegen *Haemophilus influenzae* type B niet heeft plaatsgevonden.

➥ *Kan met deze gegevens meer gezegd worden over de waarschijnlijke oorzaak van de stridor?*

Bij kinderen leiden orofaryngeale en laryngeale infecties gemakkelijker tot het ontstaan van stridor, wegens de relatief geringe diameter van de bovenste luchtweg. De aanwezigheid van hoge koorts is typerend voor een ernstige bacteriële infectie en pleit tegen een allergische origine of een anafylactische reactie. Wegens de afwezigheid van blafhoest is onderliggende kroep of pseudokroep minder waarschijnlijk. Een retrofaryngeaal abces veroorzaakt vaak een dwangstand van het hoofd. Een infectie van larynx of lagere luchtwegen gaat vaak gepaard met een hese stem en/of productieve hoest. De combinatie van plots opgetreden hoge koorts, slikklachten en stridor is uiterst suggestief voor een acute epiglottitis. Daarbij wordt vaak een angstig kind aangetroffen dat het verkiest om rechtop te zitten. Bij dit jongetje is het risico op acute epiglottitis nog verhoogd wegens de afwezige vaccinatie tegen infecties met *Haemophilus influenzae* type B.

Onderzoek

➥ *Welke algemene klinische tekens geven een idee over de ernst van de aandoening?*

Vitale parameters

- Koorts
- Hartritme
- Ademhalingsritme
- Ademhalingsmoeite, gebruik van hulpademhalingsspieren
- Bewustzijnsveranderingen, irritatie, lethargie
- Cyanose (lip, nagelbed)

Het kind is onrustig en zit vooraver met de schouders opgetrokken en de nek in hyperextensie. Zijn ademhaling verloopt snel (28 min^{-1}) en oppervlakkig, er is sprake van inspiratoire stridor en gebruik van de hulpademhalingsspieren.
De hartslag bedraagt 137/min^{-1} en de lichaamstemperatuur is 40,3 °C. De kleur van lippen en nagelbed is bleekroze. Zuurstofsaturatie wordt gemeten en bedraagt 96% op lucht.

➥ *Wat is de werkdiagnose?*

De werkdiagnose is acute epiglottitis. Dit is een snel optredende bacteriële infectie van de epiglottis en andere supraglottische structuren zoals de aryepiglottische plooi en de arytenoïden. Het voornaamste pathogeen is *Haemophilus influenzae* type B (Hib), die ook andere ernstige infecties zoals meningitis, pneumonie en sepsis kan veroorzaken. Deze bacterie invadeert de mucosa van de epiglottis en veroorzaakt er een cellulitis, waarbij oedeem en inflammatoire infiltraten de ruimte tussen de mucosa en het kraakbeen expanderen. Er kunnen ook microabcessen ontstaan. Door deze opzwelling kantelt de epiglottis achterwaarts over de aditus laryngis, en functioneert als een klep die vooral de inademing belemmert. Bij een groot aantal patiënten met epiglottitis komt Hib ook in de bloedstroom terecht (sepsis). In een poging hun orofaryngeale luchtweg zo wijd mogelijk te openen, zitten deze patiënten liefst rechtop, met de nek in hyperextensie en de kin vooruit.

➥ *Beschermt een vaccinatie tegen H. influenzae type B volledig tegen het krijgen van acute epiglottitis?*

Sedert de veralgemeende invoering van een Hib-vaccinatie in de westerse wereld, is de incidentie van ernstige infecties door dit pathogeen in deze landen zeer sterk gedaald. Toch wordt nog af en toe melding gedaan van een geval van Hib-epiglottitis, zelfs bij kinderen die gevaccineerd werden. Ook andere bacteriën kunnen epiglottitis veroorzaken, zoals *Haemophilus influenzae* type

A, *Streptococcus pneumoniae* en bètahemolytische streptokokken. Immunodeficiënties kunnen het ontstaan van epiglottitis op infectieuze basis in de hand werken. Niet-infectieuze oorzaken van epiglottitis zijn eveneens mogelijk, zoals de ingestie van een hete/caustische vloeistof.

➥ *Welke onderzoeken zijn nodig om de diagnose te bevestigen?*

Onderzoeken bij het vermoeden van acute epiglottitis

- Vitale parameters
- Klinisch kno-onderzoek
- Indirecte laryngoscopie, flexibel of spiegelend onderzoek
- Laterale röntgenopname van hoofd en hals
- Bloedonderzoek
- Cultuurafname (keelkweek en bloedkweken)

Acute epiglottitis is in de eerste plaats een klinische diagnose, en in een spoedeisend geval is onmiddellijke behandeling belangrijker dan een bevestiging van de diagnose. Het visualiseren van een gezwollen, rode epiglottis is diagnostisch voor deze aandoening. Dit kan klinisch, endoscopisch en radiologisch worden uitgevoerd.

Het is ten stelligste aanbevolen bij het vermoeden van epiglottitis geen overbodige of tijdrovende onderzoeken te plannen. De aandoening kan immers snel evolueren naar levensbedreigende ademnood. De faciliteiten voor het verzekeren van een artificiële ademweg, zowel via een intubatie als via een tracheotomie, moeten altijd onmiddellijk voorhanden zijn tijdens deze onderzoeken. Het afnemen van kweken moet worden uitgesteld tot de luchtweg beveiligd is.

➥ *Waarop moet worden gelet bij het klinisch kno-onderzoek?*

Naast de obligate aandacht voor alle vitale parameters, zoals hierboven beschreven, maakt het kno-onderzoek het mogelijk de werkdiagnose te bevestigen.

Met een voorzichtige halspalpatie kan worden nagegaan of er grote klierpakketten of abcederingen aanwezig zijn. Ook de beweeglijkheid van het hoofd wordt gecontroleerd. Vervolgens wordt de mondholte geïnspecteerd. Door met een spatel zachtjes op het voorste twee derde van de tong te drukken, kan een gezwollen en kersrode epiglottis gevisualiseerd worden. Het moet worden afgeraden om secreties te aspireren of om onvoorzichtig met de tongspatel om te springen. Immers, lokale irritatie kan de zwelling doen toenemen of een laryngospasme uitlokken.

➥ *Wat is de rol van de indirecte laryngoscopie?*

Indirecte laryngoscopie is het onderzoek van keus, zeker bij iets oudere kinderen omdat bij hen de epiglottis klinisch vaak moeilijker te visualiseren is. Wanneer de flexibele scoop wordt gebruikt, is afdalen met de scoop tot in de orofarynx of in de aditus laryngis niet nodig; dat is ook ten stelligste af te raden.

➥ *Wat is de rol van de röntgenfoto?*

Röntgenologische tekenen bij acute epiglottitis

- Verdikte epiglottis ('thumbprint sign')
- Zwelling van de aryepiglottische plooi
- Ballonvormige uitzetting van de hypofarynx
- Afvlakken van de geringe cervicale lordose

Indirecte laryngoscopie is een niet-invasief onderzoek waarvoor de patiënt niet hoeft te liggen. Het kan de diagnose bevestigen wanneer dit niet mogelijk is met de hiervoor beschreven onderzoeken.

Hoewel alle voorzorgen worden genomen om het patiëntje op zijn gemak te stellen, begint hij luid te huilen tijdens de pogingen tot inspectie van de mond- en keelholte. Dit veroorzaakt een toename van de ademhalingslast en de speekselvloed. De zuurstofsaturatie zakt tot 83%. Een zuurstofmasker met luchtbevochtiging wordt aangebracht, waarna de saturatie weer stijgt tot > 95%. Er wordt besloten alle verdere diagnostische onderzoeken te staken, en de behandeling te starten. Enkele ogenblikken later zakt de zuurstofsaturatie onder de 90%, ondanks toediening van 10 l O_2 min^{-1}.

➡ *Wat zijn de sleutelelementen in de behandeling van acute epiglottitis?*

Behandeling van acute epiglottitis

- Behoud van een luchtweg
- Toediening van de gepaste antibiotica

Bestaat er een sterk vermoeden van de diagnose acute epiglottitis, dan kan, afhankelijk van de ernst, een endotracheale intubatie aangewezen zijn. Op die manier wordt een kunstmatige luchtweg verkregen en kan de patiënt geventileerd worden. Deze intubatie kan zowel orotracheaal als nasotracheaal gebeuren, en dient altijd plaats te vinden in de aanwezigheid van een kno-arts die uitgerust is om een tracheotomie uit te voeren. Een tracheotomie wordt voorbehouden voor situaties waarin een intubatie onmogelijk is vanwege het uitgesproken supraglottisoedeem (zie *plaat 36.1* en *plaat 36.2*).

In sommige gevallen is een intubatie overbodig en sommige patiënten kunnen nauwgezet worden geobserveerd op een intensivecareafdeling. Een dergelijke beslissing moet per individuele patiënt worden overwogen, en is wellicht meer gepast bij oudere kinderen en volwassenen. Bij de besluitvorming hierover dient de beschikbaarheid van adequate voorzieningen ter plaatse eveneens te worden betrokken.

Het patiëntje werd naar de operatiezaal gevoerd, waar hij op de schoot van zijn moeder met een maskertje werd gesedeerd (sevofluraan). Nadien is onder gecontroleerde omstandigheden een orotracheale intubatie verricht. De kno-arts was stand-by tijdens deze procedure, maar behoefde niet over te gaan tot een tracheotomie.

➡ *Welke verdere behandeling is hier gepast?*

Onmiddellijk na de intubatie is door de kno-arts een directe laryngoscopie verricht met visualisatie van een gezwollen, kersrode epiglottis. Een keelweek en bloedkweken werden afgenomen.

Een empirische antimicrobiële behandeling met intraveneuze cefazoline is vervolgens opgestart en voortgezet toen de kweken bevestigden dat het een infectie betrof met Hib met een resistentiepatroon dat gebruik van dit antibioticum legitimeerde.

Na drie dagen is een extubatie verricht op geleide van indirecte laryngoscopie en het ontstaan van een duidelijk luchtlek bij aflaten van de cuff.

De vierde dag heeft het patiëntje in goede algemene toestand het ziekenhuis verlaten. De antibiotische therapie is nog een week voortgezet.

Een immunisatie met het Hib-vaccin is voor dit jongetje niet meer nodig, aangezien het doormaken van de aandoening voor voldoende toekomstige immuunprotectie zorgt.

37 Benauwd na de geboorte

H.F. Mahieu

Na een ongecompliceerde zwangerschap van 39 weken en een niet-vlottende partus, wordt uiteindelijk met behulp van een verder ongecompliceerde vacuümextractie een ogenschijnlijk gezond jongetje van 4.200 gram geboren. Zijn apgarscores zijn 6 en 8 na respectievelijk één en vijf minuten. Er wordt vrijwel direct een lichte inspiratoire stridor in rust geconstateerd en bij herhaling zijn er kortdurende incidenten met cyanose en zuurstofsaturaties tot beneden 80%. Het huilen lijkt wat minder krachtig dan normaal en klinkt een beetje hees.

Na een aanvankelijk lichte verbetering van de stridor en saturaties gedurende de eerste dag is er de tweede dag progressie van de symptomen, waarbij vooral tijdens het huilen en de voeding inspiratoire stridor optreedt met forse intrekkingen van de borstkas en cyanose met saturatiedalingen tot beneden 70%. Na toediening van wat zuurstof trekt de zuurstofsaturatie wel weer snel bij.

➡ *Wat is de belangrijkste vraag bij een benauwde pasgeborene?*

Uiteraard is de belangrijkste vraagstelling bij een benauwde pasgeborene of de ernst van de benauwdheid acuut levensbedreigend is. In dat geval dient de ademhaling direct ondersteund te worden via beademing op de kap en zo nodig dient daarna de ademweg te worden veiliggesteld via intubatie of tracheotomie wanneer intubatie niet mogelijk is door obstructie van de ademweg.
Bij verdenking op een ademwegobstructie dient intubatie of tracheotomie idealiter voorafgegaan te worden door endoscopisch onderzoek van larynx en trachea om de situatie ter plaatse beter te kunnen beoordelen, uiteraard alleen indien de situatie dit toelaat.

De benauwdheid is niet van dien aard dat ademhalingsondersteuning noodzakelijk is.

Differentiaaldiagnose

Belangrijke oorzaken voor neonatale benauwdheid en desaturaties
- Centrale neurologische aandoeningen
- Aspiratie tijdens de voeding
- Pulmonale aandoeningen
- Cardiale aandoeningen
- Partiële obstructie van de ademweg

Een centrale neurologische oorzaak lijkt minder waarschijnlijk, omdat de cyanose en saturatiedalingen juist optreden op momenten van alertheid en activiteit (huilen en voeding). Dit doet niet denken aan centrale apneus of hypopneus dan wel een vorm van epilepsie. Daarnaast gaan neurogene apneus niet gepaard met inspiratoire stridor.
Aspiratie lijkt eveneens minder waarschijnlijk omdat de incidenten ook optreden op momenten waarop er geen voeding gegeven wordt. Bovendien is bij aspiratieproblematiek meestal geen stridor aanwezig.
Pulmonale en cardiale oorzaken zijn niet

uitgesloten. Deze mogelijkheid komt hier evenwel niet direct in aanmerking, omdat de momenten van desaturaties gepaard gaan met het optreden van de inspiratoire stridor en intrekkingen. Inspiratoire stridor en intrekkingen passen in de eerste plaats bij een partiële obstructie van de ademweg.

➡ *Op welke niveaus en door welke aandoeningen kan de ademweg in de neonatale periode (partieel) geobstrueerd zijn?*

Mogelijkheden van obstructie van de neonatale ademweg

- In de neus, door bijvoorbeeld een dubbelzijdige choanale atresie. Dit kan tot desaturaties leiden omdat pasgeborenen obligate neusademhalers zijn, die nog niet goed via de mond kunnen ademen. Een enkelzijdige choanale atresie leidt meestal niet tot desaturaties.
- In de nasofarynx en orofarynx, door bijvoorbeeld congenitale gezwellen, zoals teratomen, die de ademweg gedeeltelijk afsluiten. Daarnaast kan bij enkele craniofaciale syndromen (bijvoorbeeld robinsyndroom) door retrognathie en dorsale verplaatsing van de tongbasis de ademweg aanzienlijk gecompromitteerd worden.
- In de larynx kunnen veel verschillende aandoeningen de neonatale ademhaling belemmeren. Daarbij moet gedacht worden aan stoornissen in de aanleg van de larynx (bijvoorbeeld laryngomalacie, laryngotracheale schisis, congenitaal larynxweb of cricoïdstenose), mobiliteitsbeperking van een larynxhelft (bijvoorbeeld recurrensuitval), congenitale zwellingen (bijvoorbeeld supraglottische cysten), of rupturen (als gevolg van geboortetrauma of postnatale intubatie).
- In de trachea, door tracheomalacie of compressie van de trachea (bijvoorbeeld door de arteria anonyma), door congenitale stenosen, of door rupturen van de trachea (als gevolg van geboortetrauma of postnatale intubatie).
- In de bronchi, door bijvoorbeeld bronchomalacie of congenitale anomalieën.

Ademwegobstructies bij pasgeborenen komen het meest voor op het niveau van de larynx en de trachea. Ernstige aanlegstoornissen, congenitale tumoren en rupturen van larynx of trachea zijn zeldzaam.
De combinatie matig-ernstige benauwdheid en stridor bij een pasgeborene duidt meestal op een partiële luchtwegobstructie veroorzaakt door een stilstaande larynxhelft.
Laryngomalacie veroorzaakt wel een stridor, maar alleen in ernstige gevallen desaturatie. Tracheomalacie geeft meestal pas enkele weken tot maanden na de geboorte de meeste klachten, waarbij de incidenten van desaturatie en cyanose vaak meer op de voorgrond staan dan de stridor.

➡ *Zijn de symptomen gerelateerd aan het niveau van de ademwegobstructie?*

Hoge obstructies in neus en nasofarynx zullen niet leiden tot een inspiratoire stridor, zoals obstructies van de larynx of hoog in de trachea, terwijl obstructie lager in de trachea of in de bronchi juist tot een bifasische (in- en expiratoire) of expiratoire stridor aanleiding geeft en minder intrekking van de borstwand.

Inspiratoire stridor is het belangrijkste symptoom voor ademwegobstructie op laryngeaal of hoog tracheaal niveau.

Bij dit patiëntje bevindt de ademwegobstructie zich waarschijnlijk op het niveau van de larynx of hoog in de trachea, gezien de inspiratoire stridor en de intrekkingen van de borstwand.

Onderzoek

> **Onderzoeken bij verdenking op een partiële ademwegobstructie in de neonatale periode**
>
> - X-thorax
> - Onderzoek doorgankelijkheid neus en nasofarynx door opvoeren van katheter via de neus of door flexibele scopie
> - Flexibele laryngoscopie van de larynx in wakkere toestand
> - Starre endoscopie van de luchtwegen in narcose, idealiter ook gecombineerd met inspectie van trachea en hoofdbronchi tijdens spontane ademhaling ter uitsluiting van tracheomalacie en bronchomalacie
> - Een echo van het hart en de grote vaten wordt volledigheidshalve ook aangevraagd, omdat cardiale afwijkingen desaturaties als gevolg van een partiële ademwegobstructie kunnen doen verergeren

Op de thoraxfoto en de echo van het hart en de grote vaten worden geen afwijkingen gevonden.
Bij flexibele endoscopie in wakkere toestand wordt beiderzijds een goed doorgankelijke neus geconstateerd. In de nasofarynx en orofarynx zijn geen afwijkingen zichtbaar. Er zijn geen tekenen van aanzuigen van de epiglottis, arytenoïden of andere supraglottische structuren als teken van laryngomalacie. Wel wordt een stilstand van de linker larynxhelft gevonden. Bij nadere inspectie van de larynx onder narcose worden geen slijmvliesafwijkingen gezien, geen aanwijzingen voor aanlegstoornissen, congenitale cysten of andere zwellingen. De trachea is volledig ruim en gaaf, evenals de beide hoofdbronchi en eerste generatie bronchi. Ook bij spontane ademhaling blijven de trachea en hoofdbronchi goed open.

Diagnose

> Partiële ademwegobstructie op basis van een stilstaande linker larynxhelft.

➥ *Kunnen de klachten van stridor en de saturatiedalingen daardoor verklaard worden?*

In tegenstelling tot de situatie bij volwassenen, bij wie een stilstaande larynxhelft vrijwel nooit tot merkbare ademwegobstructie leidt, is de neonatale larynx zo klein dat dit wel tot een symptomatische obstructie aanleiding kan geven. Bovendien is de inspiratoire luchtstroomsnelheid door de nauwe larynx zo groot dat de stilstaande stemplooi aangezogen wordt, waardoor het lumen ter plaatse nog nauwer wordt. Om ondanks het gecompromitteerde lumen op larynxniveau toch voldoende lucht in de longen te kunnen zuigen, wordt een sterk negatieve intrathoracale druk opgebouwd, ten gevolge waarvan de nog zeer flexibele borstkas wordt ingetrokken. In rust is de situatie meestal wel toereikend voor adequate pulmonale ventilatie, maar bij inspanning stijgt de zuurstofbehoefte en kan de ventilatie ontoereikend zijn met desaturatie als gevolg.

➥ *Wat is de meest waarschijnlijke onderliggende oorzaak van een enkelzijdige stilstaande larynxhelft bij pasgeborenen?*

> De meest waarschijnlijke oorzaak voor een enkelzijdige stilstaande larynxhelft bij neonaten is een neurapraxie van de nervus recurrens op basis van tractie tijdens de partus.

➥ *Dienen andere oorzaken van een recurrens- of vagusuitval te worden uitgesloten?*

In het algemeen wordt bij pasgeborenen met een enkelzijdige larynxhelftstilstand de diagnose neurapraxie als werkdiagnose geaccepteerd en wordt, in ieder geval in de beginfase, afgezien van beeldvormend onderzoek (CT-scanning of MRI), zoals dat bij volwassenen met een stilstaande larynxhelft wel geïndiceerd is. In geval van dubbelzijdige stilstand van de larynxhelft bij pasgeborenen is wel nader beeldvormend onderzoek in een vroege fase aangewezen, omdat daarbij een meer centraal gelegen neurologische oorzaak voor de hand ligt. Dit kan eventueel therapeutische consequenties hebben (bijvoorbeeld bij de chiarimalformatie, waarbij inklemming van de hersenzenuwen in het achterhoofdsgat neurochirurgische interventie vereist).

Indien na enkele maanden geen herstel is opgetreden van de mobiliteit van de aangedane larynxhelft, wordt de diagnose neurapraxie van de nervus recurrens minder waarschijnlijk omdat bij neurapraxie doorgaans functieherstel optreedt. Overwogen kan dan worden om alsnog beeldvormend onderzoek in de vorm van CT-scanning (of MRI) te verrichten, hoewel de kans klein is dat dit ook therapeutische consequenties zal hebben.

⇒ *Hoe is de prognose?*

> De prognose van een enkelzijdige stilstaande larynxhelft bij neonaten is meestal gunstig. Spontaan herstel binnen enkele weken tot maanden is hierbij de regel. Ook indien de larynxmobiliteit niet volledig herstelt, is de prognose van de stridor op termijn gunstig omdat bij het groeien van het kind het larynxlumen toeneemt en daarmee de ademweg relatief ruimer wordt. Ook met betrekking tot de stemgeving is de prognose op termijn meestal gunstig, zelfs indien de beweeglijkheid van de larynxhelft zich niet herstelt, omdat de contralaterale, wel mobiele larynxhelft in dat geval meestal voldoende compenseert om een redelijke glottissluiting tijdens fonatie te kunnen bereiken.

Beleid

⇒ *Hoe is het beleid bij een pasgeborene met stridor en incidentele saturatiedalingen op basis van een enkelzijdig stilstaande larynxhelft?*

Gezien de grote kans op spontaan herstel en de niet-levensbedreigende situatie is een afwachtend beleid geïndiceerd, waarbij bewaking van de saturatie aangewezen is totdat zich geen desaturaties van betekenis meer voordoen. Mocht het patiëntje onverhoopt uitgeput raken en onvoldoende reageren op conservatieve maatregelen zoals het toedienen van extra zuurstof of CPAP (continuous positive airway pressure) via een neuskatheter, dan kan het incidenteel noodzakelijk zijn tijdelijk te intuberen. Dit is echter niet bevorderlijk voor het herstel van de larynx. Wanneer detubatie dan niet op korte termijn mogelijk is, dient het aanleggen van een tracheostoma als tijdelijke maatregel te worden overwogen. Flexibele laryngoscopie dient regelmatig plaats te vinden totdat volledig functieherstel is vastgesteld.

Beloop

Na een week deden zich geen desaturaties van betekenis meer voor. In de tweede week namen de stridor en de intrekkingen af, maar ze waren nog wel aanwezig. Flexibele laryngoscopie twaalf dagen post partum toont een beginnend mobiliteitsherstel van de linker larynxhelft, waarna het patiëntje naar huis is ontslagen. Controlescopie een maand later toont een volledig functieherstel en er is in het geheel geen stridor meer waarneembaar. Ook het huilen is normaal krachtig en helder.

38 Een 'bolletje' laag in de hals

P. Delaere

Een vrouw van 45 jaar bezoekt de kno-polikliniek. Ze voelt sinds enkele maanden een pijnloos 'bolletje' (nodulus) laag rechts in de hals en is hierover ongerust. Ze verkeert verder in een goede gezondheid. Ze werkt als hulp in de huishouding, rookt een pakje sigaretten per dag sinds achttien jaar en drinkt incidenteel alcohol.

Differentiaaldiagnose van een zwelling laag in de hals

- Maligne halslymfeklier (lymfoom, metastase van een carcinoom, enz.)
- Schildkliernodulus
- Dermoïdcyste
- Goedaardige wekedelentumor (lipoom, neurinoom)
- Vasculaire anomalie (hemangioom, lymfangioom)
- Vasculair aneurysma

Anamnese

➠ *Welke vragen zijn van belang om meer duidelijkheid over de precieze oorzaak te krijgen?*

- Wanneer is de nodulus voor het eerst opgemerkt?
- Is de nodulus sindsdien gegroeid?
- Is de nodulus pijnlijk?
- Is er sprake van last van de keel of bij slikken?
- Is er stemverandering?
- Zijn er nog andere noduli aanwezig of bijgekomen?
- Is er algemene vermoeidheid, jeuk, gewichtsverlies, koorts of nachtzweten?
- Is er ooit een behandeling van de hals geweest (chirurgie, radiotherapie)?
- Is er tabaksgebruik, alcoholgebruik en/of overdadige blootstelling aan zonlicht of chemicaliën?
- Is er ooit een maligniteit behandeld (borst, long, maag, nier, huid)?
- Is er een positieve familieanamnese voor hoofd-halstumoren (schildklier)?

De patiënte heeft de nodulus drie maanden geleden voor het eerst opgemerkt, en vermoedt dat deze sindsdien wel wat in volume is toegenomen. De zwelling is volledig pijnloos en er is ook geen keelpijn. Haar stem klinkt de laatste tijd snel hees en ze klaagt ook over opgeven van sputum in de ochtend en het gevoel dat er iets in haar keel zit. Ze heeft geen gewicht verloren, voelt zich goed en is de laatste tijd niet ziek geweest. Er is geen koorts en geen nachtzweten. Ze is nooit voordien behandeld aan de hals en heeft een blanco oncologische voorgeschiedenis. De familieanamnese voor schildkliertumoren is negatief.

➠ *Kan met deze gegevens meer gezegd worden over de kans op kwaadaardigheid?*

Naar schatting wordt 85-90% van alle maligne tumoren in het hoofd-halsgebied veroorzaakt door roken en excessief alcoholgebruik. Vooral de combinatie van beide factoren heeft een hoog risico. Deze patiënte beschrijft naast een pijnloze, groeiende halsnodulus ook last van de stem. Het uitsluiten van een maligniteit van de bovenste luchtweg (bijvoorbeeld een larynxcarcinoom met regionale uitzaaiing naar een cervicale lymfeklier) is dan ook aangewezen.

Patiënte heeft geen verhoogd risico op een maligniteit van de schildklier. Immers, er is geen voorgaande bestraling op de hals geweest en er zijn geen bloedverwanten met schildkliertumoren.

De afwezigheid van algemene vermoeidheid, gewichtsverlies en nachtzweten, en de trage groei van de nodulus maken een lymforeticulaire maligniteit minder waarschijnlijk.

Klinisch onderzoek

Bij patiënten met een halszwelling is een grondig kno-onderzoek aangewezen. Eventueel wordt ook de volledige hoofdhuid onderzocht. Op die manier worden niet alleen de zwelling, maar ook mogelijk gerelateerde of oorzakelijke aandoeningen in kaart gebracht. Dit geldt meer voor zwellingen in het bovenste twee derde deel van de hals (zie casus 40), dan bij zwellingen in het onderste derde deel.

> Inspectie van de mondholte toont een donker tongbeslag en parodontitis; er zijn verder geen mucosale afwijkingen. Bij bimanuele palpatie blijken de tong en mondbodem soepel. Ter hoogte van de orofarynx zijn er symmetrische kleine palatinale tonsillen en een gaaf zacht gehemelte. De posterieure farynxwand is erythemateus. Spiegelonderzoek toont normaal mobiele stemplooien die licht gezwollen zijn (reinkeoedeem) en er is pachydermie van de posterieure commissuur. Stroboscopische laryngoscopie toont aan dat er geen plaatselijke induraties van de stemplooien aanwezig zijn. Deze bevindingen passen bij de rookgewoontes van de patiënte, en kunnen de klachten van de stem en keel verklaren.

➥ *Wat is belangrijk bij het onderzoek van de hals?*

Een halsonderzoek bestaat uit inspectie en palpatie. Bij inspectie wordt vooral gelet op zichtbare zwellingen, aanwezigheid van huidafwijkingen of kleine fistelopeningen. Palpatie begint met het controleren van de beweeglijkheid van het hoofd. Een systematische aanpak is belangrijk. Bij een goede techniek staat de onderzoeker achter de zittende patiënt, die het hoofd lichtjes voorover buigt om de hals te ontspannen. Met beide handen worden de verschillende zones van de hals gepalpeerd en vergeleken (zie ook casus 40). Meestal verloopt dit van submentaal (zone I) naar submandibulair. Nadien wordt de periauriculaire regio gepalpeerd en het verloop van de musculus sternocleidomastoideus tot aan de clavicula en het sternum (zone II-IV). Vervolgens kan de mediane hals worden gepalpeerd (zone VI), om te eindigen met de laterale hals en de supraclaviculaire regio (zone V).

Bevindingen bij een halsnodulus

- Lokalisatie
- Vorm en grootte
- Mobiliteit ten opzichte van de omringende weefsels
- Consistentie (zacht, hard, halfvast, rubberachtig, fluctuerend)
- Gevoeligheid
- Andere: pulsatie, temperatuur en kleur van de overliggende huid

Bij inspectie van de hals valt een zwelling in zone VI rechts op. Paratracheaal rechts wordt een geïsoleerde afgelijnde nodulus van ongeveer 3 cm gepalpeerd, de huid is er gemakkelijk over verschuifbaar. De nodulus voelt vast aan en is pijnloos. Bij het slikken danst de nodulus samen met de larynx op en neer onder de vingers van de onderzoeker. De schildklier lijkt verder niet vergroot en de linker schildklierkwab is nauwelijks palpabel. De larynx en trachea zijn niet van de middellijn afgeweken. Er worden geen andere abnormale bevindingen geconstateerd.

Differentiaaldiagnose

Door de afwezigheid van pijn en algemene symptomen kan een infectieuze oorzaak uitgesloten worden. De vaste consistentie bij palpatie maakt een cyste of een lipoom minder waarschijnlijk.
De lokalisatie en eigenschappen zijn erg suggestief voor een geïsoleerde schildkliernodulus. Het is immers typisch voor een schildkliernodulus dat deze, net zoals de schildklier, bij het slikken meebeweegt met de larynx. Op die manier kan het onderscheid met andere halszwellingen gemaakt worden (figuur 38.1).

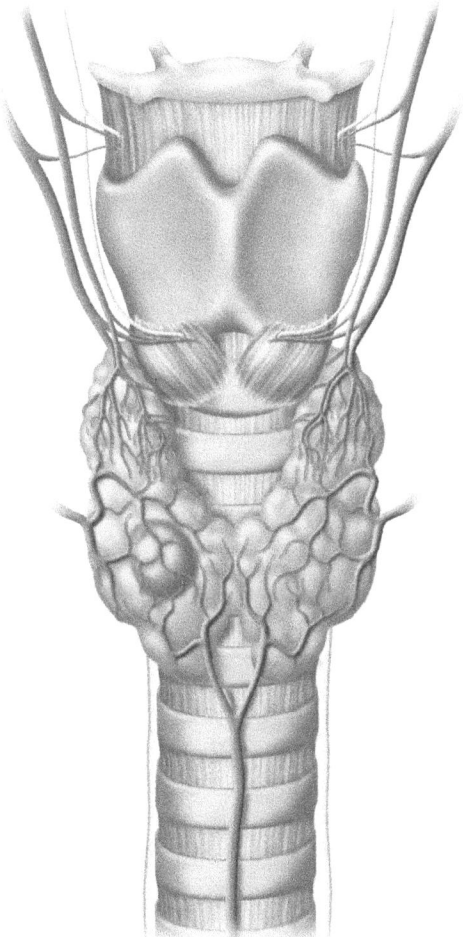

Figuur 38.1 *Nodulus in rechter schildklierkwab.*

(Aanvullend) onderzoek

Een geïsoleerde schildkliernodulus berust in ongeveer 10% van de gevallen op een maligniteit. De aanvullende onderzoeken zijn er hoofdzakelijk op gericht om een benigne nodulus van een maligne nodulus te onderscheiden.

Aanvullende onderzoeken bij een geïsoleerde schildkliernodulus

- Echografie
- Punctiecytologie
- Bloedafname voor schildklierfunctietests (TSH, T4) en op indicatie antischildklierantistoffen of tumormarkers
- Flexibele indirecte laryngoscopie
- (Scintigrafie)

Echografie van de hals wijst op een vaste nodulus in de rechter schildklierkwab, van $3{,}4 \times 2{,}3 \times 2{,}7$ cm. Er zijn geen andere noduli zichtbaar in de schildklier, noch pathologisch vergrote halslymfeklieren. Punctiecytologie toont 'folliculaire neoplasie', en de patiënte wordt voor een scintigrafie (^{99m}Technetium-pertechnaat) verwezen. De nodulus neemt het pertechnaat niet op, en is dus een koude nodulus.

➡ *Hoe betrouwbaar is punctiecytologie van de schildklier?*

De accuraatheid van punctiecytologie van een schildkliernodulus is ongeveer 90%. Dit onderzoek is aangewezen in alle gevallen van geïsoleerde schildkliernoduli. Echogeleide punctiecytologie wordt door sommige artsen routinematig aangewend, en is zeker aangewezen bij cysteuze of moeilijk palpeerbare noduli (bijvoorbeeld kleine incidentalomen) of wanneer voorgaande punctiecytologie inadequaat was.

➡ *Is CT-scanonderzoek zinvol?*

CT-scans hebben geen plaats in de beoordeling van een geïsoleerde koude nodulus van de schildklier. Indien toch besloten wordt een CT-scan te maken bij een patiënt met een mogelijk maligne schildklieraandoening, wordt bij voorkeur geen (jodiumhoudende) contraststof gebruikt. Anders moet minstens drie maanden gewacht worden voordat diagnostische of therapeutische manipulaties met radioactief jodium kunnen worden uitgevoerd.

➡ *Wat is het belang van bloedafname bij een geïsoleerde schildkliernodulus?*

Bij de bloedafname is vooral de serumconcentratie van het thyroïdstimulerend hormoon (TSH) belangrijk. De TSH-waarde is gedaald bij een (sub)klinische hyperthyreoïdie, wat een aanwijzing kan zijn dat de schildkliernodulus hyperfunctioneel is. Dit is het geval bij 5-10% van de palpabele schildkliernoduli. Zulke noduli zijn capterend op scintigrafie ('warme' noduli) en zijn bijna nooit maligne. De TSH-waarde is gestegen bij (sub)klinische hypothyreoïdie, zoals bij hashimotothyreoïditis. Deze aandoening kan zich onder meer uiten door een nodulaire ombouw van de schildklier, en gaat tevens gepaard met een stijging van de serumconcentratie van antischildklierantistoffen.

De meeste schildkliernoduli zijn echter niet-functioneel (produceren geen schildklierhormoon) en veroorzaken daarom geen wijziging in de schildklierfunctietests.

Bepaling van tumormarkers (thyreoglobuline, calcitonine) is voornamelijk van belang in de follow-up van goed gedifferentieerde maligne schildkliertumoren.

De bloedafname toont normale serumconcentraties van TSH en T4. Het betreft dus wellicht een niet-functionele nodulus, en verder onderzoek is vereist. De patiënte wordt verwezen voor echografie en punctiecytologie van de schildklier.

Diagnose

De patiënte heeft een koude nodulus in de rechter schildklierkwab, die volgens cytologisch onderzoek het gevolg is van folliculaire neoplasie.

➡ *Moet een koude schildkliernodulus die veroorzaakt wordt door folliculaire neoplasie worden geopereerd?*

In een dergelijk geval is er een kans van ongeveer 20% dat het om een maligne folliculair schildkliercarcinoom gaat. Er zijn geen verdere preoperatieve onderzoeken mogelijk om een maligne folliculair schildkliercarcinoom van een benigne folliculaire afwijking te onderscheiden. Chirurgische resectie is aangewezen, omdat de diagnose uiteindelijk slechts via histopathologisch onderzoek kan worden gesteld.

Tabel 38.1 *Resultaten en interpretatie van punctiecytologie bij geïsoleerde schildkliernoduli.*

resultaat	%	interpretatie	beleid
niet-representatief materiaal	15	?	echogeleide punctiecytologie en herevaluatie
macrofolliculair ('colloïd') adenoom, hashimotothyreoïditis	70	benigne	niet-chirurgisch
papillaire neoplasie, medullair carcinoom, anaplastisch carcinoom, lymfoom	5	maligne	chirurgie ± adjuvante therapie
folliculaire neoplasie	10	mogelijk maligne	scintigrafie + chirurgie bij koude nodulus

Behandelvoorstel

Het is niet nodig om de volledige schildklier te verwijderen. Immers, in 80% van de gevallen zal het definitieve onderzoek een benigne aard van de schildklierafwijking aantonen. Een totale thyreoïdectomie heeft een verhoogde kans op postoperatieve hypoparathyreoïdie, nabloeding en schade aan de nervi recurrentes. Bovendien is bij deze patiënten ook een hogere dosis postoperatieve hormonale substitutie nodig (figuur 38.2). Deze morbiditeit kan bij de meeste patiënten worden vermeden door alleen een hemithyreoïdectomie uit te voeren van de aangedane zijde.

Bij de patiënte wordt een rechter schildklierlobectomie uitgevoerd. Een peroperatieve vriescoupe van de nodulus kan geen maligniteit bevestigen. Enkele dagen na deze ingreep wordt hormonale substitutie gestart. Het definitieve histopathologische onderzoek van het resectiemateriaal toont een folliculair carcinoom aan.

Verder beleid

Bij een folliculair carcinoom van de schildklier is een chirurgische resectie van alle macroscopisch schildklierweefsel en een nabehandeling met radioactief jodium aangewezen.

Enkele weken na de eerste ingreep ondergaat de patiënte een totale thyreoïdectomie, en er wordt een afspraak gemaakt voor nabehandeling met radioactief jodium.

Goed gedifferentieerde tumoren scheiden thyreoglobuline af, dat kan worden aangewend in de follow-up van deze tumoren. De patiënte zal gedurende twintig jaar gecontroleerd worden op lokaal en regionaal recidief. Deze controles bestaan uit klinisch onderzoek, bloedafnames (inclusief thyreoglobuline), radiografie van de thorax en echografie van de hals.

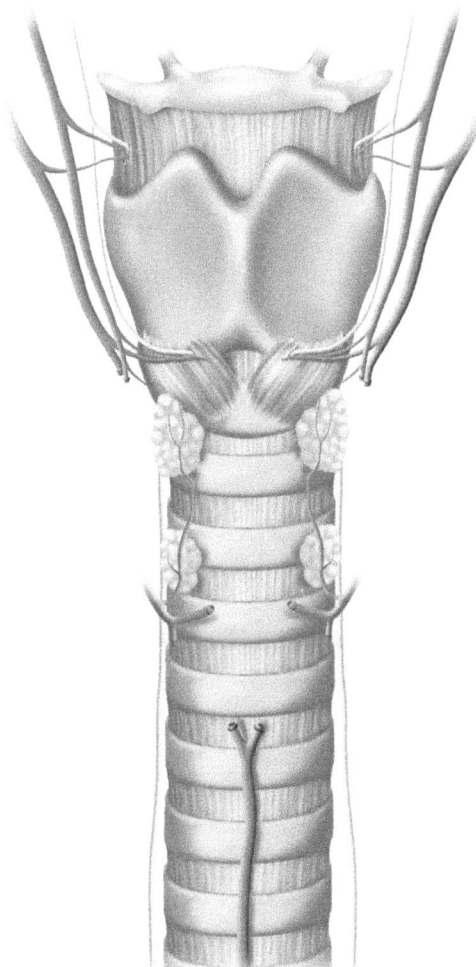

Figuur 38.2 *Situatie na rechter schildklierlobectomie.*

39 Een recidiverende zwelling onder de kin

R.J. Baatenburg de Jong

Een 32-jarige man bemerkt tijdens het scheren een onpijnlijke zwelling in de hals. Bij navragen blijkt hij ter plaatse, vooral tijdens verkoudheden, wel vaker een dergelijke zwelling gehad te hebben. De zwelling is niet pijnlijk. Patiënt is verder goed gezond, maar rookt al jaren veel en gebruikt meer dan drie alcoholische consumpties per dag.

Kno-onderzoek

De zwelling bevindt zich in de mediaanlijn ter hoogte van het hyoïd (figuur 39.1), is ongeveer 3 cm in doorsnede, vast-elastisch van consistentie, los van de huid en vast aan de onderlaag. Bij slikken en uitsteken van de tong beweegt hij in verticale richting.
Verder onderzoek, inclusief palpatie van de hals, levert geen bijzonderheden op; de schildklier is niet palpabel.

➥ *Welke diagnoses komen in aanmerking?*

Differentiaaldiagnose

- Mediane halscyste
- Dermoïdcyste
- Lymfadenopathie
- Atheroomcyste
- Lipoom
- Hemangioom
- Lymfangioom

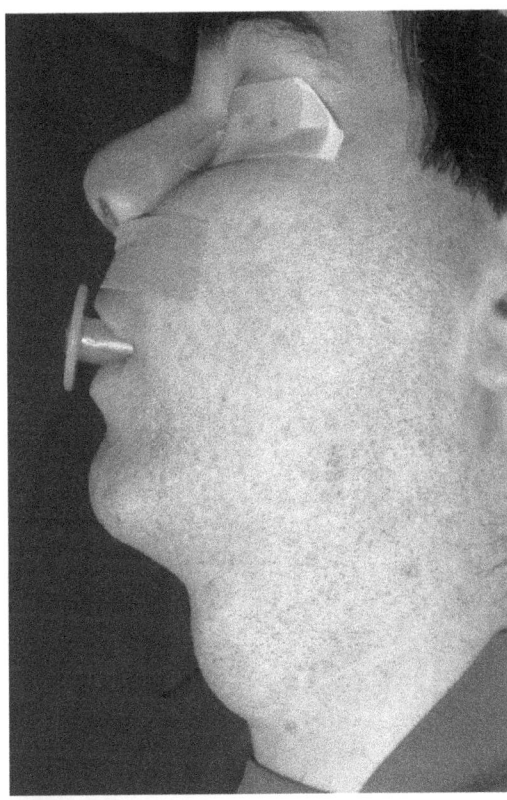

Figuur 39.1 *De zwelling bevindt zich in de mediaanlijn ter hoogte van het hyoïd.*

➥ *Welk verder onderzoek is noodzakelijk?*

Op grond van het meebewegen met slikken en het uitsteken van de tong is de werkdiagnose mediane halscyste (ductus thyroglossus anomalie).

➡ *Waardoor wordt het meebewegen van de zwelling met het slikken veroorzaakt?*

Een cyste is nauw met het hyoïd verbonden: soms loopt een gedeelte van de met de cyste verbonden ductus door het hyoïd. Typisch bij deze patiënt zijn de leeftijd, anamnese, lokalisatie, consistentie en beweging bij het slikken. De overige afwijkingen uit de differentiaaldiagnose onderscheiden zich onder andere door de volgende kenmerken:
- een dermoïdcyste is meestal zichtbaar in de mondholte;
- een atheroomcyste zit in de huid;
- een lipoom bevindt zich subcutaan;
- een hemangioom en een lymfangioom zijn week en een hemangioom is blauwig van kleur.

Vergroting van submentale lymfeklieren is zeldzaam, en een dentogeen focus en een orale maligniteit moeten, mede gezien de anamnestische risicofactoren, uitgesloten worden.

Embryologie

Mediane halscysten bevinden zich in of vlak naast de mediaanlijn en ontstaan door incomplete obliteratie van de ductus thyroglossus *(plaat 39.1)*. De ductus thyroglossus is een met epitheel beklede buis die in de derde of vierde week van de embryonale ontwikkeling in de bodem van de farynx ontstaat. Op deze plaats, waar zich later het foramen caecum ontwikkelt, ontstaat de schildklier. Pas in de zevende week is de schildklier naar zijn uiteindelijke plaats afgedaald. Gedurende de verplaatsing van de schildklier blijft deze via de ductus met de farynx verbonden. Doordat het hyoïd uit een bilaterale aanleg ontstaat die in de middellijn wordt gevormd, kan de ductus thyroglossus in het hyoïd 'gevangen' raken.
Normaal gesproken atrofieert de ductus tussen de vijfde en tiende week. Als dit onvolledig gebeurt, kunnen epitheliale resten aanleiding geven tot de vorming van een cyste, fistel of ectopisch schildklierweefsel.

➡ *Is er een indicatie voor beeldvormende diagnostiek?*

Er is altijd een indicatie voor beeldvormende diagnostiek, en wel echografie, om twee redenen:
1 Het cysteuze karakter van de afwijking en de relatie met het hyoïd kunnen hiermee bevestigd worden.
2 Er moet worden aangetoond dat de schildklier op de normale plaats aanwezig is. Als verwijdering van de afwijking wordt overwogen, en de schildklier niet verder is ingedaald, dient een deel van het functionerende schildklierweefsel gespaard te worden!

Echografie wijst uit dat er een dermoïdcyste aan de orale zijde van de musculus mylohyoideus gelegen is; een lymfeklier heeft een solide aspect en voor de overige afwijkingen uit de differentiaaldiagnose is de relatie met de huid en/of subcutis typisch. Hemangiomen en lymfangiomen zijn bij lichamelijk onderzoek zo specifiek dat verder onderzoek meestal niet nodig is. CT en MRI zijn voor de diagnose mediane halscysten gelijkwaardig aan echografie, maar zijn minder geschikt vanwege stralenbelasting, beperkte beschikbaarheid en/of hogere kosten.

➡ *Wat is de plaats van punctiecytologie?*

Punctiecytologie kan de diagnose bevestigen, maar is alleen nodig als de combinatie van anamnese, lichamelijk onderzoek en beeldvormende diagnostiek nog ruimte laat voor twijfel.

De diagnose wordt gesteld op basis van:

- Anamnese
- Bevindingen bij kno-onderzoek
- Beeldvormende diagnostiek, bij voorkeur echografie

➡ *Wat is de behandeling van keuze?*

Een mediane halscyste behoeft eigenlijk geen behandeling. Meestal wil de patiënt er om cosmetische redenen toch vaak vanaf. Ook recidiverende infecties kunnen aanleiding zijn de afwijking operatief te verwijderen.

| De patiënt stelt prijs op operatieve behandeling.

→ *Waarom moet de schildklier geïdentificeerd worden?*

Omdat de schildklier niet palpabel is, moet, alvorens tot operatieve behandeling besloten wordt, aangetoond worden dat de schildklier op de normale plaats gelegen is. In zeldzame gevallen bevindt het enig functionerende schildklierweefsel zich in de cysteuze afwijking. Verwijdering zou bij de patiënt athyreoïdie veroorzaken. In een dergelijk geval zou van operatieve behandeling afgezien moeten worden.

→ *Hoe moet de schildklier geïdentificeerd worden?*

Meestal is radiodiagnostiek noodzakelijk. Een schildklierscintigrafie is niet nodig: als schildklierweefsel op de normale pretracheale lokalisatie is aangetoond, mag aangenomen worden dat dit ook functioneel is. Echografie is het meest kosteneffectief; indien CT of MRI in het kader van de analyse al vervaardigd zijn, kan ook met deze onderzoeken volstaan worden.

Behandeling

| De behandeling bestaat uit de operatie volgens Sistrunk.

Essentie van de operatie volgens Sistrunk

Exciderin van de cyste tezamen met het middelste gedeelte van het hyoïd, inclusief een conus weefsel tussen hyoïd en foramen caecum. Hiermee wordt het gehele traject waarin zich suprahyoïdaal resten van de ductus thyroglossus zouden kunnen bevinden verwijderd *(plaat 39.2)*. De recidiefkans is dan minder dan 5%.

→ *Moet het operatiepreparaat voor histologisch onderzoek opgestuurd worden?*

Ja; in zeldzame gevallen wordt in het operatiepreparaat een maligniteit (meestal een papillair schildkliercarcinoom) aangetroffen.

→ *Wat zijn de mogelijke complicaties?*

Als de resectie van het hyoïd beperkt wordt tot het mediane een derde deel ervan, is het risico van laedering van de nervi hypoglossi en de arteriae linguales miniem. Omdat door de resectie enige dode ruimte ontstaat en uit de wondvlakken van het (benige) hyoïd nog enig bloed kan 'oozen', is achterlaten van een wonddrain ter preventie van hematoom/infectie raadzaam.
Mits de incisie in een huidlijn gekozen is, wordt het litteken vrijwel altijd fraai. Als de cyste tijdens de ingreep scheurt, moet met een wondinfectie rekening gehouden worden. In een dergelijk geval kan beter van de gebruikelijke intracutane sluiting afgezien worden.
In ongeveer 5% van de gevallen treedt een recidief op; een operatie wegens recidief heeft zelfs een recidiefpercentage van 30. Op grond van deze gegevens lijkt het raadzaam de ingreep door een operateur met voldoende ervaring te laten verrichten.

→ *Is er (tijdelijk) functieverlies na de operatie?*

Tenzij bij de resectie ook het foramen caecum is meegenomen, is de slikactie postoperatief ongestoord. Andere problemen zijn niet te verwachten.

Beloop

| Patiënt is restloos genezen.

40 Een pijnloze zwelling hoog in de hals

A.J.M. Balm

Een 45-jarige Kaukasische vrouw heeft sinds enkele weken een pijnloze zwelling hoog in de hals rechts opgemerkt. Af en toe heeft zij ook oorpijn rechts. Zij is altijd gezond geweest. Uit de sociale anamnese komt naar voren dat patiënte gedurende dertig jaar een pakje sigaretten per dag heeft gerookt (= 30 pakjaren) en gemiddeld vijf à zes glazen wijn per dag drinkt.

Anamnese

➥ *Welke vragen zijn belangrijk bij de anamnese van een halszwelling?*

- Hoe lang bestaat de zwelling?
- Is de zwelling in korte tijd progressief?
- Zijn er pijnklachten?
- Zijn er begeleidende symptomen, zoals oorpijn, heesheid, slikklachten, eenzijdige slechthorendheid?
- Is patiënt bekend met overmatig rookgedrag en/of alcoholconsumptie?
- Etniciteit?

➥ *Kan op basis van de anamnese een onderscheid gemaakt worden tussen een voor maligniteit verdachte en niet-verdachte halszwelling?*

Bij een zorgvuldig en systematisch afgenomen anamnese kunnen bepaalde klachten in de richting wijzen van een verdachte halslymfeklierzwelling. Wanneer de zwelling slechts enkele weken bestaat, snel progressief en pijnloos is, past dit meer bij een verdachte halslymfeklierzwelling dan bij een reactieve lymfeklier op basis van een lokaal ontstekingsproces.

Begeleidende oorpijn of gerefereerde oorpijn kan een aspecifiek symptoom zijn van een primair maligne proces, uitgaande van het slijmvlies van de bovenste lucht- en voedselweg (mondholte, orofarynx, nasofarynx, larynx en hypofarynx). Zelfs niet direct zichtbare tumoren kunnen met dit symptoom gepaard gaan.

Heesheid kan passen bij een primair larynxcarcinoom of hypofarynxcarcinoom. (Ook een stilstand van de stemband op basis van aantasting van de nervus vagus in de hals of nervus recurrens in het mediastinum superius kan tot heesheid leiden, respectievelijk ten gevolge van doorgroei van grote metastasen in de hals of een metastase van een longcarcinoom.)

Slikklachten kunnen wijzen in de richting van een orofarynxcarcinoom, supraglottisch larynxcarcinoom of hypofarynxcarcinoom.

Eenzijdige slechthorendheid kan passen bij otitis media met effusie (OME) op basis van afsluiting van de buis van Eustachius ten gevolge van een nasofarynxcarcinoom.

Vragen naar rook- en drinkgedrag is belangrijk om vast te stellen of de patiënt tot de risicogroep behoort die op basis van deze etiologische factoren een plaveiselcelcarcinoom kan ontwikkelen in het slijmvlies van mondholte, oro- en hypofarynx en larynx en om de patiënt goed te kunnen voorlichten over de consequenties ervan voor de toekomst.

➡ *Welke differentiaaldiagnostische overwegingen kunnen op grond van de anamnese gemaakt worden?*

Omdat sprake is van een in korte tijd ontstane pijnloze halszwelling bij een patiënte met een fors rook- en drinkgedrag moet de zwelling in eerste instantie als verdacht worden geïnterpreteerd. De gerefereerde oorpijn versterkt dit vermoeden.

> Een langer dan circa drie weken bestaande zwelling in het bovenste twee derde deel van de hals bij een rokende en drinkende patiënt(e) van > 40 jaar moet als een alarmsymptoom opgevat worden.
> De combinatie van een langer dan circa drie weken bestaande halslymfeklierzwelling in het bovenste twee derde deel van de hals met gerefereerde oorpijnklachten is verdacht voor een maligniteit.

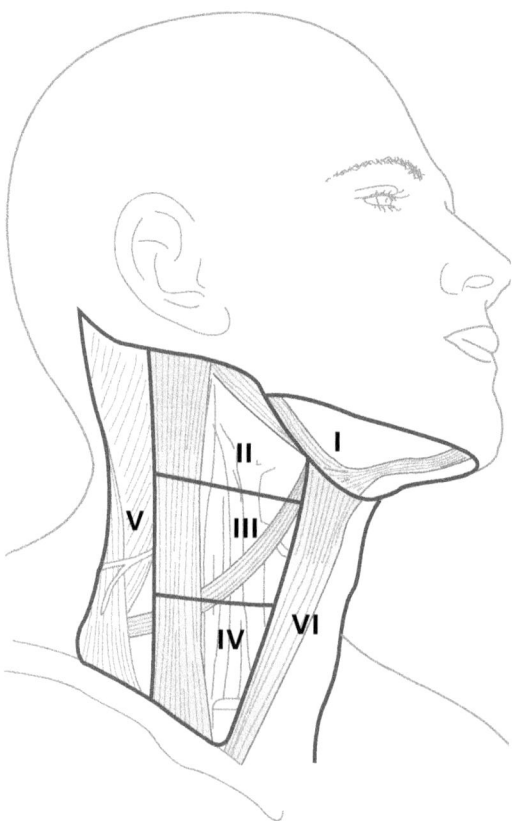

Onderzoek

➡ *Welk fysisch-diagnostisch onderzoek vindt plaats en waar wordt speciaal op gelet?*

Figuur 40.1 Verdeling van de hals in niveaus ('levels'). Niveau I: submentale en submandibulaire lymfeklieren, niveau II: hoog jugulaire lymfeklieren, niveau III: middelste jugulaire lymfeklieren, niveau IV: laag jugulaire lymfeklieren, niveau V: lymfeklieren in de achterste halsdriehoek, niveau VI: pre- en paratracheale lymfeklieren.

Allereerst is het belangrijk de verschillende aspecten van de halszwelling goed in kaart te brengen. Bij inspectie van de hals is het zaak op verkleuring van de huid te letten. Een rode verkleuring van de overliggende huid past eerder bij een ontstekingsproces dan bij een metastase, hoewel doorgroei van tumor naar de huid bij grote halslymfekliermetastasen ook tot rode huidverkleuring leidt. Palpatie van de zwelling geeft een indruk over de consistentie (vast aanvoelend, cysteus), pijnlijkheid en mobiliteit. Een vast aanvoelende halszwelling is verdacht. Een cysteuze zwelling kan passen bij een laterale halscyste of een cysteus veranderde metastase. Om palpatie van een halszwelling optimaal uit te voeren is het belangrijk om het hoofd naar de palperende hand toe te wenden, waardoor de musculus sternocleidomastoideus zich beter ontspant.
Beperkte mobiliteit of immobiliteit door vergroeiing met de onderliggende structuren en/of overlig-

gende huid zijn in de regel omineus. Tijdens het palperen van de zwelling dienen het halslymfeklierniveau (figuur 40.1) en de afmeting (maximale diameter) nauwkeurig te worden beschreven.
Voor het bepalen van het cysteuze aspect van een halszwelling kan transilluminatie behulpzaam zijn.

Palpatie

Het is essentieel dat bij palpatie de halsmusculatuur ontspannen is. Dit geldt vooral voor de musculus sternocleidomastoideus, omdat onder deze spier de belangrijke lymfekliergroepen langs de vena jugularis interna gelegen zijn. Het verdient daarom de voorkeur de hals te onderzoeken bij een zittende patiënt met het hoofd in lichte anteflexie. Omdat het bij het palperend onderzoek in verreweg de meeste gevallen gaat om het vaststellen van lymfeklierpathologie, is het verstandig om bij het palperend onderzoek de hals in een vaste volgorde te onderzoeken (figuur 40.2, zie ook casus 38).

Submandibulair gelegen lymfeklieren en de glandula submandibularis kunnen het best bimanueel worden gepalpeerd, met de wijsvinger van de ene hand intraoraal en de vinger(s) van de andere hand in het submandibulaire gebied. Of een lymfeklier te palperen is, hangt af van zijn plaats, grootte en consistentie en van het type hals. In een lange slanke hals zijn lymfeklieren veel gemakkelijker te palperen dan in een korte dikke hals. In het algemeen kan worden gesteld dat een ervaren onderzoeker in een 'gemiddelde hals' in een oppervlakkig gebied, zoals de submandibulaire halsloge, al lymfeklieren met een doorsnede van 0,5 cm voelt, terwijl dit in een dieper gelegen gebied, zoals onder de musculus sternocleido-

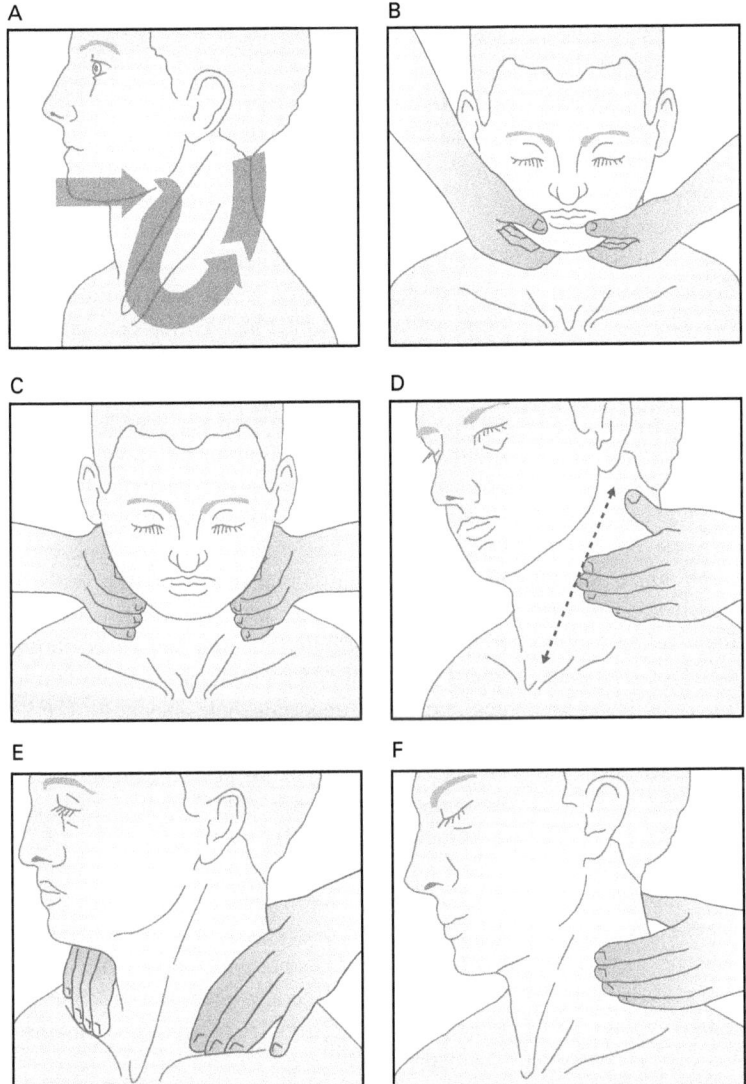

Figuur 40.2 Het palperend onderzoek moet altijd in vaste volgorde (A) worden uitgevoerd: B submandibulaire regio (denk om de bimanuele palpatie), C en D jugulaire lymfeklieren langs het verloop van de musculus sternocleidomastoideus, E supraclaviculaire loge, F de spinale lymfeklierketen langs de voorrand van de musculus trapezius.

mastoideus, niet eerder dan bij een doorsnede van 1 cm het geval is. 'Maligne' lymfklieren, in het bijzonder metastasen, voelen over het algemeen vast aan. Verminderde beweeglijkheid kan zowel bij maligne lymfklieren als bij reactieve lymfklieren worden vastgesteld. Pijnlijkheid wijst dikwijls op ontsteking.

> Bij de patiënte is sprake van een vast aanvoelende, mobiele lymfklierzwelling in de hals (niveau II) met een maximale diameter van circa 3 cm.

Auscultatie van de halslymfklierzwelling speelt in de regel een ondergeschikte rol en is alleen van belang voor het vaststellen van vaatgeruisen bij een glomus caroticum. De hals dient volledig gepalpeerd te worden vanaf niveau I t/m niveau V. Daarna volgt een volledig kno-onderzoek met voorhoofdslamp of voorhoofdsspiegel, eventueel aangevuld met neusendoscopie en nasofaryngoscopie of flexibele laryngoscopie en hypofaryngoscopie. Dit onderzoek leverde bij deze patiënte geen verdachte kenmerken op.

➡ *Welk speciaal onderzoek volgt op het fysisch-diagnostische onderzoek van de hals?*

Na afronding van fysisch-diagnostisch onderzoek van een verdachte zwelling in de hals wordt punctiecytologie verricht, waarbij de palpabele zwelling wordt aangeprikt met een dunne naald. Met een daaraan gekoppelde injectiespuit wordt een vacuüm gecreëerd, zodat losse cellen vanuit de zwelling worden opgezogen door de naald langzaam in de zwelling op en neer te bewegen. Een ervaren cytoloog kan met een grote mate van zekerheid vaststellen of het hier al dan niet een metastase betreft.

> De eerste punctie levert onvoldoende materiaal op om een betrouwbare beoordeling mogelijk te maken, zodat een tweede punctie wordt verricht die het klinische vermoeden van een metastase van een plaveiselcelcarcinoom bevestigt (figuur 40.3).

Pas na een tweede negatieve cytologische punctie wordt een verdachte halslymfklierzwelling chirurgisch verwijderd, bij voorkeur onder algehele anesthesie.

> Omdat kno-onderzoek geen verdachte slijmvliesafwijkingen oplevert, is bij deze patiënt sprake van een halslymfkliermetastase van onbekende primaire origine.

Bij 3% van de patiënten die zich presenteren met een halslymfkliermetastase wordt geen primaire tumor vastgesteld, ondanks uitgebreid kno-onderzoek, onderzoek onder narcose en aanvullende beeldvorming.

➡ *Hoe wordt verder gehandeld bij een cytologisch bewezen halslymfkliermetastase in het bovenste twee derde deel van de hals van onbekende primaire origine?*

Omdat de halslymfkliermetastase hoog in de hals is gelokaliseerd, is het waarschijnlijk dat deze metastase samenhangt met een primaire tumor in de orofarynx of, minder frequent, de hypofarynx. De nasofarynx als primaire lokalisatie is ook mogelijk, maar bij een Kaukasische patiënte komt een nasofarynxcarcinoom slechts zelden voor. Epidemiologisch gezien hebben patiënten afkomstig uit Azië en Noord-Afrika meer risico voor het ontwikkelen van dit type carcinoom. Deze metastasen bevinden zich veelal in de achterste halsdriehoek. Bovendien betreft het in dergelijke gevallen meestal een ongedifferentieerd carcinoom. Verdere diagnostiek bestaat uit een onderzoek onder algehele anesthesie van het slijmvlies van mondholte, nasofarynx, orofarynx, larynx en hypofarynx, voorafgegaan door positronemissietomografie (PET) met 5-fluorodeoxyglucose en/of MRI.

> Omdat de PET een verhoogde activiteit aangeeft ter plaatse van de tongbasis (figuur 40.4), kan tijdens het onderzoek onder algehele anesthesie gericht gezocht worden naar een suspecte slijmvliesafwijking of massa aldaar.

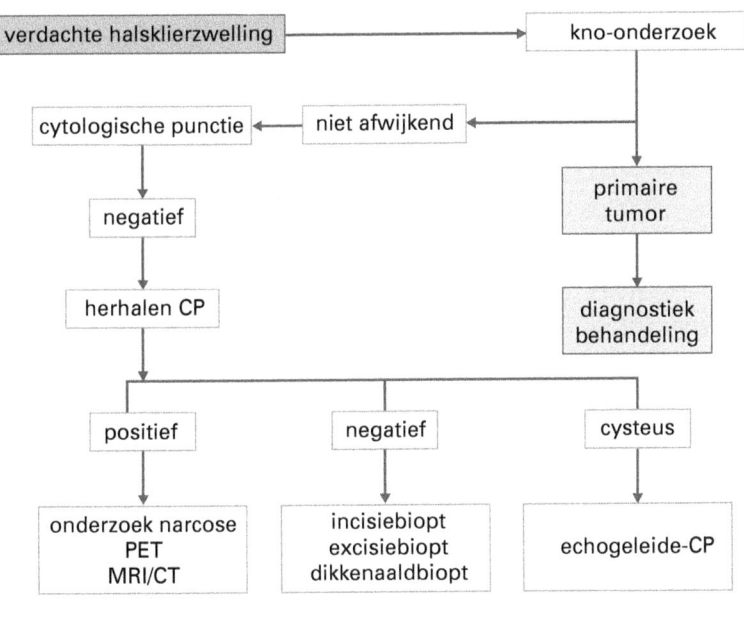

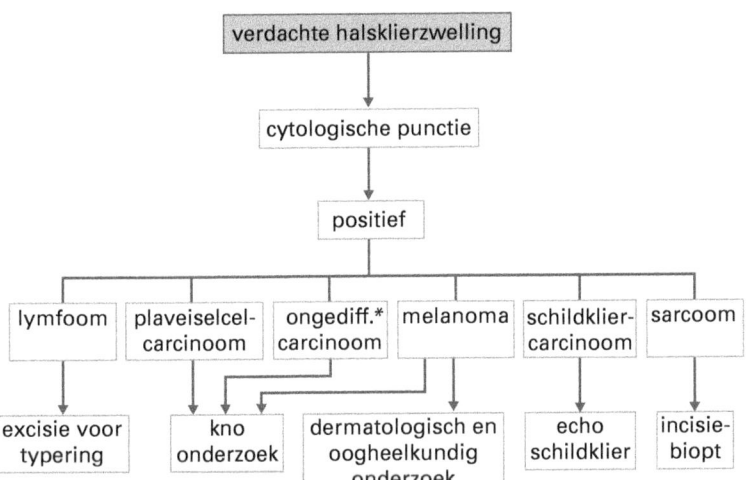

Figuur 40.3 *Algoritme diagnostiek verdachte halslymfeklierzwelling (Geactualiseerde versie Consensus diagnostiek verdachte halslymfeklier. Ned Tijdschr Geneeskd 1988; 132: 114-9).*

*Lymfoom, schildkliercarcinoom en melanoma presenteren zich histoligisch soms als een ongediffrentieerd carcinoom.
Nadere immunohistochemische typering is noodzakelijk.

Vrij snel werd ter plaatse van de tongbasis, vlak achter de papillae circumvallatae, een kleine, gemakkelijk bloedende ulcererende slijmvliesafwijking aangetroffen met een doorsnede van circa 0,5 cm. Hiervan werd een biopt genomen, dat de histologische diagnose plaveiselcelcarcinoom opleverde. In het kader van verdere stadiëring van het tumorproces is MRI-onderzoek verricht, alsmede een echografisch onderzoek van de andere niveaus van de ipsilaterale hals en alle niveaus van de contralaterale hals.

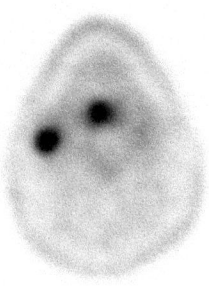

Figuur 40.4 *De verhoogde activiteit, zoals zichtbaar is op de 18-fluorodeoxyglucose PET-scan, ter plaatse van de tongbasis, in combinatie met de activiteit van de halslymfekliermetastase, vormt een sterke aanwijzing voor een occulte primaire tumor ter plaatse.*

Deze onderzoeken leveren geen aanvullende gegevens op, wat de stadiëring van dit tumorproces brengt op een T1N1 orofarynxcarcinoom (stadium III) uitgaande van de tongbasis.

➥ *Wat wordt met patiënte besproken?*

Nadat alle onderzoeken zijn afgerond, wordt met patiënte besproken dat het hier om een redelijk beperkt tumorproces gaat dat redelijke kans op genezing biedt met een gemiddelde vijfjaarsoverleving van rond de 60%.

Beleid

Bij een kleine primaire tumor in dit stadium kan gekozen worden voor primaire chirurgie of radiotherapie. Bij chirurgie is het bij tongbasistumoren meestal noodzakelijk de mandibula te splijten om de tumor te kunnen benaderen en dient ook een halslymfeklierdissectie plaats te vinden. Tegenwoordig biedt robotchirurgie de mogelijkheid om het proces onder direct zicht chirurgisch te exciseren. Bij dit beperkte tongbasiscarcinoom is zowel de primaire tumor als de halslymfekliermetastase (< 3 cm) ook curatief te behandelen met bestraling volgens een conventioneel schema (66-77 Gy/7 wkn). Omdat het bestralingsveld zich uitbreidt naar het omgevende normale slijmvlies van de mond- en keelholte, worden de kleine speekselkliertjes in dit slijmvlies ook aangetast, waardoor een droge mond (xerostomie) ontstaat. Over deze bijwerking en over de andere door bestraling geïnduceerde toxiciteit (huidreactie, slikklachten) dient vooraf uitgebreid gesproken te worden. Voorts dient patiënte ten dringendste het roken en fors drinken te staken, omdat dit de kans op recidivering significant kan verlagen en de kans op het ontstaan van een nieuwe tumor in het hoofd-halsgebied kan verminderen.

41 Een zeer gevaarlijke ziekte

R.J. Baatenburg de Jong

Een 33-jarige patiënte presenteert zich met sinds vier dagen bestaande, progressief gezwollen en pijnlijke hals. Zij heeft in mindere mate ook keelpijn en slikklachten. Zij gebruikt sinds een dag amoxicilline/clavulaanzuur 3 dd 625 mg. Tegen de pijn gebruikt zij Tramal 4 dd 100 mg.

➥ *Wat moet (ten aanzien van de mogelijke etiologie) in de anamnese verder aan de orde komen?*

– Dentogene problemen;
– Recent (mucosaal) trauma;
– Recente bovensteluchtweginfectie;
– Algemene anamnese, vooral gericht op het bestaan van immuundeficiënties;
– Intraveneus druggebruik.

De patiënte heeft drie weken eerder keelpijn gehad, en een geringe klierzwelling in de hals. Zij was toen 'grieperig'. Er zijn in het verleden wel risicovolle seksuele contacten geweest. Zij heeft tot een halfjaar geleden cocaïne gesnoven maar nooit intraveneuze drugs gebruikt. Er is geen recent trauma in het hoofd-halsgebied. Wel heeft patiënte al langer last van een kies linksonder, maar zij bezoekt nooit de tandarts.

Lichamelijk onderzoek

Patiënte is niet benauwd, de luchtweg lijkt niet bedreigd. Zij heeft koorts (38,5 °C). Kno-onderzoek wijst uit dat er sprake is van enige trismus; de mondbodem en de tonsilregio links zijn niet gezwollen. Het gebit is matig onderhouden. Bij indirecte laryngoscopie en flexibele laryngoscopie is de laterale farynxwand links gezwollen, maar er is geen oedeem van de epiglottis noch op stembandniveau.
Vooral de hals is links sterk gezwollen *(platen 41.1a en b)*. Zij houdt haar hoofd in een dwangstand naar links. De zwelling is hard, niet fluctuerend en pijnlijk bij palpatie. De overliggende huid is rood verkleurd en voelt warm aan.

➥ *Wat is de differentiaaldiagnose?*

– Erysipelas
– Flegmone
– Diepe halsinfectie
  • infiltraat
  • abces
  • fasciitis necroticans

➥ *Wat is het onderscheid tussen deze aandoeningen?*

Erysipelas is een ontsteking van de huid en subcutis, gekenmerkt door een pijnlijke, warm aanvoelende scherp begrensde erythemateuze en oedemateuze huid. Het is een oppervlakkige infectie, veroorzaakt door bètahemolytische streptokokken. De hals is over het algemeen niet sterk gezwollen.
Flegmone is een zich in de breedte uitbreidende, onscherp begrensde, infiltratieve ontsteking van de subcutis met roodheid en zwelling van de

huid. Abcesvorming kan optreden, maar is zeldzaam. De verwekkers zijn meestal streptokokken of stafylokokken.

Een diepe halsinfectie wordt gekenmerkt door algemeen ziek-zijn, zwelling van de hals en bovenste lucht- en voedselweg, slikklachten en/of trismus. Een of meer compartimenten in de hals kunnen betrokken zijn. Klinische symptomen zijn afhankelijk van de etiologie en aangedane compartimenten. Infiltraat en abces zijn twee uitingsvormen ervan. Niet zelden gaat een infiltraat in de loop van de tijd over in een of meer abcesholten. De hals is over het algemeen wel gezwollen.

Fasciitis necroticans is een fulminante vorm van diepe halsinfectie met aantasting en necrose van bindweefsel en verspreiding van de infectie via fasciebladen. Typisch is crepitatie van de huid door gasvormende bacteriën. De huid kan zowel rood als bleek worden; later kunnen bullae ontstaan. Fasciitis necroticans is levensbedreigend en vereist spoedige antibiotische behandeling, chirurgische exploratie en eventueel hyperbare zuurstofbehandeling.

➡ *Wat is de werkdiagnose?*

Op grond van de symptomen en bevindingen bij kno-onderzoek lijkt sprake van een diepe halsinfectie.

➡ *Wat zijn de volgende stappen in de behandeling van deze patiënte?*

De volgende stappen worden bepaald door de mogelijke complicaties. Hoewel de prognose van een diepe halsinfectie met de introductie van antibiotica belangrijk is verbeterd, is de aandoening nog steeds levensgevaarlijk.

Complicaties diep halsabces

- Luchtwegobstructie
- Sepsis
- Aspiratie
- Mediastinitis
- Tromboflebitis van de vena jugularis interna
- Arteria-carotisbloeding
- Dood

De belangrijkste complicaties zijn luchtwegobstructie en sepsis. In geval van een bedreigde luchtweg is intubatie en/of tracheotomie aangewezen. Gezien het soms fulminante beloop verdient het aanbeveling om, als de luchtweg bedreigd lijkt, het diagnostische traject te laten begeleiden door een arts die bekwaam is in intubatie en spoedtracheotomie. Ter voorkoming en behandeling van sepsis is het van belang onderzoek te doen naar de mogelijke verwekker (punctie voor grampreparaat en kweek) en zo vroeg mogelijk met intraveneus toegediende antibiotica te starten.

Stappenplan bij (verdenking op) diep halsabces

- Inschatten luchtweg
- Inbrengen intraveneuze toegangsweg/eventueel afnemen bloedkweek
- Markeren roodheid/fluctuatie huid
- Spoed CT-scan (in geval van bedreigde luchtweg, onder begeleiding arts)
- Bloedonderzoek
- Aansluitend echografie met punctie
- Start intraveneus toegediende antibiotica
- X-thorax
- Orthopanthogram en consult kaakchirurg op indicatie
- Drainage

Flexibele endoscopie van de farynx en larynx toont weliswaar diffuse zwelling links, maar de ademweg is niet bedreigd. Op de direct vervaardigde CT blijkt dat er sprake is van een sterk gezwollen hals links met aanwijzingen voor abcesvorming (figuur 41.1). De CRP is met 324 sterk verhoogd; het leukocytengetal is 24. De X-thorax toont geen

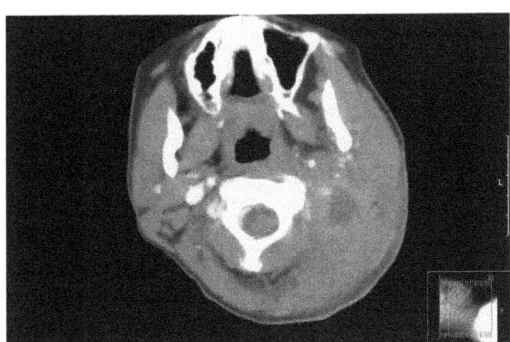

Figuur 41.1 *CT-scan: zwelling hoog in de hals; diffuse zwelling hoog in de hals met centrale vochtophoping. De luchtweg heeft nog voldoende lumen.*

afwijkingen. Een bloedkweek wordt (nog) niet afgenomen, omdat de temperatuur nu niet hoger is dan 38,5 °C.

➥ *Is het zinvol om een (echogeleide) punctie voor gram en kweek te doen?*

Ook als bij CT en/of echografie geen vochtcollecties worden aangetroffen, moet een punctie worden verricht omdat punctie uit een infiltraat ook vaak een verwekker oplevert. Een grampreparaat is nuttig: als aerobe gramnegatieve staven worden aangetroffen, moet het antibiotisch beleid worden aangepast. Zodra met punctie materiaal is afgenomen, dient met antibiotica begonnen te worden: er moet niet gewacht worden totdat materiaal tijdens chirurgische exploratie is verkregen.

Echogeleide punctie is niet alleen voor diagnostiek aangewezen. Ook als behandeling kan leeg puncteren van de abcesholte waardevol zijn, als de abcesholte althans goed bereikbaar is voor punctie. Bij echogeleide punctie met een dikke naald wordt 3 cc pus verkregen. Wellicht omdat patiënte al een dag antibiotisch behandeld is, levert het grampreparaat niets op. Kweken worden ingezet; het resultaat zal enige dagen op zich laten wachten. Amoxicilline/clavulaanzuur wordt in hoge dosering intraveneus toegediend.

➥ *Wat is het nut van echografie en CT-scan?*

In een recente studie is gebleken dat de uitbreiding van een diepe halsinfectie op grond van klinisch onderzoek in 70% van de gevallen onderschat werd.
Echografie is accuraat om oppervlakkig gelegen abcessen in kaart te brengen. Een kleine abcesholte kan echogeleid worden aangeprikt. Echo kan eenvoudig (zo nodig dagelijks) herhaald worden. Dieper parafaryngeaal en retrofaryngeaal gelegen abcessen kunnen met echo echter gemist worden.
CT-scan met contrast is het meest nauwkeurig. Die heeft voor het aantonen van pus een sensitiviteit van 95% en een specificiteit van 53%.

➥ *Wat zijn met betrekking tot de CT-scan de relevante vragen aan de radiodiagnost?*

- Abces of infiltraat?
- Relatie arteria carotis?
- Mediastinum aangedaan?
- Sinogeen?
- Dentogeen?
- Corpora aliena?
- Speekselklierpathologie?
- Mastoïditis?
- Osteomyelitis wervel?

➥ *Wat zijn de meest voorkomende verwekkers van een diepe halsinfectie?*

Bij een diepe halsinfectie spelen veelal verscheidene verwekkers een rol, meestal commensalen van de mondholte. Streptokokken worden vaak gekweekt. Anaerobe bacteriën, zoals *Fusobacterium*, *Bacteroides* en anaerobe streptokokken komen ook voor. Facultatief gramnegatieve bacteriën en stafylokokken kunnen worden gekweekt bij patiënten die tevoren gehospitaliseerd en/of ernstig ziek waren. Veel pathogenen zijn moeilijk te kweken en niet alle gekweekte bacteriën zijn even pathogeen. Het is derhalve niet altijd nodig antibiotica tegen alle gekweekte bacteriën voor te schrijven. In het algemeen moeten de gekozen antibiotica gericht zijn tegen streptokokken en (bètalactamase-producerende) anaeroben.

➡ *Wat is het antibiotische beleid?*

Antibiotische behandeling

Intraveneus toegediende antibiotica vormen, samen met drainage van de pus, de hoeksteen van de behandeling. Het antibiotisch beleid kan per ziekenhuis verschillen.
Continue infusie heeft de voorkeur boven intermitterende toediening. Patiënten met een onderliggende maligniteit, immuungecompromitteerden of patiënten die al langer dan een week in het ziekenhuis zijn opgenomen, hebben een hogere a-priorikans op een infectie veroorzaakt door enterobacteriën. Uiteraard kan het spectrum worden versmald en aangepast op geleide van de kweek. De duur van de antibiotische behandeling wordt bepaald door het klinische beeld.

Na enige dagen wordt *Fusobacterium necrophorum* geïsoleerd. Amoxicilline/clavulaanzuur wordt vervangen door benzylpenicilline G (6 milj. IE per dag). Bij overgevoeligheid voor penicilline kan gekozen worden voor clindamycine.

➡ *Wat is van belang bij chirurgische exploratie?*

Chirurgie

Bij patiënten met een diepe halsinfectie en een bedreigde luchtweg is veiligstellen van de ademweg (intubatie, tracheotomie) essentieel. Als een abcesholte is aangetoond, zijn chirurgische exploratie en drainage geïndiceerd. (Herhaald) echogeleid puncteren kan echter soms eerst worden geprobeerd. Afhankelijk van het klinische beeld – grootte en lokalisatie van het abces (of abcesholtes), oppervlakkige dan wel diepe, parafaryngeale of retrofaryngeale ligging, mate van zwelling en compressie van de luchtweg, mate van ziekzijn, algehele conditie, temperatuur, sepsis enzovoort – zal vaak direct voor uitwendige chirurgische drainage worden gekozen.
De lokalisatie van de abcessen bepaalt de benadering: transoraal voor abcessen mediaal van de grote halsvaten en voor een retrofaryngeaal abces, uitwendig via de hals voor abcessen lateraal van de arteria carotis. Vaak is een gecombineerde benadering noodzakelijk.
Voor een goed begrip van het gedrag van diepe halsabcessen is kennis van de anatomie, en vooral van de fascielagen, onontbeerlijk. Ruime expositie is wenselijk: de normale anatomie is vaak veranderd en identificatie van 'landmarks' (voorrand musculus sternocleidomastoideus, musculus digastricus, hyoïd, thyroïd, cricoïd, arteria-carotisschede) kan schade aan belangrijke structuren voorkomen. Stompe dissectie beperkt de kans op laedering van vaten en/of zenuwen.
Als de abcesholte is geopend, moet nogmaals materiaal voor gram en kweek worden afgenomen. Avitaal weefsel wordt verwijderd. Het verdient aanbeveling weefsel voor kweek en histologisch onderzoek te verwijderen.
Een getromboseerde vena jugularis interna wordt geligeerd en verwijderd.

In geval van abcesloketten in het mediastinum moeten ook deze worden gedraineerd: meestal via de hals, soms via een thoracotomie.
Drains worden achtergelaten en eventueel gentamycinekralen, en de wond wordt approximerend gesloten.

➡ *Hoe wordt het ziektebeloop gemonitord?*

Indicatoren ziektebeloop

- Temperatuur
- Klinische conditie
- Infectieparameters bij bloedonderzoek
- Wondinspectie (zo nodig onder algehele anesthesie)
- Herhaalde beeldvorming

Uitgangspunten behandeling (in volgorde van urgentie)

- (Zo nodig) veiligstellen van de luchtweg
- Antibiotische behandeling
- Chirurgische behandeling
- Achterhalen etiologie

De diagnose bij deze patiënte is dus gesteld op diep halsabces. Haar luchtweg is niet bedreigd. Er wordt begonnen met antibiotische behandeling en (eenmalige) echogeleide drainage door middel van punctie met een dikke naald. Bij onvoldoende verbetering zal een dag later niet herhaald een punctie plaatsvinden, maar is chirurgische behandeling de volgende stap. Dit wordt aan patiënte meegedeeld. De ingestelde behandeling blijkt echter bij deze patiënte afdoende. Herhaling van echografie een dag na punctie laat minder zwelling zien en een nieuwe abcesholte. Het echogeleid leegpuncteren wordt in de dagen erna nog tweemaal herhaald. De antibiotische behandeling wordt in intraveneuze vorm gedurende veertien dagen gecontinueerd. De zwelling neemt langzaam in grootte en pijnlijkheid af. De dwangstand van het hoofd neemt af en is na een week verdwenen. Een uitwendige exploratie onder algehele anesthesie via een ruime incisie in de hals kan patiënte daarom worden bespaard. Dit is lang niet altijd het geval. In een later stadium wordt het gebit gesaneerd. Een wortelabces wordt niet gevonden. Een hiv-test is negatief. Daarom is de etiologie van dit abces niet opgehelderd: dit is overigens bij 20-50% van vergelijkbare patiënten het geval.

42 Een Vietnamese man met gehoorverlies en druk op het oor

B. Kremer

Een 44-jarige man van Zuidoost-Aziatische herkomst meldt zich op het spreekuur met klachten van gehoorverlies en drukgevoel op het linker oor. Hij heeft geen last van oorpijn en duizeligheid en er is geen loopoor. Patiënt heeft geen neusklachten. De voorgeschiedenis vermeldt geen aandoeningen van oren en neus en evenmin allergieën. De klachten bestaan al enige weken. Behandeling met ontzwellende neusdruppels had geen effect. Bij oriënterend kno-onderzoek wordt een otitis media met effusie (OME) gezien.

➥ *Welke aandoening moet bij een persisterende OME bij een volwassen patiënt altijd worden uitgesloten?*

Bij een therapieresistente uni- of bilaterale OME bij een volwassen patiënt moet altijd aan de mogelijkheid van een nasofarynxtumor gedacht worden. De OME ontstaat door obstructie van de tuba auditiva door de tumor, waardoor de beluchting van het middenoor afneemt, onderdruk in het middenoor ontstaat en sereus of seromuceus vocht zich in het middenoor verzamelt.

Differentiaaldiagnose

Differentiaaldiagnose van OME bij volwassen patiënten

- Obstructie van de tuba auditiva
- Virale of bacteriële rinitis
- Allergische rinitis
- Chronische rinosinusitis
- Goedaardige tumoren van de nasofarynx (cysten, verruceuze papillomen, submuceuze lipomen, antrochoanale poliep, zeer zelden benigne speekselkliertumoren)
- juveniel angiofibroom bij adolescente jongens
- maligne tumoren van de nasofarynx (ongedifferentieerd carcinoom, verhoornend plaveiselcelcarcinoom, zeer zelden maligne speekselkliertumor)

Anamnese bij otitis media met effusie bij volwassenen

- Hoe lang bestaan de klachten precies?
- Zijn er andere klachten van het oor, gehoor, evenwicht en de nervus facialis?
- Zijn er klachten van (eenzijdige) neusobstructie?
- Is de patiënt bekend met allergieën, chronische rinosinusitis of polyposis nasi?

- Heeft de patiënt last van epistaxis?
- Heeft hij last van hoofdpijn?
- Zijn er klachten van hersenzenuwen: dubbelbeelden (nervus abducens), anesthesie in het gezicht (nervus trigeminus), dysartrie (nervus hypoglossus)?
- Zijn er zwellingen in de hals (achterste halsdriehoek!, lymfogene metastasen)?
- Heeft al behandeling plaatsgevonden?
- Is de patiënt afkomstig uit China, Zuidoost-Azië, Noord-Afrika of een van de landen rond de Middellandse Zee?

De klachten bestaan sinds ongeveer drie maanden. Patiënt heeft nooit last van zijn oren gehad en is niet bekend met neusaandoeningen. Hij is altijd goed gezond geweest en gebruikt geen medicijnen. Zijn familieanamnese is blanco. Hij is tien jaar geleden vanuit Vietnam naar Nederland gekomen en werkt als violist. Bij navraag meldt patiënt dat hem meerdere zwellingen aan beide kanten van zijn hals zijn opgevallen. Zijn neus zit niet dicht, maar er zijn diverse keren lichte neusbloedingen geweest en hij heeft 's ochtends een paar keer lichtrood sputum opgegeven. Hij heeft op advies van een kennis neusdruppels gebruikt, waarna de neusbloedingen zijn gestopt maar zijn gehoor niet is verbeterd.

▶ *Kan met deze gegevens meer gezegd worden over de kans op een maligne tumor van de nasofarynx?*

Bij volwassen patiënten met eenzijdige otitis media met effusie die langer dan zes weken bestaat, is de kans op een nasofarynxcarcinoom aanwezig. Omdat deze carcinomen vroeg en vaak lymfogeen metastaseren, is ook vaak een lymfeklierzwelling in de hals (vooral craniaal in de achterste halsdriehoek) het eerste symptoom (zie ook casus 33). Bijkomende neusklachten, zoals eenzijdige obstructie en epistaxis, vergroten de kans op het bestaan van een nasofarynxcarcinoom.

Uitvalsverschijnselen van hersenzenuwen zijn symptomen in een vergevorderd stadium. De aandoening is in Nederland zeldzaam (ongeveer 60 nieuwe gevallen per jaar), maar is in Zuidoost-Azië de meest frequente maligniteit. Bij het ontstaan speelt het epstein-barrvirus een grote rol.

De anamnese bij deze man van Aziatische afkomst is klassiek en verdacht voor een nasofarynxcarcinoom. De patiënt moet nader onderzocht worden.

▶ *Wat moet verder onderzocht worden om de diagnose nasofarynxcarcinoom te stellen?*

- Kno-onderzoek is noodzakelijk om de tumor en eventuele metastasen op te sporen.
- Audiometrisch onderzoek geeft informatie over de aard van de slechthorendheid.
- Een endoscopisch onderzoek van de nasofarynx, zo nodig onder algehele anesthesie (teugelonderzoek, zie beneden), geeft de mogelijkheid om de tumoruitbreiding te bepalen en een biopt van de tumor te nemen. De diagnose wordt bevestigd door histopathologisch onderzoek van het biopt en – indien geïndiceerd – cytologisch onderzoek van een (echogeleide) halslymfeklierpunctie.
- Beeldvormende diagnostiek geeft informatie over de uitbreiding van de tumor in de diepte en over de aan- of afwezigheid van lymfogene en hematogene metastasen en is naast het klinisch onderzoek de basis voor de stadiëring van de tumor.

Kno-onderzoek bij verdenking op een nasofarynxcarcinoom

Oren: Aan de aangedane zijde wordt het beeld van een OME gezien. In de meeste gevallen zijn er geen andere afwijkingen van het trommelvlies. Bij grote nasofarynxcarcinomen kan ook aan beide kanten een OME bestaan; meestal is het andere middenoor echter luchthoudend.

Stemvorkproeven: Er is een geleidingsslechthorendheid aan de aangedane zijde, zodat het geluid bij de weberproef naar de aangedane kant lateraliseert en het geluid bij de rinneproef voor het oor niet luider wordt gehoord dan op het mastoïd. Een tympanogram zal een vlakke curve laten zien.

Audiogram: Het audiogram laat een geleidingsslechthorendheid aan de aangedane zijde zien.

Neus: Bij rhinoscopia anterior wordt meestal geen afwijking gezien. Soms is vers of oud bloed in de neus te zien. Bij grote tumoren met infiltratie van het cavum nasi kan de tumor soms direct door de neus worden gezien.

Nasofarynx: Bij spiegelonderzoek van de nasofarynx worden zwelling, korstvorming en ulceratie in de nasofarynx gezien. Tumoren kunnen echter ook occult zijn, omdat zij onder intact slijmvlies kunnen ontstaan. Vooral het dak van de nasofarynx en de fossa van Rosenmüller moeten bijzonder goed worden bekeken, omdat de meeste tumoren hier ontstaan. De nasofarynx kan met transnasaal endoscopisch onderzoek onder lokale anesthesie vaak beter à vue worden gebracht. Biopten uit de tumor worden in het algemeen ook transnasaal genomen. Bij twijfel kan zogenaamd teugelonderzoek van de nasofarynx plaatsvinden: onder algehele anesthesie worden beide uiteinden van een rubberslangetje door de neus tot in de mond geschoven en via de mond naar buiten gehaald en gespannen. Hierdoor wordt het palatum molle naar ventraal verplaatst, zodat een goede inspectie van de nasofarynx met een 90°-optiek via de mond mogelijk is. Hierna kunnen met een rechte biopteur via de neus of met een S-vormig gebogen instrument via de mond biopten uit de nasofarynx worden genomen.

Orofarynx: Door inspectie van de achter- en zijwanden van de farynx kan tumoruitbreiding naar de orofarynx worden beoordeeld.

Hersenzenuwen: Vooral de hersenzenuwen VI, V, en XII (dubbelbeelden, anesthesie, dysartrie) kunnen door een nasofarynxcarcinoom worden aangetast. Maar ook de hersenzenuwen IX, X en XI lopen gevaar.

➥ *Waarom moet ook radiologisch onderzoek plaatsvinden?*

Radiologisch onderzoek (CT-scan en MRI) bij verdenking op een nasofarynxcarcinoom vindt plaats om de uitbreiding van de tumor in de diepte, die bij endoscopie niet gezien kan worden, te beoordelen en om lymfogene en hematogene metastasen op te sporen zodat de tumor gestadieerd kan worden. De stadiëring geschiedt volgens het classificatiesysteem van de UICC (Union Internationale Contre le Cancer).

Radiologisch onderzoek

Primaire tumor: Door CT- en/of MRI-onderzoek van de nasofarynx inclusief de schedelbasis kan de uitbreiding van de tumor in omgevende structuren worden bepaald.

Lymfekliermetastasen: Lymfekliermetastasen van de hals worden door middel van echografisch onderzoek (gecombineerd met cytologische punctie) onderzocht. Omdat bij het nasofarynxcarcinoom vaak ook retrofaryngeale lymfekliermetastasen bestaan en deze op een echo niet zichtbaar zijn, dient de beoordeling hiervan met CT-scan of MRI plaats te vinden.

Hematogene metastasen: Deze treden meestal op in longen, lever en bot en worden met X- of CT-thorax, echo van de bovenbuik en een

> botscintigrafie gedetecteerd. De laatste jaren speelt de PET of PET-CT een steeds belangrijkere rol bij het opsporen van metastasen op afstand.

➡ *Wat zijn de histopathologische typeringen van nasofarynxcarcinoom?*

Het betreft meestal ongedifferentieerde carcinomen met een uitgesproken infiltratie van lymfocyten. Bij het ontstaan van deze tumoren speelt het epstein-barrvirus (EBV) een belangrijke rol. Daarom wordt in welvarende delen van Zuidoost-Azië bevolkingsonderzoek verricht door serologisch onderzoek naar antilichamen (IgA) tegen EBV-viraal capside-antigeen en PCR op EBV van nasofarynxuitstrijkjes. Bij ongedifferentieerde carcinomen is een hoge antilichaamtiter tegen EBV een belangrijke prognostische factor die ook voor de posttherapeutische controle gebruikt kan worden. Een tweede histopathologisch type is het verhoornend plaveiselcelcarcinoom dat een slechtere lokale controle heeft maar minder vaak metastasering naar de halslymfeklieren laat zien.

Diagnose

> Bij patiënt wordt na de anamnese en het kno-onderzoek een teugelonderzoek van de nasofarynx verricht. Hierbij wordt een ulcererende tumor van het dak van de nasofarynx met infiltratie van de laterale nasofarynxwand links gezien en gebiopteerd. Het biopt levert de diagnose ongedifferentieerd nasofarynxcarcinoom. Echogeleide punctiecytologie van halslymfeklieren zowel links als rechts in de hals laat metastasen van het ongedifferentieerd nasofarynxcarcinoom zien, zowel hoog als laag in de hals. CT-scan en MRI van de nasofarynx en hals laten een tumor uitgaande van de nasofarynx met infiltratie van de tuba auditiva links zien zonder infiltratie van andere omgevende structuren. Er is geen uitval van hersenzenuwen. Het onderzoek op metastasen op afstand levert geen bijzonderheden op.

Beleid

➡ *Voor welke behandeling komt patiënt in aanmerking?*

> Na bespreking in een multidisciplinaire werkgroep voor hoofd-halstumoren wordt aan de patiënt radiochemotherapie voorgesteld. De patiënt gaat na bespreking van de behandeling en de risico's en bijwerkingen hiervan met de behandeling akkoord. Na afronden van de behandeling is er links in de hals een persisterende vergrote lymfeklier. Aangezien de zwelling van de hals twee maanden later nog steeds duidelijk aanwezig is, wordt aan de patiënt een halsklierdissectie links voorgesteld; de operatie en de mogelijke complicaties worden besproken. Patiënt gaat akkoord. De operatie verloopt ongecompliceerd, zodat hij vier dagen later het ziekenhuis kan verlaten. Bij pathologisch-anatomisch onderzoek van het dissectiepreparaat wordt een vitale restlymfekliermetastase aangetroffen.

➡ *Waarom bestaat de primaire behandeling uit radiochemotherapie en niet uit chirurgie?*

> Radiotherapie, vaak gecombineerd met chemotherapie, is de voorkeursbehandeling, omdat deze tumoren zeer radiosensitief zijn en operatief uiterst moeilijk bereikbaar. Een operatie is uitsluitend aangewezen bij persisterende halslymfekliermetastasen of in uiterst zeldzame gevallen bij kleine tumoren of recidieven. Bij recidieven is ook brachytherapie een therapeutische optie.

➡ *Hoe is de prognose van een patiënt met een nasofarynxcarcinoom?*

Ongedifferentieerde carcinomen hebben een sterke neiging tot metastasering naar lymfeklieren in de achterste halsdriehoek. De tumoren veroorzaken pas in een laat stadium symptomen, zodat bij meer dan de helft van de patiënten al bij het stellen van de diagnose lymfekliermetastasen aanwezig zijn. Bij ongedifferentieerde carcinomen is een hoge antilichaamtiter tegen EBV een belangrijke prognostische factor in negatieve zin, die ook voor de posttherapeutische controle gebruikt kan worden. Verhoornende plaveiselcelcarcinomen hebben een slechtere lokale controle, maar laten minder vaak metastasering naar de halslymfeklieren zien. De prognose van de tumor is afhankelijk van het stadium, de histologische typering en de titer tegen EBV, maar de vijfjaarsoverleving ligt voor de hele groep rond 60-70%.

43 Een 58-jarige man met slikklachten en vermagering

B. Kremer

Een 58-jarige man meldt zich op het spreekuur met slikklachten. Het slikken is pijnlijk en de pijn straalt uit naar het rechter oor. Eten gaat hierdoor moeilijk en hij is duidelijk vermagerd. Zijn echtgenote bericht dat zijn stem is veranderd, 'alsof hij iets in zijn keel heeft zitten'. De klachten bestaan sinds een paar weken, vroeger heeft hij dat nooit gehad. Patiënt is niet verkouden geweest en heeft geen keelontsteking gehad. Hij is nooit eerder ziek geweest. Hij rookt sinds veertig jaar ongeveer een pakje sigaretten per dag en drinkt drie tot vier glazen wijn per dag.

➧ *Voor welke aandoening is pijn met slikken die uitstraalt naar het oor verdacht?*

Persisterende pijn met slikken die uitstraalt naar het oor, bij een volwassene die rookt en drinkt, is altijd verdacht voor een maligne tumor achter in de mondholte, orofarynx, hypofarynx of (supraglottische) larynx. De orofarynx wordt sensibel voornamelijk geïnnerveerd door de nervus glossopharyngeus (n. IX), evenals het middenoorslijmvlies. Vanwege de gedeelde innervatie klagen patiënten bij tumoren van de oro- en hypofarynx vaak over oorpijn.

Differentiaaldiagnose van slikpijn met uitstralende oorpijn bij een roker en drinker

- Maligne tumor van de oro- of hypofarynx
- Maligne tumor achter in de mondholte
- Supraglottische larynxtumor
- Acute faryngitis/tonsillitis
- Peritonsillair of retrofaryngeaal infiltraat en abces
- Mononucleosis infectiosa
- Afteuze stomatitis
- Angina van Plaut Vincent
- Corpus alienum
- Verbranding en etsing
- Neuralgie van de nervus glossopharyngeus
- Ossis temporalis-syndroom

➧ *Welke anamnestische gegevens zijn verdacht voor een maligne tumor uitgaande van de slijmvliezen in de bovenste lucht- en voedselweg?*

Anamnese bij slikpijn

- Hoe lang bestaan de klachten?
- Is er uitstraling naar een of beide oren?
- Nemen de klachten toe?
- Is de voedselpassage verslechterd?
- Is de stem veranderd ('hot potato voice')?

- Heeft de patiënt bloed opgegeven?
- Zijn er problemen met de ademhaling?
- Zijn er zwellingen in de hals opgevallen?
- Zijn er infectieuze verschijnselen, zoals koorts?
- Is de patiënt afgevallen en/of sneller moe dan vroeger?
- Rookt de patiënt en/of gebruikt hij alcohol?

De klachten bestaan sinds ongeveer acht weken. De patiënt dacht eerst dat de klachten zouden overgaan, maar hij maakt zich nu toch zorgen omdat de klachten niet verdwijnen en de laatste weken duidelijk zijn toegenomen. Het slikken wordt steeds moeilijker omdat het eten niet goed zakt. De stem is veranderd, 'alsof hij een hete aardappel in zijn mond heeft'. Bij het scheren is een zwelling in de kaakhoek rechts opgevallen. Deze doet geen pijn. De patiënt is in de laatste weken drie kilo afgevallen. Hij heeft geen koorts.

➡ *Kan met deze gegevens meer gezegd worden over de kans op een maligne tumor in het slijmvlies van de bovenste lucht- of voedselweg?*

Maligne tumoren uitgaande van het slijmvlies in de bovenste lucht- en voedselweg worden vaker bij mannen dan bij vrouwen gezien. Over het algemeen zijn de patiënten ouder dan 45 jaar. Tabak- en alcoholmisbruik zijn de belangrijkste etiologische factoren, maar ook slechte mondhygiëne en een genetische aanleg lijken co-factoren te zijn. In een kleine minderheid van de gevallen ontwikkelt een carcinoom zich in een pre-existent leukoplakisch of erytroplakisch gebied dat met het blote oog zichtbaar is. Het optreden van B-symptomen wijst op het bestaan van een lymforeticulaire aandoening. Koorts of pijnlijke halslymfklieren wijzen in de richting van een infectieuze aandoening.

De anamnese bij deze patiënt is klassiek en verdacht voor een carcinoom in de orofarynx, achter in de mondholte, hypofarynx, of in de supraglottische regio. De patiënt moet nader onderzocht worden.

Onderzoek

➡ *Wat moet verder onderzocht worden om de diagnose maligniteit in de bovenste lucht- en voedselweg te stellen?*

Kno-onderzoek – nauwkeurig onderzoek van het slijmvlies van de mondholte, oro- en hypofarynx, larynx, en palpatie van de hals – is noodzakelijk om de primaire tumor en eventuele lymfekliermetastasen op te sporen. Tongbasistumoren kunnen zich submucosaal uitbreiden en de tongbasis dient daarom gepalpeerd te worden.

Endoscopisch onderzoek onder algehele anesthesie geeft de mogelijkheid om de mucosale tumoruitbreiding te bepalen en een biopt van de tumor te nemen. Hierbij worden gewoonlijk niet alleen de mondholte, orofarynx, hypofarynx, larynx en nasofarynx onderzocht, maar op indicatie ook de oesofagus en bronchiën (panendoscopie). Op deze manier kan niet alleen de uitbreiding van de tumor worden bepaald, maar ook de aanwezigheid van een tweede tumor, die in ongeveer 2% van de gevallen simultaan in de bovenste lucht- en/of voedselweg voorkomt, kan worden aangetoond of uitgesloten. De diagnose wordt bevestigd door histopathologisch onderzoek van het biopt en punctiecytologie van verdachte halslymfklierzwellingen. Beeldvormende diagnostiek geeft informatie over de uitbreiding van de tumor en over de aan- of afwezigheid van lymfogene en hematogene metastasen en vormt naast het klinisch onderzoek de basis voor de stadiëring van de tumor.

Kno-onderzoek bij verdenking op een orofarynxcarcinoom

Tijdens het gewone kno-onderzoek wordt in het bijzonder aandacht besteed aan de (endoscopische) inspectie van mondholte, naso-, oro- en hypofarynx en larynx.

Nasofarynx: Bij spiegelonderzoek van de nasofarynx wordt uitbreiding van de tumor tot in de nasofarynx uitgesloten. Bereikt de tumor de tuba auditiva, dan is operatieve behandeling niet meer mogelijk. Met een transnasaal endoscopisch onderzoek kan de nasofarynx vaak beter in beeld worden gebracht.

Mondholte en orofarynx: Door inspectie van de fossa tonsillaris, de farynxachter- en zijwanden en de tongbasis kunnen de tumorlokalisatie en -uitbreiding worden ingeschat. Dit gebeurt deels door directe inspectie via de mond en deels indirect met een spiegeltje en voorhoofdslamp of direct met een starre endoscoop. In moeilijke gevallen kan ook met een endoscoop via de neus worden gekeken. De tongbasis wordt gepalpeerd.

Hypofarynx en larynx: De hypofarynx wordt indirect met een spiegeltje en voorhoofdslamp of direct met een starre of flexibele endoscoop onderzocht. Door het verrichten van de valsalvamanoeuvre tijdens flexibele endoscopie ontplooien de sinus piriformis en postcricoïdregio zich enigszins, waardoor deze beter beoordeeld kunnen worden. Op deze manier kan eventuele tumoruitbreiding tot in de hypofarynx beter worden beoordeeld.

> Bij kno-onderzoek wordt een ulcererende tumor van de tongbasis rechts gevonden. Het ulcus is 2 cm groot, maar palpatie van de tongbasis is te pijnlijk om verdere submucosale uitbreiding betrouwbaar te kunnen beoordelen. Bij palpatie van de hals wordt een harde, niet-pijnlijke zwelling in de rechter kaakhoek gevoeld, verdacht voor lymfekliermetastase.

Orofarynxtumoren metastaseren al in een vroeg stadium naar de lymfeklieren in de hals; de halslymfekliermetastase is vaak het eerste symptoom van de tumor. Bloedverlies uit de mondholte, trismus en een beperkte mobiliteit van de tong zijn symptomen van vergevorderde stadia.

Met een panendoscopie onder algehele anesthesie kan de exacte tumoruitbreiding zorgvuldig in beeld worden gebracht, wordt materiaal voor histologisch onderzoek verkregen en eventuele tweede tumoren in de bovenste lucht- en voedselweg kunnen worden opgespoord. De tumoruitbreiding speelt een kardinale rol in de behandelkeuze; de uitbreiding bepaalt in hoge mate of voor een chirurgische resectie, of voor een andere behandelingsmodaliteit wordt gekozen.

> Bij de panendoscopie wordt de ulcererende tumor van de tongbasis in beeld gebracht, het ulcus bedraagt 2 cm maar de totale tumorgrootte is bij palpatie inclusief de submucosale uitbreiding 5 × 3 cm en overschrijdt de mediaanlijn. Er is geen infiltratie van andere structuren. Een biopt uit de rand van de ulcus van het proces levert de diagnose matig gedifferentieerd plaveiselcelcarcinoom.

➥ *Welk radiologisch onderzoek is bij orofarynxcarcinoom zinvol?*

Beeldvormende diagnostiek vindt plaats om de uitbreiding van de tumor in de diepte, die bij endoscopie niet gezien kan worden, te beoordelen en om lymfogene en hematogene metastasen op te sporen zodat de tumor gestadieerd kan worden. Dit onderzoek bestaat uit (echogeleide) punctiecytologie, MRI-scan en X-thorax.

> Echografie van de hals wijst uit dat de grootste diameter van de vergrote lymfeklier in de kaakhoek 1,7 cm is. Punctiecytologie ervan laat een matig gedifferentieerd plaveiselcelcarcinoom zien. Er worden geen andere vergrote klieren gezien.
> Een MRI-scan van de hals bevestigt de bevindingen bij het endoscopisch onderzoek: een tumor uitgaande van de tongbasis rechts

met infiltratie over de mediaanlijn zonder infiltratie van andere structuren. De vergrote lymfeklier achter de rechter kaakhoek wordt ook op de MRI-scan gezien, andere vergrote klieren worden niet waargenomen.
De X-thorax laat geen metastasen dan wel een tweede primaire tumor in de longen zien.
De stadiëring, die geschiedt volgens het classificatiesysteem van de UICC (Union Internationale Contre le Cancer) luidt daarom T3N1M0.

Histopathologische typering

Het orofarynxcarcinoom is meestal een plaveiselcelcarcinoom en komt het meest voor in de tonsilregio, gevolgd door de tongbasis en het zachte gehemelte; carcinomen van de farynxachterwand zijn zeldzaam. Andere zeldzame tumoren zijn lymfo-epitheliale carcinomen, speekselkliercarcinomen, adenoïdcysteuze carcinomen, muco-epidermoïdcarcinomen en sarcomen.

Beleid

➡ *Voor welke behandeling komt de patiënt in aanmerking?*

Na bespreking in een multidisciplinaire werkgroep voor hoofd-halstumoren wordt aan de patiënt een combinatiebehandeling van radiotherapie en chemotherapie voorgesteld. De patiënt gaat na bespreking van de behandeling en de risico's en bijwerkingen hiervan met de behandeling akkoord. Na afsluiting van de behandeling is er een complete remissie van tumor en halslymfekliermetastase. De patiënt wordt na behandeling protocollair tijdens de eerste zes maanden om de zes weken, tijdens de tweede zes maanden tweemaandelijks, tijdens het tweede jaar driemaandelijks, tijdens het derde jaar viermaandelijks, tijdens het vierde jaar zesmaandelijks en na vijf jaar voor de laatste keer gecontroleerd.

➡ *Waarom bestaat de primaire behandeling uit radiochemotherapie en niet uit chirurgie?*

Maligne tumoren van de orofarynx beïnvloeden – zoals ook een aantal andere tumoren in het hoofd-halsgebied – de functies van slikken, spreken en ademhalen en zijn daardoor direct maar ook door de gevolgen van de behandeling, uiterst ingrijpend voor de patiënt. Het behoud van de functie is daarom een belangrijke factor voor het maken van een therapiekeuze. Orofarynxcarcinomen worden, afhankelijk van het stadium en de te verwachten morbiditeit van de behandeling, operatief, met radiotherapie, met chemotherapie of met een combinatie hiervan behandeld. In verband met de grote kans op halslymfekliermetastasen wordt de hals vrijwel altijd in de behandeling betrokken. In het voorliggende geval zou operatieve behandeling van de primaire tumor betekenen dat resectie van de gehele tongbasis noodzakelijk is (overschrijding van de mediaanlijn en infiltratie vanuit rechts naar links!) zodat beide nervi hypoglossi doorgenomen zouden moeten worden. Hierdoor zou een complete verlamming van de tong optreden, waardoor spreken en slikken zeer beperkt ofwel onmogelijk zouden worden. Omdat de combinatie radiotherapie/chemotherapie een vergelijkbare kans op genezing heeft als operatieve behandeling, gaat de voorkeur in dit geval uit naar de eerste, 'orgaansparende' behandeloptie. Bij uitgebreide tumoren speelt een dergelijke combinatie van radiotherapie en hoge dosis chemotherapie (vooral cisplatine) een steeds belangrijkere rol, omdat hiermee een betere respons kan worden bereikt en het functieverlies vaak kan worden beperkt.

➡ *Hoe is de prognose van een patiënt met een orofarynxcarcinoom?*

De prognose van het orofarynxcarcinoom is afhankelijk van het stadium. Omdat de tumor pas laat symptomen veroorzaakt, de symptomen in het begin moeilijk te interpreteren zijn en bij het eerste onderzoek al vaak halslymfekliermetastasen vastgesteld worden, wordt de diagnose vaak pas in een gevorderd stadium gesteld. Bij kleine tumoren zonder halslymfekliermetastasen is de vijfjaarsoverleving 70-80%, bij aanwezigheid van halslymfekliermetastasen 30-40%.

44 Neusverstopping en bloed uit de neus

A.J.M. Balm

Een 65-jarige man bezoekt de polikliniek kno-heelkunde met sinds circa zes weken klachten van progressieve rechtszijdige neusverstoppingsklachten en een bloederige rinorroe. Soms traant zijn oog. Patiënt is nooit ernstig ziek geweest en heeft nooit fors gerookt of alcohol gebruikt. Uit de sociale anamnese komt naar voren dat hij vanaf zijn 16e tot zijn 60e levensjaar in de werkplaats van een meubelfabriek werkzaam is geweest.

Anamnese

➡ *Welke vragen zijn belangrijk bij de analyse van neuspassageklachten?*

- Hoe lang bestaan de klachten?
- Nemen de klachten in ernst toe?
- Is de klacht eenzijdig of tweezijdig?
- Hoe ernstig is de passage gestoord (is de neus volledig geblokkeerd)?
- Zijn de klachten seizoens- of omgevingsgebonden?
- Is er sprake van begeleidende klachten zoals (waterige of bloederige) rinorroe of niezen?
- Zijn er hoofdpijnklachten?
- Wordt er geklaagd over dubbelzien?
- Zijn er reukstoornissen?

Combinatie van 'verdachte' neusklachten

- Toenemende eenzijdige neuspassageklachten, al dan niet in combinatie met tranend oog
- Bloederige rinorroe
- Frontale hoofdpijnklachten

➡ *Kan op basis van de anamnese een onderscheid gemaakt worden tussen infectieuze, allergische of voor maligniteit verdachte neuspassagestoornissen?*

Bij het zorgvuldig afnemen van een gesystematiseerde anamnese kunnen bepaalde symptomen voor een maligne aandoening als verdacht worden gekenmerkt. Progressieve eenzijdige neuspassageklachten zijn meestal een uiting van een ruimte-innemend proces. Bloederige afscheiding uit de neus wordt zelden bij een goedaardige aandoening aangetroffen. Dubbelzijdige neusverstoppingsklachten die gepaard gaan met waterige rinorroe en niezen zijn in de regel allergisch bepaald en seizoens- of omgevingsgebonden. Hoofdpijnklachten kunnen samenhangen met sinusitis door afsluiting van de ostia van de neusbijholten of doorgroei van een tumorproces door de voorste schedelgroeve.

➡ *Welke differentiaaldiagnostische overwegingen kunnen op grond van de anamnese gemaakt worden?*

Omdat sprake is van een verleden met expositie aan houtstof en een eenzijdige verminderde neuspassage met bloederige rinorroe komt in eerste instantie een ruimte-innemend proces in de neus met kwaadaardige weefselkenmerken in aanmerking. Differentiaaldiagnostisch wordt in volgorde van voorkomen onderscheid gemaakt tussen een plaveiselcelcarcinoom, adenoïd-cysteus carcinoom, adenocarcinoom en esthesioneuroblastoom. Ook andere maligne tumoren zoals non-hodgkinlymfomen, melanomen, sarcomen en het ongedifferentieerde carcinoom komen voor in de neus. Het adenocarcinoom wordt in circa 15% van alle maligne neus- en neusbijholtetumoren aangetroffen, meest uitgaand van het etmoïd. Het anamnestisch gegeven van het in de meubelindustrie werkzaam zijn geweest maakt een adenocarcinoom waarschijnlijk. Daarnaast leidt een papilloma inversum (zie ook casus 21) ook tot eenzijdige neuspassagestoornissen, doch dit geeft bijna nooit aanleiding tot bloederige rinorroe. Ofschoon zeer zeldzaam, dient behalve een primaire maligniteit een metastase in het rijtje van maligne neustumoren te worden opgenomen. In de literatuur zijn casus beschreven van intranasale uitzaaiingen van nier-, darm- en longcarcinomen. Het is niet aannemelijk dat een osteoom of een meningeoom ook aan genoemd klachtenpatroon is gerelateerd. Bij deze afwijkingen staan langdurig bestaande hoofdpijnklachten eerder op de voorgrond. Hoewel niet uitgesloten, lijkt het ook onwaarschijnlijk dat de klachten samenhangen met benigne neuspoliepen; deze zijn meestal dubbelzijdig.

Histologische differentiaaldiagnose van neusmaligniteiten

- Plaveiselcelcarcinoom
- Adenoïd-cysteus carcinoom
- Adenocarcinoom
- Esthesioneuroblastoom
- Melanoom, sarcoom, ongedifferentieerd carcinoom
- (non-)hodgkinlymfoom
- Metastase van nier-, darm- of longcarcinoom

Onderzoek

⇒ *Welk onderzoek vindt plaats?*

Er dient een volledig kno-onderzoek te worden uitgevoerd, dat begint met rhinoscopia anterior, gevolgd door een neusendoscopische inspectie. Daarnaast is bij verdenking op een maligniteit speciale aandacht gewenst voor de rhinoscopia posterior – ter beoordeling van de doorgankelijkheid van de choanae –, de palpatie van de hals – ter opsporing van halslymfkliermetastasen – en inspectie van het trommelvlies, ter uitsluiting van otitis media met effusie. Doorgroei van een maligniteit naar de nasofarynx kan namelijk obstructie van de buis van Eustachius veroorzaken.

⇒ *Waar wordt vooral op gelet bij het onderzoek van de neus?*

Bij het onderzoek van de neusholte wordt aandacht besteed aan de lokalisatie van het ruimteinnemende proces, waarbij men probeert aan te geven waar het van uitgaat. Bij verdenking van een maligniteit kan presentatie in de neus ook samenhangen met doorgroei vanuit de neusbijholten (sinus ethmoidalis, sinus maxillaris). Meer exacte informatie over de uitbreiding van het tumorproces wordt verkregen door neusendoscopisch onderzoek met behulp van een starre endoscoop (0° of 30°). Voorts wordt aandacht besteed aan groeiwijze van de tumor (exofytisch, polypeus) en macroscopisch aspect (ulcererend, verruceus). Indien de tumor gemakkelijk bloedt bij aanraken, kan dit als een omineus teken uitgelegd worden.

⇒ *Welke aanvullende onderzoeken zijn gewenst?*

Allereerst dient men informatie te verkrijgen over de histologie van de afwijking door het afnemen van een biopt onder lokale verdoving met xylocaïne 10% oppervlaktespray. Hiervoor wordt van een pakkende bioptang gebruikgemaakt, waarna het biopsiemateriaal bij voorkeur ongefixeerd wordt verstuurd voor histopathologisch onderzoek.

Na bevestiging van het klinische vermoeden van een adenocarcinoom *(plaat 44.1)* bij deze patiënt is aanvullende beeldvorming met MRI gewenst, waarmee wekedelenbegrenzingen superieur afgebeeld worden (figuren 44.2a en b).

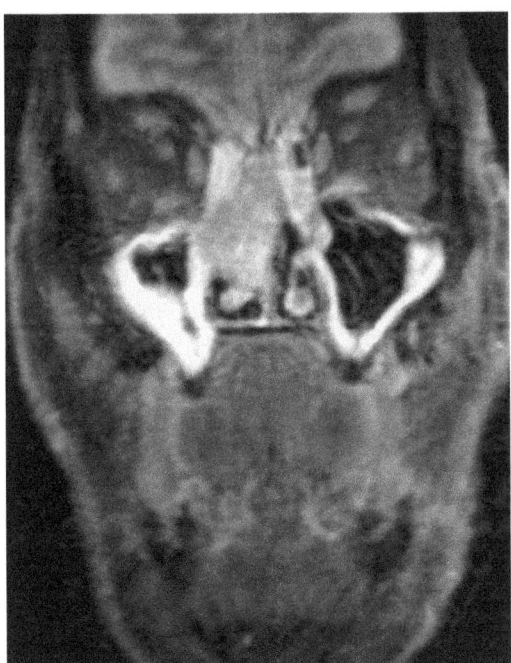

Figuur 44.2a *Coronale MRI TIRM (T2-gewogen sequentie met vetsuppressie). De tumor gecentreerd in de rechter neusgang heeft een intermediaire signaalintensiteit (SI). Naar craniaal uitbreiding tot aan de crista galli, naar mediaal tot aan het neusseptum en naar lateraal tot aan het infundibulum van de sinus maxillaris. Beiderzijds wandstandige slijmvlieszwelling in de sinus maxillaris, rechts meer uitgesproken dan links (hoge SI)*

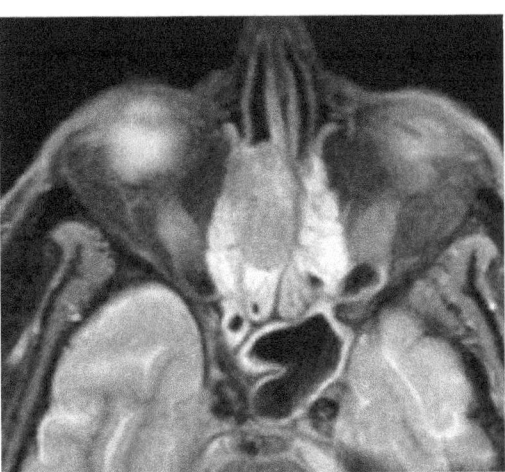

Figuur 44.2b *Transversale MRI TIRM. Tumor in de rechter neusgang (intermediaire SI). Hoge SI in de etmoïdcellen rechts ten gevolge van obstructie door de tumor. Ook het linker etmoïd is gesluierd. Minimale slijmvliesverdikking (hoge SI) in de sinus sphenoidalis.*

CT-scanonderzoek van de neusbijholten is vooral van belang om de benige begrenzingen te identificeren, die de oriëntatiemogelijkheden vergroten tijdens een chirurgische ingreep. CT-scan- of MRI-beelden kunnen ook peroperatief worden aangewend voor 'image guided' chirurgie met behulp van gecomputeriseerde navigatieapparatuur.

Beleid

➡ *Welke behandeling is noodzakelijk?*

De keuze van behandeling van een adenocarcinoom van de neus wordt bepaald door de uitbreiding van het tumorproces. Tumoren die zich beperken tot de neusholte en etmoïdholten worden macroscopisch in toto verwijderd (macroscopische tumordebulking), waarbij transnasale neusendoscopische tumorverwijdering de voorkeur heeft. Daarnaast is het mogelijk om via een laterale rinotomie het ziekteproces uitwendig te benaderen, echter ten koste van een uitwendig zichtbaar litteken naast de neus. Een alternatief voor deze benadering is die via de sinus maxillaris, waarbij de voorwand van de sinus wordt geopend via een incisie in de omslagplooi van het mondslijmvlies en de wand tussen cavum nasi en sinus maxillaris wordt verwijderd (operatie volgens Denker, of 'midfacial degloving'). Deze behandelingen worden gevolgd door radiotherapie met een dosis van 46-50 Gy op het operatieterrein en een boost tot een totaal van 66-70 Gy op het oorspronkelijke tumorgebied of door langdurige lokale applicatie van 5-fluorouracilzalf (methode volgens Sato). Wanneer de tumor doorgroeit vanuit de sinus maxillaris naar de neusholte en niet uitbreidt naar de orbita, kan een partiële bovenkaakresectie in overweging genomen worden, eveneens gevolgd door radiotherapie. Afhankelijk van de tumoruitbreiding in de orbita en de individuele situatie van de patiënt kan het in geselecteerde gevallen noodzakelijk zijn de bovenkaakresectie te combineren met een exenteratio orbitae. In geval van doorgroei naar de voorste schedelbasis is soms een craniofaciale resectie geïndiceerd. Hierbij wordt via een gecombineerde neurochirurgische en transmaxillaire benadering de voorste schedelbasis gereseceerd, die vervolgens gewoonlijk met een gesteelde galealap wordt gereconstrueerd.

➡ *Wat wordt verder met de patiënt besproken?*

Er wordt besproken dat een adenocarcinoom van de neus en neusbijholten een zeer zeldzame tumor is (minder dan 1% van alle maligniteiten) en dat er een relatie bestaat met langdurige expositie aan houtstof van hardhout. Meubelwerkers vormen daarom ook een risicogroep voor het ontstaan van deze tumoren.

Omdat het in de regel langzaam groeiende tumoren betreft, wordt betwijfeld of de opgegeven duur van de klachten van zes weken reëel is. Een langzaam, nauwelijks opgemerkt groeipatroon bepaalt dat in een groot aantal van de gevallen meer dan alleen de neusholte is aangetast en dat uitbreiding naar meerdere omgevende neusbijholten kan worden vastgesteld. Vanwege de uitbreiding naar de sinus ethmoidalis bij deze patiënt wordt een neusendoscopische macroscopische verwijdering van de tumor geadviseerd, waarbij een grote holte wordt gecreëerd van de neus, sinus ethmoidalis en sinus maxillaris. Voorlichting wordt verstrekt over de postoperatieve radiotherapie die in fracties van 2 Gy per dag wordt gegeven tot een totale dosis van 46 Gy op het operatiegebied en een boost tot 70 Gy op het oorspronkelijke tumorgebied.

Aangezien het een zeldzame maligniteit betreft, kan slechts in algemene bewoordingen met de patiënt over de prognose gesproken worden, die in de orde van 60-70% vijfjaarsoverleving ligt. Dat er geen sprake is van intracraniale uitbreiding wordt als een relatief gunstige omstandigheid uitgelegd.

Door de gecreëerde operatieholte zal de luchtcirculatie aanzienlijk veranderen, waardoor crustae in de neus gevormd worden. In bepaalde omstandigheden kan dit leiden tot ozaena. Daarom dient de neus regelmatig geïrrigeerd te worden met fysiologisch zout.

45 Een 69-jarige man met slikklachten

H.F. Mahieu

Een 69-jarige man bezoekt de polikliniek Keel-, neus- en oorheelkunde in verband met gestoorde voedselpassage die al ten minste een halfjaar zou bestaan en progressief is. Bij navraag bestaan de klachten misschien zelfs al veel langer, omdat hij al twee jaar zijn eten erg fijn kauwt voordat hij het doorslikt. Ook vermeldt hij veel tijdens het eten te drinken, waarbij hij het idee heeft het eten te moeten wegspoelen. Er is dan vaak een borrelend 'gootsteengeluid' aan de hals waarneembaar, wat als sociaal belastend ervaren wordt. Hij durft de laatste tijd niet meer uit eten te gaan, omdat hij zich tijdens het eten soms moet excuseren om op het toilet onverteerd voedsel 'uit zijn keel' te spoelen of te schrapen, waarna hij het uitspuwt. Drinken vormt eigenlijk geen probleem, afgezien van het eerdergenoemde borrelende geluid. Hij heeft niet het idee dat hij zich vaak verslikt tijdens het eten of drinken.
Ondanks de bestaande passageproblemen voor vast voedsel heeft hij de laatste jaren geen noemenswaardig gewichtsverlies ondervonden. Het slikken is niet pijnlijk. De laatste tijd bemerkt patiënt soms een zwelling links laag in de hals. Als hij hierop drukt, krijgt hij soms een hoestprikkel of komen er voedselresten terug in zijn mond, vele uren na zijn laatste maaltijd. Hij moet soms hoesten als hij gaat liggen.

➡ *Wat is de meest waarschijnlijke aandoening die aan dit klachtenpatroon ten grondslag ligt?*

De anamnese van deze 69-jarige man is verdacht voor een zenkerdivertikel, een pulsiedivertikel op de overgang hypofarynx-slokdarm.

➡ *Waarom is een maligne gezwel in de hypofarynx of oesofagus minder waarschijnlijk bij deze 69-jarige man?*

De lange tijd dat de klachten al bestaan en het feit dat patiënt in al die tijd geen gewicht verloren heeft, maakt een maligniteit erg onwaarschijnlijk.

➡ *Wat zijn momenteel de belangrijkste risico's voor de patiënt?*

Het belangrijkste risico onder de gegeven omstandigheden is aspiratie van voedselresten via regurgitatie uit het divertikel. Hierdoor kan een aspiratiepneumonie ontstaan. De eerste tekenen van dreigende aspiratie zijn anamnestisch al aanwezig: hoesten bij het gaan liggen en bij het leegdrukken van het divertikel door uitwendige druk op de zwelling in de hals.

Differentiaaldiagnose

➡ *Waar moet differentiaaldiagnostisch aan gedacht worden bij hoge voedselpassageklachten?*

- Neuromusculaire aandoeningen
- Disfunctie van de bovenste slokdarmsfincter
- Webs of stenose in de hypofarynx of proximale oesofagus
- Corpus alienum
- Benigne gezwellen
- Maligne gezwellen
- Zenkerdivertikel

- Is er een zwelling aan de hals waarneembaar?
- Blijft het gewicht op peil?
- Komt het voedsel terug in de mond of keel (regurgitatie)?
- Zo ja, hoe lang na de maaltijd treedt dat op?
- Gaat de regurgitatie gepaard met zuurbranden of een zure smaak?
- Verslikt patiënt zich tijdens het eten of drinken?
- Zijn er borrelende geluiden te horen in de keel tijdens het slikken?

Anamnese

➡ *Wat is het meest karakteristieke anamnestische kenmerk van een zenkerdivertikel?*

Regurgitatie van onverteerd voedsel, soms zelfs langere tijd na de maaltijd, is het meest karakteristieke anamnestische kenmerk van een zenkerdivertikel.

➡ *Welke vragen zijn van belang om de aard en de ernst van voedselpassageklachten nader te kunnen duiden?*

- Bestaat het passageprobleem voor vast voedsel, voor vloeibaar voedsel of voor beide?
- Indien het voedsel blijft steken, waar wordt dat dan gevoeld?
- Heeft er een aanpassing van de consistentie van de voeding plaatsgevonden (bijvoorbeeld gemalen of gepureerd)?
- Hoe lang bestaan de slikklachten al?
- Is er een uitlokkend moment geweest?
- Zijn de slikklachten progressief?
- Is het slikken pijnlijk?

Onderzoek

Fysisch-diagnostisch onderzoek draagt vaak weinig bij in geval van slikstoornissen, met uitzondering van de inspectie van de tong, mondholte en keel en palpatie van de hals, wat aanvullende informatie kan verschaffen. Afhankelijk van de anamnese zal bij voedselpassageklachten gekozen worden voor een statisch of juist een dynamisch aanvullend onderzoek.
Bestaat de verdenking op een neuromusculaire aandoening met mogelijke aspiratie, dan zal primair voor een dynamisch slikonderzoek worden gekozen, bijvoorbeeld een videofluoroscopie of een functionele endoscopische evaluatie van het slikken, al dan niet met sensorische testing (FEES of FEESST) om de coördinatie van de verschillende slikfasen en mogelijke aspiratie te kunnen onderzoeken.
Bij verdenking op een zenkerdivertikel, een stenose of een maligniteit zal juist eerder voor een statisch onderzoek via slikfoto's met bariumcontrast (X-slik) worden gekozen, vanwege de hogere resolutie van de hiermee verkregen beelden.
Afhankelijk van de bevindingen op de X-slik dan wel videofluoroscopie kan endoscopisch onderzoek (oesofagoscopie) plaatsvinden.

Diagnose

➡ *Is endoscopisch onderzoek noodzakelijk om de diagnose zenkerdivertikel te stellen?*

Nee, de diagnose zenkerdivertikel wordt gesteld op het karakteristieke beeld op de slikfoto (figuur 45.1).

➡ *Moet elk zenkerdivertikel behandeld worden?*

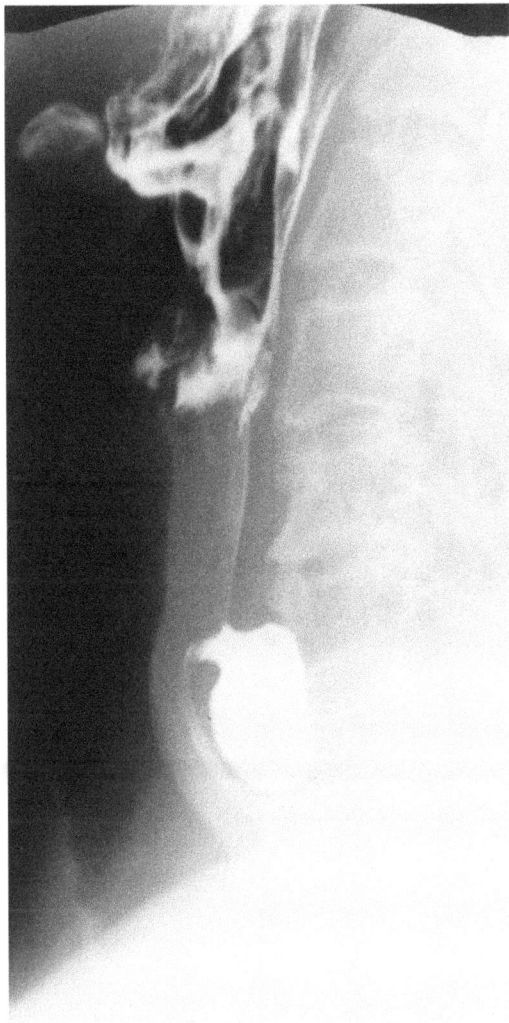

Figuur 45.1 *Röntgenonderzoek met bariumcontrastpap bij een 69-jarige patiënt met een zenkerdivertikel.*

Nee, lang niet elk zenkerdivertikel geeft klachten. Men moet zich ook altijd afvragen of bepaalde slikklachten wel het gevolg zijn van een op de slikfoto gevonden zenkerdivertikel. Zo is primaire aspiratie tijdens het slikken vrijwel nooit het gevolg van een zenkerdivertikel. Behandeling van het toevallig geconstateerde zenkerdivertikel zal dan ook niet tot een verbetering van deze klacht leiden. Zenkerdivertikels worden vooral gevonden bij patiënten ouder dan 60 jaar; een categorie patiënten bij wie vaak multipele stoornissen in de slikactie worden vastgesteld, die elk een andere slikklacht kunnen veroorzaken. Indien de aard van de slikklachten niet past bij het vrij karakteristieke klachtenpatroon van een zenkerdivertikel (zoals in deze casus beschreven), verdient het aanbeveling om het aanvullende onderzoek uit te breiden, bijvoorbeeld met een videofluoroscopie, om een eventuele andere slikstoornis op te sporen.

Beleid

Behandeling van een zenkerdivertikel is erop gericht om de stase van voedsel in het divertikel en de hieruit optredende regurgitatie te voorkomen. De behandeling bestaat meestal uit een endoscopische behandeling, waarbij de scheidingswand tussen het divertikel en de oesofagusingang geïncideerd wordt, zodat de voedselresten zich niet in het divertikel kunnen ophopen en gemakkelijker kunnen doorstromen in de oesofagus. Doordat zich in deze scheidingswand tevens de bovenste slokdarmsfinctermusculatuur bevindt, wordt zo ook direct een myotomie van de bovenste slokdarmsfincter verricht, waardoor de passage van de voedselbolus vergemakkelijkt wordt.

Het belangrijkste risico van de behandeling is een perforatie van de slokdarmwand, waaruit een potentieel levensbedreigende mediastinitis kan ontstaan. Echter, met de huidige endoscopische technologische ontwikkelingen is de kans op deze complicatie sterk afgenomen.

| De patiënt wordt endoscopisch met de CO_2-laser behandeld. De eerste postoperatieve nacht ontwikkelt patiënt wat pijn tussen de schouderbladen.

➥ *Duidt de pijn tussen de schouderbladen op mediastinitis?*

Nee, incisie van de scheidingswand tussen zenkerdivertikel en oesofagus kan enige uitstralende pijn tussen de schouderbladen veroorzaken, zonder dat een perforatie of mediastinitis bestaat.

➥ *Wat zijn wel tekenen van een perforatie en beginnende mediastinitis?*

Aan een perforatie moet gedacht worden als door lekkage van lucht mediastinaal en subcutaan emfyseem optreedt. Als dan ook nog hoge koorts ontstaat, moet aan een beginnende mediastinitis gedacht worden. Postoperatieve hoge koorts zonder emfyseem is meestal niet het gevolg van perforatie en mediastinitis, maar van een aspiratiepneumonie van de inhoud van het zenkerdivertikel, die opgetreden is op het moment van de inductie van de narcose. Een patiënt met een zenkerdivertikel dient preoperatief als niet volledig nuchter beschouwd te worden, omdat er zich ook na lange tijd (dagen) nog voedselresten in het divertikel kunnen bevinden. Het is zaak dat de anesthesioloog hiermee rekening houdt.

Beloop

De dag na de ingreep wordt 's morgens gestart met vloeibare voeding die binnen een dag uitgebreid kan worden naar gemalen voeding, waarna patiënt de afdeling in goede gezondheid heeft verlaten. Enkele weken later geeft hij tijdens poliklinische controle aan dat het slikken volledig genormaliseerd is. Hij kan weer zonder gêne in een restaurant eten, zonder last van regurgitatie. Ook het borrelende geluid aan de hals tijdens het slikken is verdwenen. Hij kan weer gaan liggen zonder te hoesten.

46 Snurken, hees en een brok in de keel

J. Vanderwegen

Een 53-jarige zakenman consulteert de kno-arts vanwege snurken, heesheid bij langdurig spreken en een globusgevoel. Het globusgevoel bestaat uit de sensatie om steeds weer slijm in de keel te moeten wegslikken. Deze klachten bestaan al enkele jaren. Hij gebruikt geen medicatie op voorschrift. Navraag leert dat hij wel regelmatig gebruikmaakt van vrij verkrijgbare antirefluxmedicijnen (type antacida). Er is geen dysfagie, odynofagie of frequente aspiratie. Hij rookt niet en gebruikt gemiddeld twee eenheden alcohol per dag.

Onderzoek

Onderzoek van de mondholte toont tonsillen in situ, een oedemateuze uvula en een forse tongbasis. Er wordt momenteel geen postnasal drip geobjectiveerd. Rhinoscopia anterior toont licht congestieve neusschelpen met een beperkte neusseptumdeviatie naar rechts. Onderzoek van de oren is normaal. De lichaamslengte bedraagt 171 cm; het gewicht is 95 kg.
Het stemgeluid van patiënt lijkt niet afwijkend. Indirecte laryngoscopie met een starre en een flexibele optiek toont bilateraal normaal beweeglijke stemplooien. De ware stemplooien zelf komen oedemateus over met lichte vaatinjectie. De morgagniventrikel kan niet goed gevisualiseerd worden door begeleidend oedeem van de valse stemplooien. De arytenoïdregio komt bilateraal sterk erythemateus en oedemateus over met een uitgesproken weefselopzetting in de interarytenoïdale ruimte. De sinus piriformes zijn normaal bij de valsalvamanoeuvre.

➡ *Welke differentiaaldiagnosen en aanvullende onderzoeken kunnen nodig of nuttig zijn?*

aanvullend onderzoek	differentiaaldiagnostiek
– laryngostroboscopie – allergologische screening – polysomnografie – gastro-oesofagoscopie – 24 uurs pH-meting	– laryngofaryngeale reflux – allergie – obstructief slaapapneusyndroom – primair of secundair hyperkinetisch stemgebruik – recidiverende bovenste-luchtweginfecties – chronische rinosinusitis met postnasal drip

Bij laryngostroboscopie blijkt dat de mucosale golfbeweging normaal is.

➡ *Aan welke diagnose dient hier in de eerste plaats te worden gedacht?*

Het klachtenpatroon en vooral het laryngoscopische beeld zijn suggestief voor laryngofaryngeale reflux (LPR). Zure maaginhoud geeft chronische irritatie van het slijmvlies van de larynx, met als gevolg een afwijkend beeld bij laryngoscopie. Het geheel van symptomen en bevindingen secundair aan laryngofaryngeale reflux wordt laryngofaryngeale refluxziekte (laryngopharyngeal reflux disease, LPRD) genoemd.

Diagnose en beleid

Een eenvoudige manier om de tentatieve diagnose LPRD te bevestigen is de symptomatische respons op medische behandeling. Omdat veel patiënten vrij gunstig reageren op aanpassingen van de levensstijl (o.a. dieet) en medicatie, is een kuur met zuurremmende geneesmiddelen (protonpompremmer, proton pump inhibitor, PPI) een frequent gebruikte aanpak om de diagnose te stellen met een grote mate van betrouwbaarheid.

Een proefbehandeling met PPI bij verdenking op LPRD wordt dan ook beschouwd als een kosteneffectieve aanpak. Responders kunnen nadien de medicatie afbouwen, non-responders vergen eventueel bijkomende onderzoeken zoals 24 uurs pH-meting en/of gastroscopie om de tentatieve diagnose van LPRD te bevestigen/ontkennen.

Om de diagnose van LPRD met zekerheid te stellen is de 24 uurs dubbele-probe pH-meting het meest geschikt. Hierbij kunnen zich echter soms technische artefacten voordoen, zodat arbeidsintensieve handmatige verwerking van de resultaten noodzakelijk is. Valsnegatieve resultaten zijn mogelijk gezien het intermitterende karakter van de refluxepisodes, het optreden van non-acid refluxmomenten en de beperkte tijdsduur van de meting. Vanwege de vermelde problemen wordt vaak de tentatieve diagnose LPRD gesteld alleen op basis van de anamnese, de klachten en het laryngeaal onderzoek. Ondanks de afwezigheid van oesofageale of maagklachten dient ook een oesofagogastroscopie te worden overwogen, daar LPRD een hogere voorspellende waarde heeft op de ontwikkeling van oesofageale adenocarcinomen dan alleen de gastro-oesofageale refluxziekte (gastro-esophageal reflux disease, GERD).

Onderzoek bij deze patiënt

- Allergietests kunnen geen inhalatieallergenen identificeren.
- Met het uitvoeren van een polysomnografie wordt even gewacht, aangezien patiënt hier weigerachtig tegenover staat.
- De patiënt wordt verwezen naar de gastro-enteroloog voor het uitvoeren van een screeningsgastroscopie. De slokdarm toont een normaal slijmvlies in het proximale gedeelte; de Z-lijn (overgang slokdarm-maagmucosa) bevindt zich op 38 cm; de diafragma-insnoering is gesitueerd op 42 cm van de tandenrij; in retrograad zicht sluit de cardia niet goed aan om het toestel. Er zijn enkele tongvormige uitlopers (< 2 cm) ter hoogte van de slokdarm (short segment barrettoesofagitis). De maag, pylorus, bulbus en duodenum zijn normaal. Pathologisch onderzoek van biopten genomen ter hoogte van de barrettoesofagitis toont intestinale metaplasie.

Een 24 uurs pH-metrie met dubbel meetpunt (larynx en oesofagus) toont belangrijke laryngofaryngeale reflux, die voornamelijk overdag optreedt.

Laryngofaryngeale reflux

Laryngofaryngeale reflux (LPR) van maaginhoud verschilt van de meer bekende gastro-oesofageale reflux (GER) door het ontbreken van typische klachten als zuurbranden, regurgitaties, en retrosternale klachten. Er is bij gezonde personen bijna geen fysiologische LPR aanwezig. Aangezien de bovenste aerodigestieve tractus niet bestand is tegen de aanwezigheid van maagzuur en pepsine, galzouten en pancreasenzymen, kunnen deze de weefsels irriteren en beschadigen. LPR kan dus vrij snel leiden tot pathologie (LPRD), terwijl GER enkel tot GERD zal leiden bij frequente en langdurige blootstelling aan refluxmateriaal. Patiënten zullen reflux vaak niet als een acceptabele oorzaak van hun klachten willen zien. Verklaringen hiervoor zijn de atypische symptomen en de lange periode noodzakelijk na de start van de medische behandeling voordat de gemiddelde LPRD-patiënt een afname van zijn klachten ondervindt.

▶ *Welke klachten kunnen optreden bij laryngofaryngeale reflux?*

Klachten van LPRD omvatten een grote variatie aan niet-specifieke klachten; voorbeelden zijn: (1) globus faryngeus; (2) dysfonie; (3) chronisch keelschrapen; (4) keelpijn; (5) dysfagie; (6) chronische hoest; (7) paroxismale larynxspasmen. Dysfonie geassocieerd aan LPR kan variëren van ernstige heesheid tot snelle stemvermoeidheid of minimale stemveranderingen, en kan sterk fluctueren van dag tot dag. Chronisch keelschrapen en keelpijn zijn vaak begeleidende klachten. Dysfagie zonder andere LPRD-klachten is meestal niet exclusief het gevolg van LPR. Chronische droge hoest blijft een moeilijke klacht en is waarschijnlijk slechts bij een minderheid van patiënten het gevolg van LPR. Paroxismale larynxspasmen zijn een typisch maar vaak ondererkende manifestatie van LPR.

Andere klachten en aandoeningen zoals otalgie, otitis media, sinusitis, tandproblemen, halitosis, stenose op glottis- of subglottisch niveau en maligniteiten van de bovenste lucht- en voedselweg worden door sommige onderzoekers gerelateerd aan LPR, hoewel anderen hiervoor weinig aanwijzingen vinden.

Tabel 46.1 *Klachten geassocieerd aan LPRD.*

sterke relatie met LPRD	zwakke relatie met LPRD
– globus faryngeus	– otalgie
– dysfonie	– otitis media
– chronisch keelschrapen	– sinusitis
– keelpijn	– tandproblemen
– dysfagie	– halitosis
– chronische hoest	– (sub)glottisstenose
– slijmvorming hypofaryngeaal	– carcinoom aerodigestieve tractus
– paroxismale larynxspasmen	– pyrosis
	– OSAS
	– exacerbatie chronische longproblemen
	– bronchiëctasieën

▶ *Welke bevindingen bij laryngoscopie passen bij LPRD?*

Aanwijzingen voor LPRD in het larynxbeeld zijn (1) irritatie van de posterieure glottis, gekenmerkt door erytheem, oedeem en/of hypertrofie (ook wel pachydermie genoemd, bij langdurige blootstelling aan LPR); (2) irritatie, ulceratie of granuloomvorming rondom de processus vocalis; (3) irritatie, zoals erytheem en oedeem van het slijmvlies over de arytenoïden; (4) pseudosulcus vocalis, wat gedefinieerd wordt als bilateraal subglottisch oedeem (in tegenstelling tot een ware sulcus, die een instulping is of verkleving van het stemplooiepitheel met het onderliggende ligamentum vocale); (5) oedeem en/of dilatatie van de bloedvaten in de stemplooien. Het is niet moeilijk om het typische larynxbeeld van langdurige en intense blootstelling aan LPRD te herkennen. Het is echter vaak veel moeilijker om subtiele veranderingen in het larynxbeeld bij LPRD te herkennen. Bovendien zijn bij LPRD vaak slechts enkele tekenen aanwezig. Ook hebben veel asymptomatische personen een of meer van de beschreven kenmerken.

Behandeling

▶ *Wat zijn de behandelmogelijkheden bij LPRD?*

Belangrijke gedragswijzigingen omvatten gewichtsverlies bij obesitas (= verminderen van de intra-abdominale druk), stoppen met roken en vermijden van excessief alcoholgebruik (= ver-

Tabel 46.2 *Bevindingen bij het laryngoscopische beeld geassocieerd aan LPRD.*

sterke relatie met LPRD	zwakke relatie met LPRD
– pseudosulcus vocalis	– pachydermie
– oedeem arytenoïden	– 'cobbstoning' van de farynx
– oedeem supraglottis	– erytheem larynx
– arytenoïdgranuloom	
– contactulcera	

minderen van relaxaties van de onderste oesofagussfincter). Dieetaanpassing omvat het beperken van de inname van chocolade, vetten, citrusvruchten, koolzuurhoudende dranken, tomaten, rode wijn, cafeïne en late avondmaaltijden.

Het voorschrijven van een PPI is de standaard medicamenteuze behandeling.

Het benadrukken van het correcte gebruik van de medicatie is uitermate belangrijk: PPI kunnen het best dertig tot zestig minuten voor de maaltijd worden ingenomen, en ook na een episode van enkele uren vasten.

Wanneer medische behandeling faalt, kan in selecte gevallen chirurgie een oplossing brengen. Deze technieken zijn enkel geschikt voor patiënten van wie aangetoond kan worden dat de onderste oesofagussfincter incompetent is en het volume aan refluxaat hoog is. Een laparoscopische fundoplicatie is dan de heelkunde van keuze en geeft bij de behandeling van GERD uitstekende resultaten; de resultaten bij LPRD-patiënten zijn beduidend minder goed, hetgeen verklaard kan worden door de verschillen in pathogenese tussen GERD en LPRD.

Behandeling bij deze patiënt

Er wordt een behandeling opgestart met dieet, levensstijl en een PPI. Patiënt wordt geïnstrueerd over het verwachte verloop van de klachten en de noodzaak tot routinematige follow-up van de barrettoesofagitis.

47 Hij moet op de bank slapen

N. de Vries

Een wat obese man van 55 jaar bezoekt samen met zijn vrouw de kno-polikliniek. Hij snurkt al jaren zo luid dat zij al enige tijd niet meer samen kunnen slapen. Hij is veel op zakenreis en ook in hotels worden gasten in omliggende kamers vaak gehinderd. Hij is bekend met hypertensie, waarvoor hij medicatie gebruikt. Hij rookt niet, wel drinkt hij – vooral tijdens zijn vele zakelijke besprekingen – een 'wisselend aantal' glazen wijn per avond.

➥ *Van welk syndroom is snurken een hoofdsymptoom?*

Snurken is een hoofdsymptoom van obstructief slaapapneusyndroom (OSAS). Snurken ontstaat door vernauwing in de bovenste luchtweg in combinatie met afname van spiertonus. Differentiaaldiagnostisch hoeft bij de klacht snurken eigenlijk alleen gedacht te worden aan sociaal onacceptabel snurken alleen, of als uiting van OSAS.

Differentiaaldiagnose van snurken

- Sociaal onacceptabel snurken sec
- Idem, als manifestatie van OSAS

Anamnese

➥ *Welke vragen zijn van belang om meer duidelijkheid over een oorzaak te krijgen?*

Anamnese bij sociaal onacceptabel snurken

- Hoe lang bestaan de klachten precies?
- Nemen de klachten toe?
- Snurkt de patiënt altijd of alleen, dan wel harder, na alcoholgebruik?
- Is hij de laatste jaren zwaarder geworden?
- Merkt de patiënt het zelf ook of wordt hij er alleen door de omgeving op geattendeerd?
- Heeft zijn partner nachtelijke ademstops opgemerkt?
- Is hij 's ochtends goed uitgerust?
- Wordt hij met hoofdpijn wakker?
- Is hij overdag overmatig slaperig?
- Vindt hij dat hij intellectueel minder goed functioneert dan vroeger?
- Hoe is de neuspassage, zijn er aanwijzingen voor allergie, rookt hij?

De klachten bestaan al vele jaren. Patiënt is in de laatste vier jaar acht kilo in gewicht toegenomen en in deze periode zijn de klachten ernstiger geworden. Hij snurkt veel harder in rugligging en vooral in deze houding heeft zijn vrouw apneus tot 25 seconden waargenomen. Na alcoholgebruik neemt het snurken in luidheid toe, en ook dan heeft zijn vrouw ademstilstanden bemerkt, waar zij zich zorgen over maakt. Hij wordt minder fit wakker en is ook overdag vaak minder helder dan vroeger. Hij denkt zelf dat het aan zijn toenemende leeftijd en harde werken ligt. Tijdens zijn lange autoritten op de Duitse autobahn heeft hij vaak moeite wakker te blijven en soms moet hij de auto aan de kant van de weg zetten om even uit te rusten. Hij drinkt veel koffie om goed wakker te blijven.

➡ *Kan met deze gegevens meer gezegd worden over de kans op OSAS?*

Patiënten met als hoofdklacht ernstig snurken, zo hard dat samen slapen moeilijk of niet (altijd) mogelijk is, al dan niet met (hetero)anamnestisch ook nachtelijke ademstilstanden, moe wakker worden en excessieve slaperigheid overdag, zijn anamnestisch zeer verdacht voor OSAS. De verdenking op OSAS wordt versterkt wanneer ook sprake is van overgewicht respectievelijk obesitas. Hoe hoger de body mass index (BMI), hoe groter de kans op OSAS. Bij een halsomtrek van 42 cm of meer is de kans op OSAS verhoogd.

Gebleken is dat meer dan de helft van de patiënten die zich op een kno-polikliniek melden met de hoofdklacht 'sociaal onacceptabel snurken' voldoet aan de criteria voor OSAS. Niet al deze patiënten hebben alle kenmerkende symptomen (tabel 47.1) en de (hetero)anamnese zelf is daarom vaak weinig sensitief en specifiek. Nader onderzoek is nodig om de diagnose te kunnen stellen.

Tabel 47.1 *Symptomen die kunnen wijzen op OSAS.*

volwassenen	kinderen
– hevig snurken	– snurken
– excessieve slaperigheid overdag	– rusteloos slapen
	– slaperigheid
– geobjectiveerde apneus	– hyperactiviteit
– plotseling wakker schrikken met 'choking'	– agressie en gedragsproblemen
– gastrofaryngeale reflux	– frequent verkouden/ hoesten
– concentratiestoornissen	
– in slaap vallen achter het stuur	– rare slaaphoudingen
– vergeetachtigheid	
– persoonlijkheidsveranderingen	
– stemmingwisselingen	
– nachtzweten	
– nycturie	
– droge mond 's ochtends	
– rusteloos slapen	
– ochtendhoofdpijn	
– impotentie	

De ernst van OSAS

Sociaal onacceptabel snurken alleen is geen gezondheidsrisico, OSAS wel. OSAS is een ernstig gezondheidsprobleem dat enorme medische, sociale en economische kosten met zich meebrengt. De ernst van OSAS wordt uitgedrukt in de apneu-hypopneu-index (AHI), de gemiddelde hoeveelheid apneus en hypopneus per uur slaap. Een apneu is een complete ademstop gedurende meer dan tien seconden, een hypopneu is een > 50% vermindering van luchtflow gedurende minimaal tien seconden. Bij een AHI van 5-15 spreekt men van licht OSAS, bij een AHI van 15-30 van matig-ernstig OSAS en bij een AHI van > 30 van ernstig OSAS. OSAS is gerelateerd aan een verhoogd risico op cardiovasculaire pathogie: hypertensie, angina pectoris, myocardinfarct en cerebrovasculair accident. De mortaliteit bij ernstig OSAS is verhoogd. OSAS met een AHI > 40 is geassocieerd met een zesvoudig toegenomen risico op betrokkenheid bij verkeersongevallen.

Definities van apneu, hypopneu, obstructieve, centrale en gemengde apneu

Een *apneu* wordt gedefinieerd als een onderbreking van de luchtstroom gedurende minstens tien seconden.

Een *hypopneu* is een ≥ 50% (sommigen gebruiken 30% in plaats van 50%) vermindering van de luchtstroom gedurende minstens tien seconden, gevolgd door een daling van de zuurstofspanning in het bloed (zuurstofdesaturatie) van minstens 4% en/of een ontwaakreactie (arousal).

Men maakt onderscheid tussen obstructieve, centrale en gemengde adempauzes.
- Bij een *obstructieve apneu* ziet men wel een ademhalingsbeweging, maar er komt geen lucht langs (apneu) dan wel er is onvoldoende luchtpassage (hypopneu) door obstructie ergens in de bovenste luchtweg.
- Bij *centrale apneu* zijn er in het geheel geen ademhalingsbewegingen. Centrale slaapapneu is uitermate zeldzaam en wordt veroorzaakt door een aandoening centraal in de hersenen, door bijvoorbeeld een hersenbloeding, na poliomyelitis, of andere hersenaandoeningen. Het is geen onderdeel van OSAS en zal hier verder niet worden besproken.
- Een *gemengde apneu* begint met een centrale en eindigt met een obstructieve component.

De (hetero)anamnese bij deze zakenman is klassiek en verdacht voor OSAS. De patiënt moet nader worden onderzocht.

Onderzoek

➥ *Wat moet verder worden onderzocht om de diagnose OSAS te kunnen stellen?*

Kno-onderzoek is noodzakelijk om kenmerken van OSAS te kunnen constateren.

➥ *Waar wordt naar gekeken bij kno-onderzoek?*

Vernauwing van de bovenste luchtweg wordt door zowel statische factoren alsook door dynamische veranderingen van spiertonus en slijmvlies veroorzaakt. Beoordeling van het gehele traject vanaf de neusingang tot stembandniveau is noodzakelijk.

Kno-onderzoek bij verdenking op OSAS

Neus: Is bij rhinoscopia anterior sprake van collaps ter plaatse van de klepregio, septumdeviatie, synechieën, slijmvlieszwelling op basis van aspecifieke hyperreactiviteit, polyposis nasi, hypertrofie van de concha nasalis inferior, concha nasalis media bullosa? Deze slijmvliesafwijkingen en anatomische variaties kunnen de neuspassage belemmeren.

Orofarynx: Typische fysische kenmerken van OSAS op mondholte- en orofaryngeaal niveau zijn een lang en slap en/of oedemateus palatum molle en dito uvula, hypertrofische tonsillen, nauwe orofarynx als gevolg van redundante farynxbogen.

Tonggrootte: Hoe groter de tong is, hoe groter de kans op OSAS. Terwijl de tong rust op de mondbodem, wordt de grootte ervan ten opzichte van het palatum beoordeeld en in vier gradaties onderverdeeld:
1 zichtbaar zijn uvula, tonsillen en farynxbogen
2 uvula, tonsillen niet
3 zachte gehemelte, uvula niet
4 alleen harde gehemelte.

Larynx: Hoewel relatief minder vaak voorkomend, kunnen ook laryngeale afwijkingen zoals een zogenaamde 'floppy' epiglottis, uni- en bilaterale stembandparese en -paralyse, (supra)glottisch oedeem na bestraling voor larynxcarcinoom, obstruerende benigne en maligne larynxtumoren, laryngokèles en cysten tot OSAS leiden. Over het algemeen staan laryngeale klachten – stemveranderingen, dyspneu – bij deze patiënten op de voorgrond.

➥ *Wat is de waarde van slaapregistratie?*

De mate van slaperigheid overdag kan worden uitgedrukt in de Epworth Sleepiness Scale

(ESS). De sensitiviteit en specificiteit van deze screeningsmethode is echter beperkt.
Een volledige nachtelijke polysomnografie (slaapregistratie) is de gouden standaard om de aanwezigheid en ernst van OSAS vast te stellen. Aandoeningen als narcolepsie, restless legs en *periodic leg movement disorder*, die tevens gepaard gaan met ernstige slaperigheid overdag, kunnen zo uitgesloten worden.

➥ *Welke vormen van slaapregistratie kunnen worden verricht?*

Er wordt onderscheid gemaakt in vier niveaus van slaapregistratie:
- Niveau 1a; klinische slaapregistratie: polysomnografie in het slaaplaboratorium. Hierbij worden ten minste eeg, EOG, emg van ademhalingsspieren, ecg, airflow, pulsoxymetrie, en ademhalingspogingen, lichaamspositie en luidheid van het snurken gemeten.
- Niveau 1b; volledige slaapregistratie thuis; dezelfde metingen, maar zonder supervisie.
- Niveau 2; polygrafie: klinisch of ambulant, niet gesuperviseerd. Registratie van minimaal drie ademhalingsparameters: ademhaling, airflow en zuurstofsaturatie.
- Niveau 3; zeer beperkte registratie. Niet-gesuperviseerde registratie van cardiorespiratoire parameters: ademhalingsbewegingen, hartfrequentie en zuurstofsaturatie.
- Niveau 4; continue bepaling van een of twee van de volgende cardiorespiratoire parameters: zuurstofsaturatie, ademhalingsbeweging, hartfrequentie, bloeddruk of verandering van lichaamshouding.

Diagnose

Bij de patiënt wordt na de anamnese de Epworth Sleepiness Scale (ESS) opgenomen. Met een score van 9 in de ESS is duidelijk sprake van toegenomen slaperigheid overdag. Bij kno-onderzoek wordt bij rhinoscopia anterior een recht septum gezien, terwijl de conchae niet gezwollen zijn; de neuspassage lijkt voldoende. Bij onderzoek van de mondholte wordt een forse tong gezien; als de patiënt de tong op de mondbodem laat rusten, is alleen het palatum durum en palatum molle zichtbaar, de uvula en tonsillen niet. Deze zijn alleen te inspecteren als de tong met een spatel omlaag wordt gedrukt. De tonsillen zijn afwezig. De huig is met 1,5 cm langer dan normaal (gem. 1-1,2 cm). Opvallend is vooral de extreme 'webbing', de afstand tussen de onderkant van de spierlaag van het palatum en de onderzijde van het slijmvlies van het palatum molle *(plaat 47.1)*. Met spreekt ook wel van 'Batmansign'. Op basis van deze gegevens is niet uit te maken of het palatum/uvula/tonsilniveau dan wel tongbasisniveau het voornaamste niveau van obstructie is. Beide niveaus lijken een rol te kunnen spelen. Er is geen mandibulaire retrognathie. Gezien de suspecte anamnese, de verhoogde ESS en de bevindingen bij kno-onderzoek wordt een volledige nachtelijke (klinische) slaapregistratie (niveau 1a) verricht. Hierbij is sprake van een AHI van 35, een ernstig OSAS.

Beleid

➥ *Welke behandeladviezen kunnen worden geboden?*

De patiënt krijgt het advies af te vallen, het gebruik van alcohol te beperken, geen sedativa en slaapmiddelen te gebruiken en rugligging te vermijden. Ook wordt de aanpassing van een overdrukmasker (nasal continuous positive airway pressure, NCPAP) geadviseerd. Na uitleg over NCPAP wijst de patiënt deze optie af omdat hij tijdens zijn vele vlieg- en autoreizen niet altijd het apparaat wil meenemen. Hij vraagt of er chirurgische alternatieven zijn. Hierop wordt een afspraak gemaakt voor slaapendoscopie.

Een NCPAP functioneert als pneumatische splint: de samengevallen bovenste luchtwegen worden door supra-atmosferische intraluminale druk opengehouden. Bij een hogere AHI is

NCPAP de behandeling van eerste keus. Van de patiënten wijst 30-50% NCPAP a priori af, of kan het op kortere of langere termijn niet verdragen. Als om die reden chirurgische behandeling wordt overwogen, is slaapendoscopie geïndiceerd. Bij slaapendoscopie wordt de natuurlijke slaap nagebootst door middel van kunstmatige inductie van slaap. Met een flexibele endoscoop (doorsnede 4 mm) wordt met directe visualisatie inzicht verkregen in de lokalisatie, dynamiek en mate van obstructie van de bovenste luchtweg. Hoewel slaapendoscopie niet noodzakelijkerwijs volledig representatief is voor natuurlijke slaap, wordt het in Nederland vaak toegepast omdat er geen betere methode is voor topische diagnostiek. Indien de voorkeur wordt gegeven aan niet-invasieve behandeling (NCPAP), is de bepaling van het (de) obstructieniveau(s) onnodig.

➡ *Hoe groot is de kans op succes in geval van chirurgie?*

Het effect van chirurgische interventie is omgekeerd evenredig met de hoogte van de AHI. Afhankelijk van obstructieniveau(s) – palatinaal niveau, tongbasisniveau, of beide niveaus – zijn veel chirurgische interventies mogelijk, als enige behandeling, in combinatie, gefaseerd of in tempo.

Register

30-Kda-(P0) antigen *41*
68-Kda-antigen *41*

abces *181*
abcesloket *185*
ACE-remmer *136*
acuut loopoor *9*
acusticusneurinoom *27, 33*
ademstilstand *211*
adenocarcinoom *201*
adenoïd *123*
adenoïdcysteus carcinoom *200*
adenoïdhypertrofie *123*
adenoïditis *123*
adenotomie *19, 125*
adenotonsillectomie *129*
aesthetic subunit *103*
afonie *149*
AHI *212*
AICA *28*
alarmsymptoom *176*
allergie *82*
allergische rinitis *75*
ammonia *80*
angina *131*
 –, van Plaut-Vincent *132*
angioneurotisch oedeem *135*
angio-oedeem *135*
angiotensine-converting enzyme (ACE)-remmer *136*
anosmie
 –, geleidings- *80*
 –, perceptief *80*
antrochoanale poliep *98*
apneu *212*
 –, centraal *213*
 –, gemengd *213*
 –, -hypopneu-index (AHI) *212*
 –, obstructief *213*
arnold-chiarisyndroom *51*
arteria-carotisbloeding *182*
arterioveneuze misvorming *49*
Aspergillus *3*
aspiratie van voedselresten *203*
astma *89*
astmatische bronchitis *90*
atheroomcyste *172*

auditieve neuropathie *43*
auto-immuun binnenooraandoening *51*
azathioprine *42*

barbecuerol *65*
Beck depression inventory *52*
bellverlamming *69*
BERA-screening *43*
bèta-2-transferrine *86*
bètahemolytische streptokokken *181*
bezoldabces *11*
binnenooraandoening, immuungemedieerde *37, 42*
binnenooraantasting, erfelijke *37*
bloederige rinorroe *199*
bloeding, arteria-carotis- *182*
body mass index (BMI) *212*
borrelend geluid *204*
Borrelia burgdorferi *28*
bovensteluchtweginfectie, recidiverend *123*
Brandt-Daroff-oefeningen *65*
bronchitis, astmatisch *90*
Burow's oplossing *3*

calcitonine *168*
canalolithiasis *63*
Candida *3*
capsaïcine *78*
CATS *59*
centrale apneu *213*
CHARGE *46*
cholesteatoom *9, 14*
chorda tympani *24*
chronische
 –, middenoorpathologie, CT-scan bij *14*
 –, recidiverende parotitis *120*
 –, rinosinusitis *81*
chroom *1*
ciliaire stoornissen *18*
click-evoked otoakoestische emissies *43*
CO_2-laser *146*
COCH-gen *40*
cochleair implantaat *42, 46*

cochleovestibulaire uitval, progressief *38*
cogansyndroom *27, 41*
connexine-26-eiwit *46*
convectiestroming in de endolymfe *63*
conventioneel hoortoestel *45*
corticosteroïd *92*
 –, -spray *77*
 –, -therapie *42*
craniofaciale afwijkingen *18*
cryotherapie *102*
CSF-leakage *87*
CT-scan
 –, bij chronische middenoorpathologie *14*
 –, neusbijholten *91, 94*
cupulolithiasis *63*
cyanose *161*
cyste *172*
cytomegalovirus *44*
cytostatische zalf *102*

De la Meilleure, manoeuvre van *65*
degloving, midfacial *99, 201*
Denker, operatie volgens *201*
dermobrasie *103*
dermoïdcyste *172*
desaturatie *164*
DFNA9 *40*
dix-hallpike-manoeuvre *62*
downsyndroom *18*
draaiduizeligheid *13*
draaisensatie, kortdurend *61*
dubbelzijdig gehoorverlies *37*
ductus thyroglossus *172*
duiken *25*
duizeligheid *55*
dysfonie *152*

EBV *188, 190*
echografie *183*
ECOG *38*
eczeem *1*
elektrocoagulatie *102*
elektrocochleografie (ECOG) *38*
elektromyografie *155*

endolymfatische hydrops *51*
endolymfe, convectiestroming in *63*
endoscopische laserresectie *146*
epiglottis, floppy *213*
epiglottitis *158*
epistaxis *188*
epleymanoeuvre *64*
epstein-barrvirus (EBV) *188, 190*
Epworth Sleepiness Scale *213*
evenwichtsonderzoek *58*

facialisparese *7*
facialisuitval *15, 67*
faryngitis *128, 131*
fasciitis necroticans *182*
FESS *92, 94*
fistelsymptoom *14*
floppy epiglottis *213*
fluorquinolonen *8*
folliculaire neoplasie *168*
fonetogram *150*
frenzelbril *62*
freysyndroom *117, 122*
functional endoscopic sinus surgery (FESS) *92, 94*
Fusobacterium necrophorum *184*

gang van Wharton *112*
GCS *71*
gehoor
 –, verminderd *17*
 –, -reconstructie *15*
gehoorgangsfurunkel *5*
gehoorverlies
 –, dubbelzijdig *37*
 –, enkelzijdig perceptief *32*
 –, plotseling *25*
geleidings-
 –, -anosmie *80*
 –, -hyposmie *80*
 –, -slechthorendheid *21*
gemengd apneu *213*
gesloten techniek *15*
glandula
 –, parotidea *115, 119*
 –, submandibularis *112*
Glasgow Coma Scale (GCS) *71*
glomustumor *49*
gootsteengeluid *203*
gradenigosyndroom *15*
granulatieweefsel *15*

Haemophilus influenzae *9, 158*
hals, inspectie van *111*
halsabces, diep *185*
halscyste, mediaan *171*
halsinfectie, diep *181, 183*

halslymfeklier
 –, maligne *165*
 –, -metastase *145*
 –, -niveau *176*
 –, -zwelling, verdacht *178, 179*
halsnodulus *166*
halsomtrek *212*
halsonderzoek *166*
halszwelling *166, 175*
hashimotothyreoïditis *168*
heesheid *143*
hemangioom *172*
herpes zoster *68*
hersenplasticiteit *52*
hersenstamaudiometrie *45*
hersenzenuwen *189*
hoofdpijn *93*
hoortoestel, conventioneel *45*
house-brackmanclassificatie *68*
houtstof, expositie aan *199, 202*
HPV *98*
huidtest *77*
humaan papillomavirus (HPV) *98*
hydrops van de endolymfatische ruimte *58*
hyoïd *171*
hyperacusis *50, 56*
hyperkeratose *106*
hypertensie, intracraniële *49*
hypoparathyreoïdie *169*
hypopneu *212*
hyposmie
 –, geleidings- *80*
 –, perceptief *80*

idiopatische rinitis *78*
immunologische stoornissen *18*
infundibulotomie *92*
inspiratoire stridor *162*
intubatie *160*
inverted papilloma *99, 200*
IR-videosysteem *62*

keelpijn *127*
Kernig, teken van *9*
korstje op de neusrug *101*

labyrintfistel *14*
labyrintitis *25, 37*
lagere luchtwegen *89*
laryngitis *154*
laryngofaryngeale reflux *207*
laryngostroboscopie *145, 207*
larynxcarcinoom
 –, glottisch *145*
 –, subglottisch *145*
 –, supraglottisch *145*
larynxhelftstilstand *144, 163*

laserresectie, endoscopisch *146*
lawaai
 –, -bescherming *53*
 –, -blootstelling *50*
 –, -trauma *52*
Lempert, manoeuvre van *65*
leukoplakie *105*
liquorlekkage *87*
liquorroe *87*
longitudinale fractuur *72*
loopoor, acuut *9*
luchtwegen, lager *89*
lues *27*
lupus erythematodes *27*
Lyme, ziekte van *27*
lymfeklier
 –, reactief *175*
 –, -metastase *195*
 –, -pathologie *177*

macroglobulinemie *27*
maligne halslymfeklier *165*
maligniteiten van de neusbijholten *99*
marsupialisatie *95*
mastoïdectomie *11*
mastoïditis *5*
 –, complicaties *11*
meatoplastiek *4*
mediane halscyste *171*
mediastinitis *206*
mediastinum *185*
membraan van Reissner *28*
Menière, ziekte van *27, 37, 57*
meningitis *85*
metastase *178*
methylprednisolon *42*
microlaryngoscopie *141*
midfacial degloving *99, 201*
Mohs micrografische chirurgie *102*
mondademhaling *17, 123*
mondbodem *112*
Moraxella catarrhalis *10*
MRI *34, 59*
mucokèle *95*
multipele sclerose (MS) *27*

narcose, onderzoek onder *178*
nasendoscopie *94*
nasofarynxcarcinoom *188, 190*
NCPAP *214*
nervus facialis *67, 73*
nervus recurrens *144, 164, 169*
neuritis vestibularis *57*
neusbijholten
 –, chirurgie *85*
 –, CT-scan *91, 94*
 –, maligniteit *99*
neusendoscopie *91*

REGISTER

neuspassage, verminderde 97
neuspoliep 81, 98
neusverstopping 75, 123
niet-allergische rinitis 75
nikkel 1
nodulus
 -, hals- 166
 -, schildklier- 165, 167
 -, vocalis 140
NSAID 79
nystagmus, rotatoir 63

obstructief
 -, slaapapneusyndroom (OSAS) 211
 -, apneu 213
OMA, complicaties 11
OME 17, 187
onderzoek onder narcose 178
oorpijn 175
oorpijn, gerefereerd 5
oorsuizen 49
open techniek 15
orgaansparende behandeling 196
orofarynxcarcinoom 196
OSAS 211
ostiomeataal complex 94
otitis externa
 -, acuta 5
 -, chronisch granulerende 4
 -, maligna 1, 5
otitis media
 -, acuta 5, 9, 17
 -, met effusie (OME) 17, 37, 187
otorroe 13

panendoscopie 194
papil van Wharton 112
papillair schildkliercarcinoom 173
papilloma, inverted 99, 200
paracentese 18
parotidectomie 121
parotistumor 116
parotitis 121
 -, chronisch recidiverend 120
partus 161
PCR 190
peak nasal inspiratory flow 77
perceptieve
 -, anosmie 80
 -, hyposmie 80
perilymfefistel 25, 57
peritonsillair abces 131
PET 178, 180
Plaut-Vincent, angina van 132
plaveiselcelcarcinoom 105, 109, 196
pleiomorf adenoom 115

poliep
 -, antrochoanaal 98
 -, -extractie 92
 -, neus- 81, 98
polyposis nasi 97
polysomnografie 214
positronemissietomografie (PET) 178, 180
presbyacusis 52
progressieve cochleovestibulaire uitval 38
protonpompremmer 208
Pseudomonas aeruginosa 6
psoriasis 1
psychische problemen 139
psychogene
 -, afonie 149
 -, dysfonie 154
punctiecytologie 167, 172, 178, 179, 195

radicaalholte 16
radiochemotherapie 190
radiotherapie 146
 -, stereotactisch 35
ramsay-huntsyndroom 5
RAST-test 76
reactieve lymfeklier 175
recidiverende
 -, bovensteluchtweginfectie 123
 -, tonsillitis 128
recruitment 51
regurgitatie 204
Reissner, membraan van 28
retinitis pigmentosa 46
retractiepocket 13
retrocochleair
 -, lijden 39
 -, stoornis 32
reuk 79
rhinophyma 101
rinitis
 -, allergisch 75
 -, idiopatisch 78
 -, niet-allergisch 75
rinoliet 97
rinorroe, bloederig 199
rinosinusitis, chronisch 81
roll-test 64
rotsbeenfractuur 72
rubella 44

sarcoïdose 27
Sato, methode volgens 201
schedelbasisdefect 86
schedelbasisfractuur 37
schedeltrauma 72

schildklier 173
 -, -carcinoom, papillair 173
 -, -functietest 167
 -, -nodulus 165, 167
schisis 18
sensibilisatie 77
sensorieel conflict 63
septumdeviatie 97
sialadenitis 113
sialadenose 120
sialografie 113, 120
sialolithiase 112
sinus
 -, ethmoidalis 95, 200
 -, maxillaris 200
Sistrunk, operatie volgens 173
sjögrensyndroom 119
slaapendoscopie 215
slaapregistratie 213
slaperigheid overdag 212
slikfoto 204
slikken 193
slikklachten 193, 203
slikstoornis 205
smaak 79
snurken 123, 129, 207, 211
speekselklier 111, 119
speekselkliersteen 112, 113
spraak-taalontwikkeling 11, 17, 45
stapedotomie 24
steady-state evoked potentials 45
stemplooi 143
 -, -knobbeltje 140
 -, -stilstand 154
 -, -verlamming 154
stereotactische radiotherapie 35
stijgbeugel 23
stilstand larynxhelft 144, 163
Streptococcus pneumoniae 9
streptokokken, bètahemolytisch 181
stridor 157, 162
syfilis 38, 44
syndroom
 -, arnold-chiari 51
 -, congan 27, 41
 -, gradenigo 15
 -, usher 46
 -, waardenburg 46
synkinesen 70

T4 167
tandenknarsen 50
tekenbeet 25
thyreoglobuline 168
thyreoïdectomie, totaal 169
thyreoplastiek 155
thyroïdstimulerend hormoon (TSH) 168

tinnitus retraining-therapie *53*
tong *109, 135*
   –, -basis *194*
   –, -basistumor *194*
   –, -grootte *213*
   –, -ulceratie *107*
tonsil *133*
tonsillectomie *129*
tonsillitis *127*
   –, acute *128*
   –, chronische *128*
   –, recidiverend *128*
totale thyreoïdectomie *169*
toxoplasmose *44*
tracheotomie *160*
transversale fractuur *74*
Treponema pallidum *28*
tromboflebitis *182*
trommelvliesbuisjes *19*
TSH *168*
tuba auditiva *187*
tumordebulking *201*

Usher, syndroom van *46*

vaccinatie *158*
verdachte halslymfeklierzwelling *178, 179*
verminderde neuspassage *97*
vertigo *59*
   –, anamnese *61*
   –, positiegebonden *62*
vestibulair
   –, onderzoek *34*
   –, schwannoom *33, 57*
   –, systeem *55*
vestibulotoxische medicatie *37*
videofluoroscopie *205*
videolaryngostroboscopie *140, 150*
Voice Handicap Index *150*

Waardenburg, syndroom van *46*
Wharton
   –, gang van *112*
   –, papil van *112*
whiplash *50*

xylometazoline *91*

zenkerdivertikel *205*
ziekte van
   –, Lyme *27*
   –, Menière *27, 37, 57*
zuurstofsaturatie *161*
zwangerschap *161*

Classificatie op onderwerp

De cijfers verwijzen naar de desbetreffende casus

aangezichtverlamming	14
acute tonsillitis	29
adenocarcinoom	44
adenoïdhypertrofie	28
adenoïditis	28
allergische rinitis	16
angioneurotisch oedeem	31
atelectase	5
atresie van de gehoorgang	1
basocellulair carcinoom (BCC)	22
bellverlamming	14
benigne paroxismale positieduizeligheid (BPPD)	12, 13
chronisch recidiverende parotitis	27
chronische rinosinusitis	17
chronische tonsillitis	29
congenitaal gehoorverlies	10
dermoïdcyste	39
draaisensatie, kortdurend	13
duizeligheid	12, 13, 37
eczeem	2
enkelzijdig perceptief gehoorverlies	8
epiglottitis	36
facialisuitval	14
freysyndroom	26
gehoorverlies, plotseling	7
geleidingsslechthorendheid	6
gerefereerde oorpijn	2
glandula submandibularis, vergroot	25
halsinfectie, diepe	41
heesheid	35
hemangioom	39
idiopathisch plotseling perceptief gehoorverlies	7
immuungemedieerde binnenoorpathologie	9
inverted papilloma	21
keelpijn	29, 30
laryngofaryngeale reflux	46
larynxcarcinoom	33
larynxhelftstilstand	37
leukoplakie	23
meningitis	3, 18
mucokèle	20
nasofarynxcarcinoom	42
neonatale gehoorscreening	10
neusobstructie, eenzijdig	21
neuspoliepen	17
niet-allergische rinitis	16
obstructief slaapapneusyndroom (OSAS)	47
oorjeuk	1
oorpijn	2, 24
oorsuizen	11
orofarynxcarcinoom	40, 43
otorroe	3, 4
osteoom	1
otitis externa	1
otosclerose	6
perceptief gehoorverlies	8
peritonsillair abces	30
plaveiselcelcarcinoom	23, 24, 40
pleiomorf adenoom	26
primaire immuungemedieerde binnenoorpathologie	9
psychogene afonie	34
rinosinusitis	19, 20
rotatoire nystagmus	13
schedeltrauma	15
schildkliernodulus	38
slechthorendheid	4
snurken	46, 47
speekselkliersteen	25
stemplooiknobbeltjes	32
stemplooiverlamming	35
stenose van de gehoorgang	1
stridor, inspiratoire	37

tinnitus	11
tongcarcinoom	24
tonsillitis	29
trombose van de sinus sigmoideus	3
verminderd gehoor	5
vertigo, positiegebonden	13
zenkerdivertikel	45
zwelling	25, 27, 31

GPSR Compliance

The European Union's (EU) General Product Safety Regulation (GPSR) is a set of rules that requires consumer products to be safe and our obligations to ensure this.

If you have any concerns about our products, you can contact us on

ProductSafety@springernature.com

In case Publisher is established outside the EU, the EU authorized representative is:

Springer Nature Customer Service Center GmbH
Europaplatz 3
69115 Heidelberg, Germany

www.ingramcontent.com/pod-product-compliance
Ingram Content Group UK Ltd.
Pitfield, Milton Keynes, MK11 3LW, UK
UKHW050410240426

12048UKWH00020B/1439